Emeran Mayer

GESUNDHEIT
BEGINNT IM DARM

Emeran Mayer

GESUNDHEIT
BEGINNT IM DARM

Wie unsere Ernährung unser Immunsystem beeinflusst
Für mehr Energie, Balance und ein längeres Leben

riva

Bibliografische Information der Deutschen Nationalbibliothek
Die Deutsche Nationalbibliothek verzeichnet diese Publikation in der Deutschen Nationalbibliografie. Detaillierte bibliografische Daten sind im Internet über http://dnb.d-nb.de abrufbar.

Für Fragen und Anregungen
info@rivaverlag.de

Wichtiger Hinweis
Ausschließlich zum Zweck der besseren Lesbarkeit wurde auf eine genderspezifische Schreibweise sowie eine Mehrfachbezeichnung verzichtet. Alle personenbezogenen Bezeichnungen sind somit geschlechtsneutral zu verstehen.

1. Auflage 2022

Türkenstraße 89
80799 München
Tel.: 089 651285-0
Fax: 089 652096

Übersetzung: Martin Rometsch
Redaktion: Dr. Anna-Lisa Viviani
Umschlaggestaltung: Karina Braun
Umschlagabbildung: shutterstock / Garumna
Satz: abavo GmbH, Buchloe
Druck: GGP Media GmbH, Pößneck
Printed in Germany

ISBN Print 978-3-7423-1940-1
ISBN E-Book (PDF) 978-3-7453-1673-5
ISBN E-Book (EPUB, Mobi) 978-3-7453-1674-2

Wir produzieren nachhaltig
www.m-vg.de

Weitere Informationen zum Verlag finden Sie unter
www.rivaverlag.de
Beachten Sie auch unsere weiteren Verlage unter www.m-vg.de

Für meine Patienten, die mir beibrachten,
wie wichtig ein gesunder Darm ist.

Für die Tausenden von Menschen, die
Das zweite Gehirn mit großem Interesse
gelesen und mich ermuntert haben,
dieses Buch zu schreiben.

Für Minou, die eine bleibende Quelle
der Ermutigung ist.

INHALT

Einführung 9

Kapitel 1
Amerikas stumme Gesundheitskrise 15

Kapitel 2
Eine tiefere Verbindung 31

Kapitel 3
Das Darmmikrobiom rückt ins Blickfeld 41

Kapitel 4
Stress und Gehirnstörungen 65

Kapitel 5
Wie die Ernährung das Gehirn-Darm-Mikrobiom-Netzwerk steuert 97

Kapitel 6
Ein größerer Zusammenhang 119

Kapitel 7
Die Heilung des Darmmikrobioms 141

Kapitel 8
Der Schlüssel zur Darmgesundheit liegt im Boden 175

Kapitel 9
Es gibt nur eine Gesundheit 191

Kapitel 10
Ein neues Paradigma der gesunden Ernährung 209

Danksagung 269

Rezeptnachweise 273

Anmerkungen 275

Register 305

Über den Autor 315

EINFÜHRUNG

In meinem vorigen Buch, *Das zweite Gehirn: Wie der Darm unsere Stimmung, unsere Entscheidungen und unser Wohlbefinden beeinflusst*, habe ich beschrieben, wie das Gehirn und die Billionen Mikroben im Darm miteinander kommunizieren und das Gehirn, den Darm und das Wohlbefinden tiefgreifend beeinflussen. Zu dieser Auffassung kam ich, nachdem ich als Gastroenterologe bei meinen Patienten drei Jahrzehnte lang das Zusammenspiel zwischen Gehirn und Darm studiert hatte.

Aber die Welt der Forschung (und die Welt insgesamt) hat sich in den vergangenen fünf Jahren drastisch verändert. Während die Wissenschaft vom Mikrobiom weiter exponentiell wächst und viele Studien die älteren präklinischen Befunde bestätigt haben, hat die sich ausweitende vielschichtige Krise des Gesundheitswesens einen großen Teil der amerikanischen Bevölkerung und vieler anderer Länder erfasst. Übergewicht und Stoffwechselstörungen sind zur Epidemie geworden und schaden nicht nur dem Gehirn, sondern auch vielen anderen Organen. Und während ich dieses Buch schrieb, stürzte die Welt in eine Pandemie, in der unsichtbare Mikroorganismen das Kommando übernahmen und viele Teile der Gesellschaft abrupt lahmlegten. Wir mussten schmerzhaft erfahren, wie erfinderisch und mächtig Mikroben sind.

Obwohl ich seit Langem eine ganzheitliche Einstellung zum Leben habe, hat meine wissenschaftliche Laufbahn mich letztlich zum Ausgangspunkt zurückgeführt: von der reduktionistischen Konzentration auf die Biologie der Gehirn-Darm-Verbindung zurück zu der Idee, dass unsere Gesundheit mit der Gesundheit des Mikrobioms und unserer Umwelt zusammenhängt. Dabei spielt die Ernährung die wichtigste Rolle. Um die Komplexität dieser Krise zu verstehen und einen Ausweg zu finden, müssen wir die Ernährung, die Gesundheit und die Umwelt unter einem ökologischen Blickwinkel betrachten. In uns läuft ständig ein »Gespräch« ab, beeinflusst von unseren Gedanken und Gefühlen sowie von unserer Lebens- und Ernährungsweise. Der Informationsaustausch zwischen diesen Faktoren ist ein zirkulärer Prozess, bei dem das Gehirn die Signale der Darmmikroben beeinflusst, die dann ihrerseits auf das Gehirn und den Körper einwirken.

Kommunikationspannen in diesem System stören die Steuerung der Millionen Immunzellen im Darm, unseres »darmbasierten Immunsystems«. Die Folge ist eine chronische, unangemessene Reaktion des Immunsystems. Diese chronische Immunaktivierung kann die Darmwände durchlässiger machen und sich im ganzen Körper ausbreiten. Die Folge ist, dass wir für zahlreiche nicht übertragbare chronische Krankheiten und Störungen anfälliger werden, unter anderem für Übergewicht, das metabolische Syndrom, Diabetes, Herzkrankheiten, Parkinson, Autismus, Depression, schnelleren kognitiven Abbau und letztlich auch Alzheimer. Wie die derzeitige Pandemie uns gezeigt hat, macht uns ein gestörtes darmbasiertes Immunsystem zudem anfälliger für Viruspandemien wie Covid-19.

Im Laufe des vergangenen Jahrzehnts haben diese Krankheiten und Störungen, die alle mit veränderten Gehirn-Darm-Interaktionen einhergehen, so stark zugenommen, dass sie inzwischen auch das Gesundheitssystem in eine Krise stürzen. Die drastischen Zahlen verdeutlichen nicht nur das Ausmaß des Problems, sondern weisen auch darauf hin, dass viele oder sogar die meisten nicht übertragbaren Krankheiten miteinander zusammenhängen. Unser Gesundheitssystem hat es mit der Unterstützung des pharmazeutisch-industriellen Komplexes zwar geschafft, die Sterblichkeit stabil zu halten und teilweise sogar zu senken, aber die Zahl der jüngeren Patienten steigt ebenso wie die Zahl der Kranken in den Entwicklungsländern.

Deshalb sind die Netzwerkforschung und die Systembiologie so wichtig geworden. Dieser universelle konzeptuelle Ansatz ist heute notwendig, um biologische Interaktionen zu verstehen, von molekulargenetischen und mikrobiellen Vernetzungen bis zu vernetzten Krankheiten und weitreichenden Interaktionen innerhalb der natürlichen Ökosysteme auf unserem Planeten. Was zunächst wie eine esoterische Theorie klingen mag, ist in Wahrheit zu einer erprobten wissenschaftlichen Methode geworden, die uns ein äußerst wichtiges ganzheitliches Verständnis von Gesundheit und Krankheit ermöglicht. Ein Beispiel dafür ist die Kommunikation zwischen den Pflanzen, die wir essen, und dem Boden, in dem sie wachsen und der sein eigenes Mikrobiom besitzt. Bodenmikroben interagieren mit den Wurzeln der Pflanzen und liefern lebenswichtige Mikronährstoffe und organische Bodensubstanzen für ihr Wachstum. Das vernetzte System aus Immunzellen, hormonbildenden Zellen und Neuronen in der Darmwand kommuniziert mit dem Darmmikrobiom auf ähnliche Weise wie die Bodenmikroben mit den Pflanzenwurzeln und benutzt sogar einige der gleichen Signalmoleküle. Die Netzwerkforschung hilft uns, die Interaktionen zwischen Bodenmikroben und Pflanzenwurzeln sowie die Interaktionen zwischen unserem Essen, unseren Darmmikroben und unserem Körper zu verstehen.

Neben einer falschen Ernährung schaden auch chronischer Stress und negative Emotionen dem Gehirn-Darm-Mikrobiom-Netzwerk. Deshalb spiegeln die Wirkungen von heftigen Emotionen und Stress die negativen Wirkungen einer ungesunden Ernährung wider. Diese beiden scheinbar nicht miteinander verbundenen, aber oft gemeinsam auftretenden Einflüsse können einander verstärken, weil die Signalmoleküle, die dieses stressmodulierte Darm-Konnektom, also die Gesamtheit der Verbindungen im Nervensystem eines Lebewesens, erzeugt – besonders die niederschwellige Immunaktivierung und viele neuroaktive Moleküle –, auf das Gehirn rückwirken und die Kommunikation zwischen Gehirn und Darm noch mehr stören. Es hat sich sogar herausgestellt, dass diese zirkulären Interaktionen, an denen das Darmmikrobiom, seine Metaboliten und die Immunaktivierung im Darm beteiligt sind, auch eine Ursache mehrerer chronischer Gehirnstörungen sind, vor allem der Depression, der Autismus-Spektrum-Störung (ASS) sowie der Parkinson- und der Alzheimer-Krankheit.

Um unsere derzeitigen Gesundheitsprobleme, sowohl nicht infektiöse chronische Krankheiten als auch lebensbedrohliche akute Pandemien, zu verstehen und letztlich zu besiegen, dürfen wir also unser nutzloses Experimentieren von einer neuen Arznei oder Diät zur nächsten nicht fortsetzen. Wir müssen alle Aspekte des Lebens und unsere Interaktionen mit der Umwelt berücksichtigen und dabei einen systembiologischen Ansatz verfolgen, um unser Immunsystem zu normalisieren, sodass es uns vor eingedrungenen Krankheitserregern schützt und unsere Widerstandskraft stärkt, statt den eigenen Körper anzugreifen.

Eine dauerhafte Ernährungsumstellung ist ein wichtiger erster Schritt, wenn wir gesunde Interaktionen zwischen dem Essen, dem Darmmikrobiom und dem Immunsystem wiederherstellen wollen. Es gibt immer mehr wissenschaftliche Belege dafür, dass unterschiedliche, weitgehend pflanzliche Ernährungsformen nicht nur mit einer besseren Gesundheit des Darms, des Gehirns und des Körpers *einhergehen*, sondern sogar die *Ursache* der Gesundheit sind. Das haben vor allem Studien über Depression, kognitiven Abbau, neurodegenerative Erkrankungen und Autismus-Spektrum-Störungen bewiesen, aber wir können diese Liste um einige andere Krankheiten erweitern: koronare Arterienkrankheit, Fettleber, entzündliche Darmerkrankungen und einige mehr.

In diesem Buch schlage ich einen ganz anderen Weg vor, um zu entscheiden, was für unsere Gesundheit am besten ist, das heißt, *was* wir essen sollen und *wann* wir essen sollen. Statt uns zu viele Gedanken über die korrekte Menge von Makronährstoffen im Essen zu machen, rate ich Ihnen dringend, Nahrungsmittel zu essen, die für die Gesundheit, die Vielfalt und das Wohlbefinden der Billionen Mikroben im Darm wichtig sind. Dieser Aspekt wird in der westlichen Ernährung kaum berücksichtigt und auch in den meisten populären Diäten vernachlässigt. Das neue Ernährungsdogma verlangt, dass wir stark verarbeitete Nahrungsmittel meiden, weil sie mit sogenannten leeren Kalorien und Chemikalien vollgepackt sind, aber keine Ballaststoffe enthalten. Stattdessen müssen wir mehr Produkte essen, die das Mikrobiom unterstützen. Sie werden im Dünndarm schlecht resorbiert (und liefern daher weniger Kalorien) und benötigen deshalb die Hilfe des Darmmikrobioms, damit sie in kleinere, verwertbare, gesundheitsfördernde Moleküle zerlegt werden können. Diese Nahrungsmittel verbessern nicht nur die Vielfalt des Mikrobioms, sondern versorgen uns zudem mit vielen verschiedenen Ballaststoffmolekülen und mit Tausenden von Polyphenolen, von denen viele im Darm in gesundheitsfördernde, entzündungshemmende Signalmoleküle umgewandelt werden, die das Blut nach ihrer Resorption im ganzen Körper verteilt.

Aber nicht nur, *was* wir essen, ist wichtig. Neuere wissenschaftliche Studien zeigen, dass wir auch die Zeit begrenzen müssen, die wir mit Essen verbringen. Die zeitlich beschränkte Nahrungsaufnahme begünstigt zudem den Rhythmus der Interaktionen zwischen dem Mikrobiom, dem Darm und dem Immunsystem und fördert einen gesunden Stoffwechsel. Wenn wir die Krise unseres Gesundheitssystems bewältigen wollen, besteht der wichtigste erste Schritt darin, chronische und infektiöse Krankheiten einzudämmen – nicht mit Medikamenten, sondern mithilfe eines besseren darmbasierten Immunsystems und eines gesünderen Mikrobioms. Dabei helfen uns die Heilkräfte der natürlichen Nahrungsmittel. Wir müssen uns also anders ernähren und die Wirkung des Essens auf unser Mikrobiom und auf das Bodenmikrobiom, in dem die Pflanzen wachsen, berücksichtigen. Wir müssen nicht nur das Wechselspiel zwischen Mensch und Nahrung verstehen, sondern auch zwischen Nutztieren und ihrer Umgebung sowie zwischen den Pflanzen und dem Boden. Wir haben dieses planetarische System in den vergangenen 75 Jahren drastisch verändert und zahlen jetzt den astronomisch hohen Preis dafür, vor allem in Form unseres derzeitigen Krankheitssystems. Immer mehr wissenschaftliche Befunde zeugen von der engen Verbindung zwischen unserer Gesundheit, unserem Essen, der Nahrungsmittelproduktion und den Auswirkungen unseres Verhaltens auf andere und auf den Planeten.

Namhafte Wissenschaftler und Organisationen weisen darauf hin, dass wir die stetige Zunahme von Krankheiten bremsen und sogar umkehren können, noch bevor wir das Universum unserer Darmmikroben und die molekularen Grundlagen jeder Krankheit vollständig verstehen. Wir müssen die schädlichen Folgen unseres Nahrungsmittelsystems auf die Gesundheit des Planeten verhindern, indem wir die Gesundheit des Darms und seines Mikrobioms verbessern und die normale, gesundheitserhaltende Funktion des Immunsystems wiederherstellen. Wir werden zwar die derzeitige Virusepidemie zweifellos besiegen, aber es wird nie einen Impfstoff geben, der die weltweite Epidemie der chronischen, nicht übertragbaren Krankheiten verhindert und beendet. Wir befinden uns in einem kritischen Moment. Auf der ganzen Welt läuten die Alarmglocken; deshalb brauchen wir einen klaren Plan, um die Wende einzuleiten.

KAPITEL 1

AMERIKAS STUMME GESUNDHEITSKRISE

Als ich in den 1970er-Jahren Medizin studierte, war der Optimismus groß, was den medizinischen Fortschritt betraf. Für viele Krankheiten, mit denen ich mich befasste, waren wirksame Therapien entwickelt worden, und mehrere vielversprechende neue Erfindungen – zum Beispiel die Koronararterien-Bypassoperation – lagen in Reichweite. Selbst Krankheiten, die damals noch hartnäckige Rätsel waren – das peptische Geschwür, die Refluxösophagitis, die entzündliche Darmerkrankung und einige Krebsarten –, trübten den Optimismus nicht. Wir waren davon überzeugt, dass es nur eine Frage der Zeit war, bis wir auch sie ausmerzen konnten. Leider ist aus dem Versprechen jener Zeit ein Wirrwarr aus Widersprüchen geworden, den wir auflösen müssen, um uns neu zu orientieren und uns auf den Weg zur langfristigen, dauerhaften Gesundheit zu machen.

Es stimmt, dass wir heute länger leben als jemals zuvor in der Menschheitsgeschichte. In den USA und in den meisten anderen Industrieländern verlängerte sich die durchschnittliche Lebenserwartung im Laufe des letzten Jahrhunderts um fast 30 Jahre.[1] Für diesen außergewöhnlichen Fortschritt zahlen wir jedoch einen hohen Preis: Wir sind auch kränker denn je. Im Laufe der letzten 75 Jahre hat die Inzidenz einiger schwerer, scheinbar ganz unterschiedlicher Krankheiten – Herz-Kreislauf-Krankheiten, Diabetes, metabolisches Syndrom, Autoimmunstörungen, Krebs, chronische Leberkrankheiten, Depression, Autismus, Alzheimer und Parkinson – stetig zugenommen, teils in erstaunlichem Tempo. Wir leben zwar erheblich länger, doch viele Menschen müssen ein Leben lang leiden und haben eine noch nie da gewesene Krise des Gesundheitssystems ausgelöst. Leider sind Minderheiten und ärmere Schichten davon überproportional betroffen.

Diese Tatsache wird in den USA dadurch verschleiert, dass das Gesundheitssystem gewaltige Geldbeträge für die Behandlung dieser Krankheiten aufwendet im vergeblichen Versuch, sie einzudämmen. Die Krankheitskosten explodierten in den USA von fünf Prozent des Bruttosozialprodukts in den 1960er-Jahren auf 17,8 Prozent oder 3,8 Billionen Dollar im Jahr 2019. Diese Zahl dürfte in den kommenden Jahren weiter steigen.[2]

Diese in die Höhe schnellenden Behandlungskosten haben natürlich verschiedene Ursachen, darunter das exponentielle Wachstum des medizinisch-industriellen und pharmazeutischen Komplexes. Die Amerikaner geben heute beispielsweise zehnmal so viel Geld für Medikamente aus als vor 60 Jahren.[3] Die Kosten für diagnostische Tests sowie für Behandlungen und Operationen steigen ebenfalls. Diese ungebremste Kostenlawine wird jedoch in erheblichem Umfang von der wachsenden Zahl chronisch kranker Menschen ausgelöst – und von den enormen Bemühungen der Schulmedizin, den Tod in Schach oder, im Medizinerjargon, »die Mortalitätsrate niedrig zu halten«.

»Wir haben heute ein Wirtschaftssystem, in dem die Industrie Geld verdient, indem sie uns am Leben erhält, uns aber nicht sterben lässt.« So fasste mein Freund und Kollege Wayne Jonas, der Leiter des Programms für integrative Medizin der Universität Irvine, die Situation treffend zusammen. Die erstaunliche Zunahme der Lebenserwartung in den letzten 50 Jahren hat die Tatsache verdeckt, dass dieser Gewinn mit unhaltbaren Kosten verbunden ist, selbst für eines der reichsten Länder

der Welt. Wir sterben vielleicht nicht mehr so häufig an chronischen Krankheiten wie früher, aber ein großer Teil der Bevölkerung ist im Alter nicht gesund und vital. Wir treiben uns damit selbst in den Bankrott.

Angesichts dieser Daten fragen Sie sich vielleicht: »Wie konnte es so weit kommen?« In den folgenden Kapiteln werde ich aufzeigen, dass drastische Veränderungen der Lebensweise im Laufe der vergangenen 75 Jahre für viele Krankheiten und Beschwerden verantwortlich sind. Dabei spielen zwar verschiedene Faktoren eine Rolle – zum Beispiel Bewegungsmangel, Schlafstörungen, zunehmender Stress und zahlreiche Chemikalien und Umweltgifte –, aber am schädlichsten ist unsere Ernährung.

Die moderne industrielle Landwirtschaft hat die Nahrungsmittelproduktion und unsere tägliche Kost drastisch verändert.[4] Immer mehr kleine Familienbetriebe geben auf und weichen Agrarfabriken, die Pestizide, Mastfutter, Düngemittel und Treibstoffe verwenden und Mais, Sojabohnen und Fleisch erzeugen. Das Hauptziel dieser Betriebe ist Profitmaximierung durch rigoroses Senken der Produktionskosten und Steigern der Erträge. Dadurch sind Nahrungsmittel billiger und leicht verfügbar geworden, aber ihre Qualität hat gelitten, und die Gesundheit der Menschen (und der Umwelt) wird untergraben.

Diese relativ neue Ernährungsweise schadet unserer Gesundheit aus vielen Gründen. Sie hat die Billionen von Mikroben im Darm, meist Mikrobiom genannt, zum Teil unumstößlich verändert und chronische Störungen der Körperorgane und -systeme, vor allem des Immunsystems, hervorgerufen. Die Immunzellen im Darm machen 70 Prozent des Immunsystems aus. So unterschiedlich Diabetes, Alzheimer und Krebs sein mögen, es gibt einen gemeinsamen Faktor, der bei der Zunahme dieser Krankheiten eine Rolle spielt. Wie ich im nächsten Kapitel erläutern werde, hat sich zwar das Darmmikrobiom rasch an unsere veränderte Ernährungsweise angepasst, nicht aber der Darm. Ich bin davon überzeugt, dass dieses Ungleichgewicht die normale Funktion des Immunsystems und das Gehirn-Körper-Netzwerk stört. Deshalb nimmt die Zahl der chronisch Kranken stark zu.

Zwar starben in der ersten Hälfte des 20. Jahrhunderts deutlich weniger Menschen an Infektionen und nicht infektiösen Krankheiten, aber

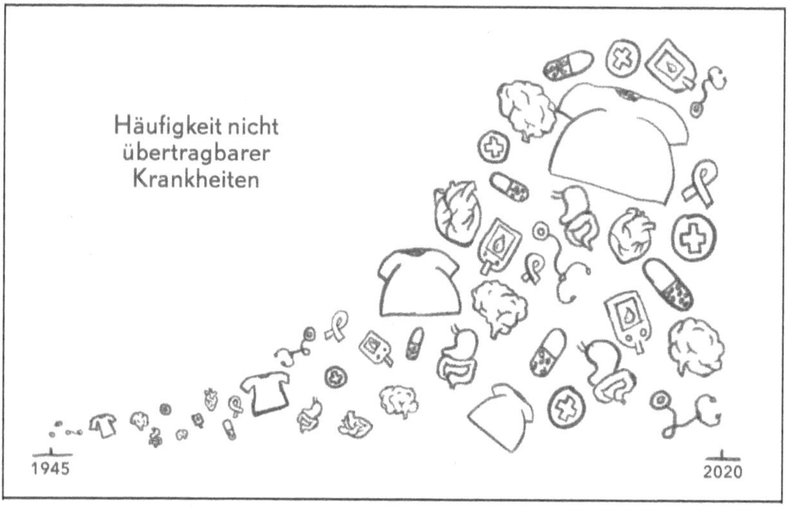

in den letzten 70 Jahren stieg die Zahl der Menschen, die an nicht übertragbaren Krankheiten leiden, drastisch.

Im gleichen Zeitraum ging die Häufigkeit der meisten Infektionskrankheiten – Tuberkulose, Hepatitis A, Masern, Mumps und andere – deutlich zurück. Die »Theorie der epidemiologischen Transition« führt diesen Wandel darauf zurück, dass Seuchen und Hungersnöte selten geworden sind, sodass die Menschen länger leben und daher häufiger an degenerativen Alterskrankheiten leiden. Einige isolierte Ausbrüche von Infektionskrankheiten wie AIDS, Tuberkulose, Ebola, Influenza, SARS, MERS-CoV und neuerdings auch Covid-19 kommen während dieses stetigen Rückgangs immer wieder vor, ohne dass der allgemeine Trend sich ändert. Infektionskrankheiten machen heute nur noch 4,2 Prozent der globalen Krankheitsbelastung aus, während nicht infektiöse Krankheiten einen Anteil von 81 Prozent haben. Mehr noch, nicht infektiöse Krankheiten sind heute weltweit für mehr als 70 Prozent der Todesfälle verantwortlich.[5] Schlimmer noch, chronische Krankheiten und Pandemien verstärken sich oft gegenseitig. Wir begreifen jetzt allmählich, dass nicht infektiöse Krankheiten uns für bestimmte Infektionen anfälliger machen. An Covid-19 erkranken beispielsweise überproportional viele Menschen mit chronischen Krankheiten wie Fettleibigkeit, Diabetes und Stoffwechselstörungen. Die miteinander verbundenen Probleme einer ungesunden Ernährung und eines niedrigen sozioökonomischen Status tragen immer mehr zu diesem Trend bei. Die weltweite Pandemie der Jahre 2020/21 war nicht nur eine Tragödie für sich, sondern sie zeigte uns auch, was chronische Krankheiten und der schlechte Gesundheitszustand bestimmter Bevölkerungsgruppen kosten. Zum Glück können wir diesen Trend umkehren.

Zuerst müssen wir jedoch besser verstehen, welche Aspekte unserer Gesundheit unser entartetes Mikrobiom am stärksten beeinträchtigt. Es gibt viele nicht infektiöse chronische Krankheiten, die mit Ernährung und dem Mikrobiom zu tun haben; aber ich möchte mich hier auf drei Bereiche beschränken, die in unserer derzeitigen Gesundheitskrise eine Hauptrolle spielen: Autoimmunstörungen und Allergien, Übergewicht und metabolisches Syndrom (einschließlich ihrer Folgen für Diabetes, Krebs sowie Herz-Kreislauf- und Lebererkrankungen) und Gehirnstörungen.

Allergien und Autoimmunstörungen

Ein oft zitierter Artikel über Allergien hat unsere Einstellung zu nicht infektiösen chronischen Krankheiten geändert. Der Autor, Jean-François Bach, veröffentlichte ihn 2002 im *New England Journal of Medicine* und wies darauf hin, dass viele chronische Krankheiten, darunter auch Allergien und Autoimmunkrankheiten, in den vergangenen 70 Jahren zugenommen haben.[6] Seither bestätigten mehrere Studien diese Beobachtung. Eine von ihnen, im *Scandinavian Journal of Gastroenterology* abgedruckt, berichtete, dass die Zahl der Patienten mit Morbus Crohn, einer Autoimmunstörung, sich von den 1950er- bis zu den 1990er-Jahren in Nordeuropa mehr als verdoppelt hat.[7] Eine andere Studie, die Forscher der Universität Göteborg in Schweden durchführten, belegte, dass die Fälle von Asthma, Heuschnupfen und Ekzemen sich bei schwedischen Schulkindern in den zwölf Jahren zwischen 1979 und 1991 verdoppelt hat.[8] Eine weitere Bestätigung kam von Forschern der Universität Göttingen, die eine Bevölkerung im südlichen Niedersachsen beobachteten und feststellten, dass die Zahl der Multiple-Sklerose-Kranken sich zwischen 1969 und 1986, also in weniger als zwei Jahrzehnten, verdoppelt hatte.[9]

Mehrere miteinander verwandte Hypothesen – sie betreffen die Hygiene, »alte Freunde« und »verschwindende Mikrobiome« – versuchen, diese Zunahme der Autoimmunkrankheiten und Allergien zu erklären.[10] Alle diese Hypothesen gehen davon aus, dass Umwelteinflüsse wie die unangebrachte oder übertriebene Anwendung von Antibiotika bei Kindern, der zunehmende Einsatz von Pestiziden und Kunstdüngern in der Landwirtschaft sowie die steigende Zahl von Kindern, die in Städten ohne Zugang zur Natur, zur Erde und zu Tieren leben, bei diesem Wandel eine große Rolle spielen. Die Hygiene-Hypothese nimmt beispielsweise an, dass unser Immunsystem in unserer steril werdenden Welt, in der Babys und Kleinkinder immer seltener Keimen und Mikroben aus der natürlichen Umwelt ausgesetzt sind, nicht mehr ausreichend darauf trainiert wird, den Körper vor Bedrohungen zu schützen. Deshalb verliert es seine Fähigkeit, harmlose Substanzen wie Pollen oder Nüsse von gefährlichen Bakterien und Viren zu unterscheiden. Die Folge ist, dass es Körperzellen angreift und Autoimmunstörungen hervorruft oder fälschlicherweise die Alarmglocken läutet und Allergien auslöst.

Studien scheinen einige dieser Hypothesen zu bestätigen, zumindest teilweise. Die meisten Studien konzentrieren sich jedoch darauf, spezifische Gene zu identifizieren, die Störungen verursachen und uns für Autoimmunkrankheiten und Allergien anfälliger machen. Es hat sich allerdings herausgestellt, dass kein einzelnes Gen für irgendeine schwere chronische Krankheit verantwortlich ist. Forscher haben vielmehr eine wachsende Zahl sogenannter vulnerabler Gene und entarteter Gennetzwerke entdeckt, was darauf schließen lässt, dass ein Mensch seiner Natur nach mehr oder weniger stark auf Umwelteinflüsse reagiert, die sich ständig ändern. Da unsere Gene sich in den vergangenen 70 Jahren nicht verändert haben (die Evolution arbeitet viel langsamer), können wir fast sicher sein, dass Veränderungen der Umwelt und der Lebensweise für die plötzliche Zunahme chronischer Krankheiten verantwortlich sind.

Obwohl diese Störungen schon vor mehr als einem halben Jahrhundert zunahmen, haben wir heute noch heftig mit ihnen zu kämpfen. Wir haben zwar wirksamere und teurere Therapien entwickelt, aber noch kein Heilmittel. Immer mehr Werbespots preisen zahllose neue Medikamente an, die ein überaktives Immunsystem dämpfen sollen – und oft schwere Nebenwirkungen haben. Viele dieser Mittel werden als »biologische Produkte« oder »Biosimilars« bezeichnet, weil sie aus lebenden Organismen gewonnen werden oder Bestandteile von ihnen enthalten. Sie sollen Autoimmunkrankheiten wie die entzündliche Darmerkrankung, rheumatoide Arthritis und Psoriasis bessern. Diese Arzneien fangen Signalmoleküle ein, die Zytokine heißen, damit sie keine chronischen Entzündungen und keine Schmerzen auslösen können. Sie haben zwar Tausenden von Patienten eine deutliche vorübergehende Erleichterung gebracht, aber die Zahl der Kranken nicht verringert.

Gleichzeitig haben diese Präparate der Pharmaindustrie Milliardenumsätze beschert. Das liegt vor allem daran, dass diese Biologika durchschnittlich zweiundzwanzigmal so viel kosten wie konventionelle Medikamente.[11] Die Kosten für eine einjährige Behandlung mit Infliximab (Flixabi), das bei Colitis ulcerosa und Morbus Crohn verordnet wird, betragen etwa 50 000 Dollar.[12] Das Mittel dämpft zwar unangenehme Symptome, beseitigt aber nicht die eigentliche Ursache der abnormen Immunreaktion, die die Symptome hervorruft.

Dieses Versagen spiegelt sich heute in der drastisch steigenden Inzidenz von Autoimmunkrankheiten wider. Die American Autoimmune Related Disease Association (AARDA) schätzt, dass derzeit 50 Millionen Amerikaner an Autoimmunkrankheiten leiden, von denen es inzwischen mehr als 100 Arten gibt, unter anderem Multiple Sklerose, rheumatoide Arthritis, entzündliche Darmerkrankungen und Diabetes Typ 1. Das bedeutet, dass diese Störungen häufiger vorkommen als Krebs.[13]

Dennoch bleiben die Ursachen dieses stetigen Anstiegs unklar, ebenso die Ursachen der Krankheiten. Wir wissen nicht einmal genau, was sie sind. Obwohl Autoimmunkrankheiten die Lebensqualität stark beeinträchtigen, können 85 Prozent der Amerikaner trotz der vielen Werbespots im Fernsehen keine einzige Autoimmunkrankheit nennen. Ich bin sicher, dass ebenso viele Menschen nicht verstehen, wie diese Krankheiten sich im Körper auswirken und wie wir vielleicht das Erkrankungsrisiko senken können.[14]

Fettleibigkeit und das metabolische Syndrom

Fettleibigkeit spielt ebenfalls eine wichtige Rolle bei unseren derzeitigen epidemischen Krankheiten, deren Inzidenz weltweit in beängstigendem Umfang zunimmt. Als die Zahl der Übergewichtigen und Fettleibigen in den 60er-Jahren langsam anstieg, wurde dies im Gesundheitssystem kaum zur Kenntnis genommen. 15 Jahre später, als man doch auf das Problem aufmerksam wurde, galt es leider als Problem von Minderheiten und der Armen im Süden. Das offenbarte rassistische und wirtschaftliche Vorurteile, die bedauerlicherweise heute noch vorhanden sind.

Dann nahm das Problem mit dem Gewicht enorme Ausmaße an: Zwischen 1980 und 2013 stieg die Zahl der Übergewichtigen und Fettleibigen weltweit von 857 Millionen auf 2,1 Milliarden.[15] Es war nicht mehr zu leugnen, dass Fettleibigkeit alle Teile der Bevölkerung erfasst hatte und eine noch nie da gewesene Gefahr für die öffentliche Gesundheit darstellte. Heute gelten *in den USA einer von drei Erwachsenen und eins von sechs Kindern als* fettleibig. Das bestätigen auch die Erhebungen der amerikanischen Regierung.[16] Ich habe die Fettleibigkeitspandemie selbst beobachtet, sowohl in meiner klinischen Arbeit mit Patienten als auch auf medizinischen und wissenschaftlichen Konferenzen, die ich das ganze Jahr über besuche. Als Arzt bin ich äußerst besorgt, wenn ich auf Flughäfen und am Frühstücksbüfett in Hotels sehe, wie viele Menschen kein normales Gewicht mehr haben.

Obwohl wir enorm viel Geld in die Forschung pumpen, die dieses Problem untersucht, haben wir wenig darüber herausgefunden, *warum* im letzten halben Jahrhundert immer mehr Menschen davon betroffen sind. Schlimmer noch, die einzigen derzeitigen Interventionen, die eine langfristige Wirkung haben, führen zu drastischen und irreversiblen Schäden im Verdauungssystem. Eine dieser Lösungen ist die chirurgische Verkleinerung des Magens, um die Nahrungszufuhr der Betroffenen zu begrenzen. Dabei wird der Magen manchmal auf die Größe eines Eis reduziert und direkt mit dem Dünndarm verbunden. Bei einem anderen Eingriff, Schlauchmagenbildung genannt, werden 80 Prozent des Magens entfernt, sodass er nur noch ungefähr die Größe und Form einer Banane hat. Man kann auch einen mit Silikon gefüllten Ballon in den Magen einführen. Ein weiteres Verfahren ist noch drastischer: Eine Magenpumpe (AspireAssist genannt) ermöglicht es einem Patienten, nach dem Essen einen Teil des Mageninhalts durch einen Schlauch in einer künstlichen Öffnung nach außen zu entleeren.

Diese chirurgischen Eingriffe sind ein Beispiel dafür, welche extremen Maßnahmen wir heutzutage ergreifen, um die Fettleibigkeit zu bekämpfen, aber sie zeigen uns auch, dass scheinbar logische Eingriffe – etwa die Verkleinerung des Magens, damit er weniger Essen aufnehmen kann – viel kompliziertere Folgen haben, als wir früher glaubten. Solche drastischen Interventionen wirken sich auf den ganzen Körper aus, nicht nur auf die Größe und die Form des Magens, denn sie verringern auch die Bildung von appetitregulierenden Hormonen, die mit dem Blut ins Gehirn gelangen. Auch die Zusammensetzung des Mikrobioms und somit auch die Signale an das Gehirn und an den Körper verändern sich, ebenso die Vorliebe für bestimmte Speisen. Das alles beeinflusst viele Körpersysteme – das Hormonsystem, den Stoffwechsel und die endokrinen Drüsen –, schon bevor der Gewichtsverlust beginnt.

Außerdem leiden viele Übergewichtige und Fettleibige am metabolischen Syndrom, das eine ganze Reihe von Störungen einschließt: einen erhöhten Body Mass Index (BMI), einen erhöhten Blutzuckerspiegel, Bluthochdruck, einen Mangel an HDL (dem »guten« Cholesterin) und Dyslipidämie, eine symptomlose Erkrankung, bei der das Blut zu viel Fett enthält, weil der Körper Zucker und Fett schlecht verarbeiten kann. Das Wichtigste ist, dass das metabolische Syndrom nicht nur die Folge der Fettleibigkeit für die endokrinen Drüsen und das Immunsystem ist, sondern auch das Risiko für chronische Erkrankungen der Leber, des Herzens und des Gehirns vergrößert.

Im Jahr 2018, in dem die Inzidenz der Infektionskrankheiten weiter abnahm (vor der Zunahme der Covid-19-Erkrankungen), erklärte eine Studie das metabolische Syndrom zum »neuen großen Gesundheitsrisiko der modernen Welt«.[17]

Einige Experten glauben, dass wir erst am Anfang dieser Entwicklung stehen. Walter Willett, Professor für Epidemiologie und Ernährung an der Harvard University, erklärte mir: »Diese epidemische Fettleibigkeit

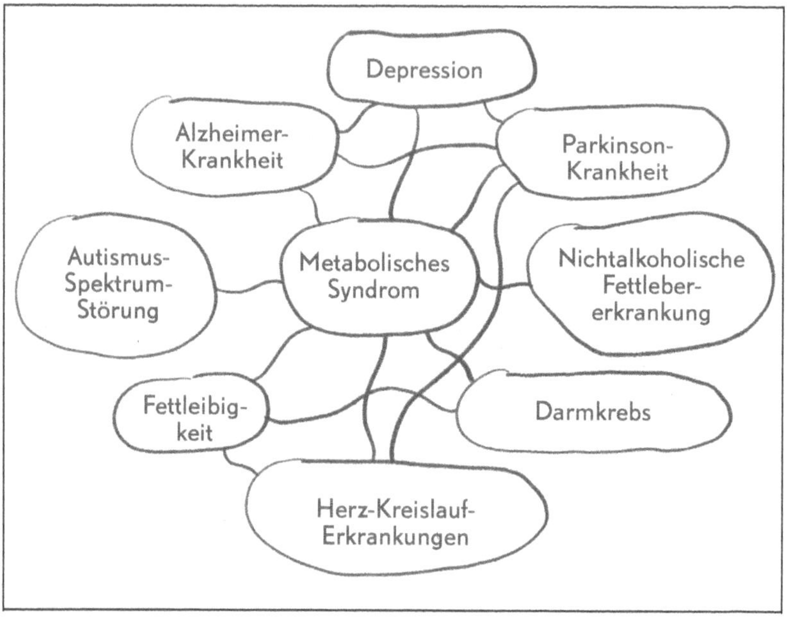

und Insulinresistenz braucht dreißig, vierzig, fünfzig Jahre, um sich zu manifestieren; erst dann sehen wir alle Folgen. Es ist ähnlich wie beim Klimawandel. Wir sehen nicht sofort alle Folgen des metabolischen Syndroms, aber wir können voraussehen, welche verheerenden gesundheitlichen Auswirkungen es haben wird.« Leider ist das metabolische Syndrom wie die Fettleibigkeit nicht mehr auf die Industrieländer beschränkt. In China stieg die Zahl der übergewichtigen und fettleibigen Menschen von 1992 bis 2002 um 20 bis 29 Prozent, und im Jahr 2017 war die Inzidenz des metabolischen Syndroms auf 15,5 Prozent gestiegen.[18]

Die Folge ist, dass Herz-Kreislauf-Erkrankungen, einschließlich Bluthochdruck, koronare Herzkrankheiten, Herzinfarkte, Schlaganfälle und Vorhofflimmern, ebenfalls stetig zunehmen, weil das metabolische Syndrom ein wichtiger Risikofaktor für diese Krankheiten ist. Im Jahr 2011 sagte die American Heart Association voraus, dass im Jahr 2030 bis zu 40 Prozent der amerikanischen Bevölkerung an einer Herz-Kreislauf-Erkrankung leiden würden – aber wir erreichten diese Marke bereits 2015, also in vier Jahren statt in neunzehn.[19] Im Jahr 2015 litten 96 Millionen

Amerikaner unter Bluthochdruck und fast 17 Millionen unter einer koronaren Herzkrankheit. Als ob das noch nicht entmutigend genug wäre, wird dieser düstere Trend in den kommenden 15 Jahren wahrscheinlich um 45 Prozent zunehmen. Es ist durchaus möglich, dass wir auch diese Voraussage übertreffen werden.

Hinzu kommt, dass die Kosten für Medikamente, Operationen und Krankenhausaufenthalte, mit denen Patienten mit metabolischem Syndrom am Leben erhalten werden, ungewöhnlich hoch sind. Im Jahr 2016 betrugen diese Kosten in den USA 555 Milliarden Dollar, und 2035 dürften sie eine Billion Dollar übersteigen.[20]

Es scheint, als könne kein Organ den Folgen einer Stoffwechselstörung entrinnen. Man schätzt, dass 75 Prozent der übergewichtigen Patienten und 90 bis 95 Prozent der krankhaft Fettleibigen an einer nicht alkoholischen Fettlebererkrankung leiden, die zu Leberzirrhose, Leberkrebs und Leberversagen führen kann. Sie ist die häufigste Lebererkrankung in den USA und eine der Hauptindikationen für Lebertransplantationen.[21] Fettleibigkeit und das metabolische Syndrom sind außerdem wichtige Risikofaktoren für mehrere Krebsarten, unter anderem für den Darmkrebs, die vierthäufigste Krebsart in den USA. Dem National Cancer Institute zufolge erkranken Fettleibige, vor allem Männer, etwa dreißigmal so häufig an Darmkrebs wie Menschen mit Normalgewicht.[22]

Gehirnstörungen

Mehrere psychische, kognitive und neurodegenerative Störungen – unter anderem Alzheimer, Parkinson, Autismus, Depression und Angststörungen – haben sich im Laufe der letzten 50 Jahre immer mehr ausgebreitet. Diese Entwicklung ist zwar nicht so dramatisch wie die der Fettleibigkeit und des metabolischen Syndroms, aber der Trend ist bedrohlich. In den letzten 20 Jahren haben die neurodegenerativen Störungen stark zugenommen. Im Jahr 2017 litten weltweit ungefähr 50 Millionen Menschen an der Alzheimer-Krankheit,[23] und man nimmt an, dass sich diese Zahl in der näheren Zukunft alle 20 Jahre verdoppeln wird.

Sicherlich spielt die steigende Lebenserwartung dabei eine Rolle, aber es gibt auch Beweise dafür, dass verschiedene andere Faktoren, zum Beispiel das metabolische Syndrom, ebenfalls zu kognitiven Störungen beitragen. Leider ist es so weit gekommen, dass wir den kognitiven Abbau im Alter als normal hinnehmen, so wie wir die indirekte Behauptung der Pharmaindustrie akzeptieren, die Zunahme vieler chronischer Krankheiten in den letzten Jahren sei eine Folge des Alterns. In Wirklichkeit kann das Gehirn (wie der Körper) ohne medizinische Behandlung bis in die Neunzigerjahre hinein arbeiten. Das beweisen die vielen völlig gesunden Neunzigjährigen.

Andere chronische Krankheiten nehmen ebenfalls rasch zu. Im Jahr 2016 litten weltweit 6,1 Millionen Menschen an der Parkinson-Krankheit,[24] heute sind es schon über zehn Millionen.[25] Entwicklungsstörungen wie die Autismus-Spektrum-Störung kommen heute fast drei Mal häufiger vor: Im Jahr 2004 erkrankte eines von 166 Kindern daran, 2018 war es eines von 59 Kindern.[26] Auch Depressionen nehmen zu. Allerdings sind sie etwas komplexere Störungen, darum ist es schwerer zu sagen, wie häufig sie vorkommen, vor allem wenn man bedenkt, dass eine Depression keine homogene Krankheit ist. Sie kann beispielsweise neben anderen Krankheiten auftreten, etwa neben Parkinson und Alzheimer. Immerhin litten 2017 etwa 160 Millionen Menschen an einer Depression, und junge Menschen sind am häufigsten betroffen.[27] Einem Bericht der Blue Cross Blue Shield Association (einem Bündnis von 36 amerikanischen Krankenversicherungen) zufolge wurde im Jahr 2016 bei 2,6 Prozent der Jugendlichen zwischen 12 und 17 Jahren eine Depression diagnostiziert, eine Zunahme von 63 Prozent seit 2013. Bei jungen Erwachsenen im Alter zwischen 18 und 34 Jahren nahm die Inzidenz um 47 Prozent zu. Noch bedenklicher ist der Befund einer neueren Studie: Sie sagt voraus, dass die Zahl der jungen Menschen mit einer Depression im Jahr 2030 sogar die Zahl der Herz-Kreislauf-Erkrankungen übertreffen wird. Die Zahl der Suizide, die als Näherungsmaß für die Häufigkeit von Depressionen gilt, ist heute eine der Haupttodesursachen bei jungen Amerikanern und die einzige unter den zehn häufigsten Todesursachen, die stetig steigt. Wir haben zwar noch keine erfolgreiche Therapie für die Depression gefunden; dennoch machen die

Pharmaunternehmen enorme Profite mit Medikamenten für psychisch Kranke, weltweit ungefähr 80 Milliarden Dollar im Jahr.

Der gemeinsame Nenner

In den letzten 75 Jahren wurden viele chronische Krankheiten als unterschiedliche Störungen erforscht und behandelt. Jede von ihnen gilt als eigenständiges Problem und wird daher von Fachärzten und spezialisierten Wissenschaftlern behandelt. Dennoch war unser modernes Gesundheitssystem bisher nicht in der Lage, die stetige Zunahme dieser Krankheiten aufzuhalten.

Sobald wir jedoch erkannt haben, dass diese nicht infektiösen Krankheiten *gleichzeitig* einen Großteil der Bevölkerung erfasst haben, entdecken wir verblüffende Parallelen. Beispielsweise nehmen viele dieser Krankheiten zuerst in den Industrieländern und erst danach in den Entwicklungsländern zu; sie folgen also der Industrialisierung. Etwa zehn bis dreißig Jahre nach der Zunahme dieser Krankheiten in der westlichen Welt ist der gleiche Anstieg auch in den weniger entwickelten Ländern zu beobachten, nachdem diese sich unserer modernen Lebens- und Ernährungsweise angenähert haben. Beispiele dafür sind die entzündlichen Darmerkrankungen, Colitis ulcerosa und Morbus Crohn. Seit Beginn des 21. Jahrhunderts sind sie globale Krankheiten geworden, die in den neu industrialisierten Ländern Asiens, Afrikas und Südamerikas immer häufiger vorkommen.[28]

Allergien, Autoimmunkrankheiten, Fettleibigkeit, das metabolische Syndrom, Darmkrebs und Depressionen setzen heute früher ein, und die Betroffenen werden immer jünger. Das lässt darauf schließen, dass die jüngsten Veränderungen unserer Ernährungsweise auch Folgen für die kommenden Generationen haben werden. Beispielsweise hat die Inzidenz des Darmkrebses bei älteren Frauen und Männern abgenommen, während sie bei jüngeren Menschen steigt. Zwischen 2006 und 2015 hat die Zahl der Darmkrebspatienten bei Männern unter 50 Jahren um 3,5 Prozent zugenommen.[29] Die Reaktion des Gesundheitssystems auf diesen besorgniserregenden Trend ist typisch für seine reduktionistische und kurzsichtige Herangehensweise. Die neuen Richtlinien für die Darmkrebsvorsorge der American Cancer Society empfehlen Menschen mit durchschnittlichem Darmkrebsrisiko – ohne familiäre Vorbelastung und andere bekannte Risikofaktoren –, sich ab einem Alter von 45 Jahren regelmäßig auf Darmkrebs untersuchen zu lassen. Davor hatten sie diesen Rat Sechzigjährigen erteilt.[30] Als ich vor Kurzem einen Vortrag über diese Richtlinien besuchte, fragte ich die Rednerin, ob Ernährung und Fettleibigkeit in der Kindheit bei diesem Strategiewechsel eine Rolle gespielt hätten und wenn ja, ob es dann nicht sinnvoll sei, Ernährungsempfehlungen zu geben. Sie gab zwar zu, das sei eine plausible Erklärung, aber Ernährungsratschläge bei Vorsorgeuntersuchungen seien derzeit kein Teil der gängigen Praxis. Außerdem müssten die Gastroenterologen jeden Tag so viele Darmspiegelungen vornehmen, dass sie keine Zeit hätten, sich über die Essgewohnheiten ihrer Patienten zu informieren oder sie über gesunde Ernährung aufzuklären. Ich wundere mich immer wieder darüber, dass einfache Veränderungen – vor allem solche, die erhebliche Auswirkungen haben könnten, aber nicht ins traditionelle Krankheitsbild passen – so schnell vom Tisch gewischt werden.

Hinzu kommt, dass diese Krankheiten zwar unterschiedliche Symptome hervorrufen, sich aber meist auf eine Immunstörung zurückführen lassen. Bei Autoimmunstörungen und Allergien reagiert das Immunsystem zu heftig auf harmlose Umweltreize oder auf Körperzellen, während es bei Stoffwechselstörungen und verwandten Krankheiten zu einer chronischen, nicht provozierten Reaktion des Immunsystems im Darm kommt, die alle Organe schädigen kann, auch das Herz, die Leber, den Dickdarm, das Fettgewebe und sogar das Gehirn. (Die Neigung des Immunsystems zu Überreaktionen – auch Zytokinsturm genannt – könnte der Grund dafür sein, dass sich bei Covid-19-Patienten, die an nicht infektiösen chronischen Krankheiten leiden, schwerere Symptome und Komplikationen entwickeln.[31])

Obwohl es gute Gründe für die Annahme gibt, dass Störungen des Immunsystems, die einen Menschen für Autoimmunstörungen und Allergien anfällig machen, in den ersten drei Lebensjahren programmiert werden, deuten immer mehr Befunde darauf hin, dass die westliche Ernährung ebenfalls eine Schlüsselrolle bei der Entwicklung dieser und anderer Krankheiten spielt, die Teil unserer heutigen Gesundheitskrise sind. Diese Ernährung kann zu einer metabolischen Endotoxämie führen, einer leichten systemischen Immunreaktion, bei der Entzündungsmediatoren – darunter auch Zytokine, Signalmoleküle, die von verschiedenen Immunzellen gebildet werden – sich im ganzen Körper und im Gehirn ausbreiten.[32] Da 70 Prozent unseres Immunsystems in der Darmwand lokalisiert sind, kann es dieses Entzündungssignal mühelos weiterleiten. Es hängt von den Erbanlagen ab, welche Organe die Zytokine unterwegs schädigen.

Es erscheint unlogisch, dass unser Verdauungstrakt, der lange als Organ galt, das hauptsächlich Nährstoffe resorbiert und Abfallprodukte zwischenlagert und ausscheidet, in diesem radikalen Gesundheitsdrama eine Hauptrolle spielt. Immer mehr wissenschaftliche Forschungsergebnisse der letzten zwanzig Jahre – stark beeinflusst vom expandierenden Fachgebiet der Systembiologie – führen uns jedoch zu dieser Schlussfolgerung. Wie ich in den folgenden Kapiteln erläutern werde, sind die aufregenden neuen Erkenntnisse über das Darmmikrobiom und seine Verbindung mit dem Gehirn und allen Körpersystemen – auch mit dem Immunsystem – ein entscheidender Hinweis darauf, wie wir unsere schwere Gesundheitskrise aufhalten und sogar umkehren können.

KAPITEL 2

EINE TIEFERE VERBINDUNG

Was den Körper und die Gesundheit betrifft, ist die Wissenschaft in jüngster Zeit zu sehr unterschiedlichen Standpunkten und zu grundverschiedenen Schlüssen gelangt. Meiner Meinung nach sind alle Körpersysteme auf komplexe Weise miteinander verbunden und kommunizieren miteinander. Das erklärt, warum so viele scheinbar unterschiedliche Krankheiten in den letzten 75 Jahren derart stark zugenommen haben.

Ich halte diese neue ganzheitliche Sicht für eine Rückkehr zu früheren Auffassungen. Die Idee, dass Körpersysteme miteinander zusammenhängen, finden wir schon in 5000 Jahre alten ayurvedischen Texten. Auch die Traditionelle Chinesische Medizin und die Lehre des Hippokrates (die sich auf die Naturphilosophie der Griechen stützte) haben diese Auffassung vertreten. In der Antike wussten die Menschen, dass unsere Gesundheit von einer innigen Beziehung zwischen dem Geist, den Organen, der Umwelt und sogar dem Universum abhängt.[1] Vor mehr als 2000 Jahren schrieb der griechische Philosoph Aristoteles: »Das Ganze ist mehr als seine Teile.«

Diese Überzeugung begann sich im 17. Jahrhundert zu ändern, als der französische Philosoph René Descartes in seiner *Abhandlung über die Methode, seine Vernunft gut zu gebrauchen und die Wahrheit in den Wissenschaften zu suchen* das Prinzip des Reduktionismus einführte. Sie ist die Quelle der berühmten Feststellung »Ich denke, also bin ich«. Descartes forderte, komplexe Situationen in handliche Teile zu zerlegen, diese zu analysieren und wieder zu einem Ganzen zusammenzufügen.[2]

Als Descartes später den Geist-Körper-Dualismus vertrat – der den Körper und das Gehirn als völlig unterschiedliche Gebilde behandelt –, dehnte er den Reduktionismus auch auf den Körper aus.[3] Um den Geist-Körper-Konflikt beizulegen, forderte er Ärzte und Wissenschaftler auf, sich allein mit dem Körper zu beschäftigen und das Gehirn und den Geist der Kirche zu überlassen. Diese Einstellung veränderte nicht nur die Philosophie, sondern auch die Biologie. Die Medizin übernahm den Reduktionismus und den Dualismus und die Ärzte begannen den Körper unter der Prämisse zu diagnostizieren und zu therapieren, dass er aus separaten Teilen besteht, die jeweils unterschiedlich arbeiten. Sie glaubten, jedes Lebewesen bestehe aus Mechanismen, die so regelmäßig und vorhersehbar funktionierten wie das Getriebe einer Uhr. Trotz dieses jahrhundertelangen Umweges kehrt die Wissenschaft – wenn auch nicht die Schulmedizin – langsam zu der uralten Einsicht zurück, dass der Körper ein komplexes Zusammenspiel mehrerer Systeme ist.

Heute verstehen wir die Biologie dieses Zusammenspiels natürlich besser. Die Netzwerkforschung trug erheblich dazu bei, dass wir uns wieder dem Gesamtbild zuwenden, nicht mehr isolierten Teilen, und dennoch nach wissenschaftlicher Untermauerung suchen.[4] Dieser Wissenschaftszweig untersucht das Zusammenspiel zwischen den einzelnen Elementen komplexer Netzwerke, zum Beispiel mithilfe der Graphentheorie, der statistischen Mechanik und des Data-Mining (Extrahieren von Informationen aus großen Datensammlungen, um Modelle zu erstellen, die Prognosen erlauben). Die Methode entstand in den 30er-Jahren und hat sich seither enorm entwickelt und in verschiedene Wissenschaften ausgebreitet, von den Sozialwissenschaften und der Ökologie bis zur Weltwirtschaft. Deshalb verstehen wir heute viele Ansammlungen scheinbar separater Elemente als Systeme, die aus eng miteinander verbundenen Teilen bestehen und voraussehbare Muster aufweisen, häufig aber keine voraussehbaren Folgen haben.

»Denken wir an Menschen, an die Aktienbörsen, an Gene, Neuronen, Moleküle in einer Zelle. Die Interaktionen sind entscheidend«, sagte mein Freund und Kollege Olaf Sporns, Professor für Psychologie und Neurowissenschaften an der Indiana University und Co-Direktor des Instituts für Netzwerkanalyse dieser Hochschule. »Wir brauchen eine Wissenschaft, die sich mit der Komplexität solcher Systeme befasst und sie in eine mathematische Form bringt, in eine Allianz mit computergestützten Berechnungsmethoden. *Das* ist Netzwerkforschung.«

Die Netzwerkforschung wird zwar seit mehreren Jahrzehnten auf natürliche, soziale und technische Systeme angewandt, doch neuerdings nutzt man sie auch bei komplexen biologischen Systemen, wo sie uns hilft, den menschlichen Körper als komplexes Gefüge von Zusammenhängen zu betrachten, konzipiert durch mathematische Sequenzierung.

Gleichzeitig hat ein Ansatz namens Systembiologie an Zugkraft gewonnen. Sie wurde in den 50er-Jahren entwickelt und vor etwa 20 Jahren von der modernen Biologie vollständig akzeptiert. Das begann mit den frühen Versprechen, das menschliche Genom zu kartografieren – ein Unterfangen, von dem viele glaubten, es werde die Medizin revolutionieren. Bill Clinton bezeichnete das Genom damals als »die Sprache, in der Gott das Leben erschuf«. Leider hat das Projekt heute, viele Milliarden Dollar später, immer noch keine praktikablen Diagnosen und Therapien für die häufigen Krankheiten geliefert. Dennoch setzte sich die Systembiologie in der Medizin durch, vor allem bei der Erforschung des Mikrobioms, der sie eine komplexere theoretische und computerbasierte Methode anbot, mit der man vom exponentiellen Wachstum der Supercomputer profitieren und gewaltige Datenmengen verarbeiten konnte. Wissenschaftler versuchen, den Körper und das Gehirn zu verstehen, indem sie ihre verschiedenen Zelltypen, Moleküle und Mikroben als Teile eines Systems betrachten.

Die Systembiologie beschleunigte den Paradigmenwechsel in der Wissenschaft, der von der Spezialisierung zur Vernetzung führte. Jede

Domäne innerhalb der Systembiologie wird mit den Suffixen *-om* oder *-omik* versehen; die Erste war die Genomik (Genforschung). Danach folgte das, was ich gerne »Omik-Revolution« nenne: Nach und nach entstanden neue Forschungsfelder. Die Epigenomik (Epigenomforschung) untersucht den Einfluss der Umwelt auf das Genom und die Genexpression (während die *Epigenetik* den Einfluss der Umwelt auf spezifische Gene erforscht).[5] Die Transkriptomik studiert RNA-Moleküle, die von Genen exprimiert werden und für die Synthese von Molekülen wichtig sind. Die Metabolomik ist mit den vielen Signalmolekülen befasst, die durch Genexpression entstehen.[6] Die Proteomik analysiert den vollständigen Satz von Proteinen, die eine spezifische Zelle oder ein Organismus exprimiert.[7] Die Mikrobiomforschung untersucht die Mikroorganismen im Darm und deren Erbgut.[8] Was die uralten Weisheitstraditionen dank jahrhundertelanger sorgfältiger Beobachtungen noch verstanden, hat die Systembiologie neu entdeckt, indem sie Daten auswertete. Jede Domäne interagiert mit den anderen und modifiziert sie. So entdeckte die Systembiologie ein riesiges ineinandergreifendes multiskaliges Netzwerk im Körper.

In jüngerer Zeit wird die Systembiologie auch auf zwei der komplexesten Systeme des Körpers angewandt: auf das Gehirn-Konnektom und auf das Darm-Konnektom. Vor allem Olaf Sporns war der Pionier des Gehirn-Konnektoms; er kartografierte sämtliche Verbindungen im Gehirn.[9] Dabei handelt es sich um ein verwickeltes Gewebe aus Milliarden von Neuronen, die über Billionen von Synapsen miteinander verknüpft sind. Würde man diese Fasern aneinanderreihen, würden sie halb bis zum Mond reichen. Sporns analysierte diese Systeme mathematisch und konnte auf diese Weise die Verbindungen im Gehirn aufschlüsseln. Das hat uns völlig neue Erkenntnisse über seine Struktur und seine Funktionen und infolgedessen auch seine Erkrankungen geliefert. Über das Darm-Konnektom am anderen Ende der Gehirn-Darm-Achse hat Rodger Liddle, ein Darmneurobiologe und Medizinprofessor an der Duke University, 2015 als Erster berichtet.[10]

Liddle sprach von einem Netzwerk, das hauptsächlich aus den Nervenzellen des enterischen Nervensystems besteht und mehrere Magen-Darm-Prozesse unabhängig vom Zentralnervensystem steuern kann und daher oft als kleines Gehirn im Darm bezeichnet wird. Er rechnete auch andere Nervenzellarten dazu: die Stützzellen (Gliazellen) und die hormonhaltigen Zellen. Ich schlage vor, dieses Netzwerk auszuweiten, um das komplexe Zusammenspiel zwischen dem Immunsystem des Darms und den anderen Zellen im Darm einzubeziehen. Diese Kommunikation spielt eine wichtige Rolle für die Gesundheit. Das Darm-Konnektom – das ich bisweilen einfach »Darm« nenne – umfasst also nicht nur das Nervensystem des Darms, sondern auch sein endokrines System und sein Immunsystem, die gemeinsam den Stoffwechsel und die Nahrungsaufnahme regulieren und den Körper vor Krankheitserregern schützen. Wenn ich vom Darm-Konnektom oder vom Darm spreche, meine ich das Organ; wenn ich vom Darmmikrobiom spreche, meine ich die Billionen von Mikroorganismen im Darm.

Der Systembiologie zufolge sind der Darm und sein Mikrobiom der Schlüssel zum Verständnis der Krankheiten, die unser Gesundheitssystem in eine Krise gestürzt haben. Wissenschaftler haben nämlich nachgewiesen, dass der Darm das zentrale Bindeglied im Kommunikationsnetz des Körpers ist, das seine Organe miteinander verbindet. Um das zu erklären, werde ich einen Schritt zurückgehen und die Netzwerkforschung ein wenig genauer erläutern. In der Fachsprache werden komplexe Netzwerke mithilfe von Knoten oder *Nodes* (die einzelnen Elemente im Netz) und Kanten oder *Edges* (die Verbindungen oder Pfade zwischen den Knoten) beschrieben.

Man kann es auch einfacher ausdrücken. Ein bekanntes Sprichwort besagt: »Alle Wege führen nach Rom.« Im Römischen Reich führten in der Tat alle Straßen (Kanten) letztlich nach Rom, also zum wichtigsten Knoten in diesem Netzwerk. Wie moderne Großstädte zeichnete sich Rom nicht nur durch seine physikalischen Verbindungen aus, sondern auch durch seinen Einfluss auf das ganze Land, also durch seine *Zentralität*, wie ein Netzwerkanalytiker sagen würde. Das Ausmaß der Zentralität gibt die Bedeutung eines Knotens auf den Kommunikations- und Informationsfluss in einem großen Netzwerk an. Zwei andere Begriffe bezeichnen die grundlegenden Attribute eines Knotens: den Grad – die Zahl der zu ihm führenden Pfade – und seine *Stärke* – das gesamte Maß seiner Beteiligung am Netzwerk. Rom spielte eine derart wichtige Rolle im Imperium und hatte so viele Verbindungen mit anderen Knoten (Städten), dass es in diesem Netzwerk einen *Hub* (Nabe, Knotenpunkt, Verteiler) bildete.[11]

Stellen Sie sich nun einmal Ihren Körper als Netzwerk vor, in dem alle Organe Knoten sind. Einige sind für das Netz wichtiger als andere; sie sind die Hubs. Die Kanten sind die Pfade, auf denen die biologischen Systeme miteinander kommunizieren. Einige dieser Pfade sind mit Kabeln vergleichbar, zum Beispiel Nervenstränge und Blutgefäße, andere sind hochdynamische Kommunikationssysteme: zirkulierende Immunzellen, die vielen zirkulierenden Moleküle (Hormone, Entzündungsmoleküle, Metaboliten) und sogar die Blutkörperchen.

Eine der erstaunlichsten Ideen der Netzwerkforschung ist die *Skalierbarkeit* der Systeme: Obwohl Netzwerke aus sehr unterschiedlichen Einheiten bestehen (Gene, Moleküle, Zellen, Organe und sogar Menschen), werden ihre wesentlichen Eigenschaften, ihr Verhalten und ihre Reaktionen von den gleichen mathematischen Regeln regiert. Das gilt für genetische und molekulare ebenso wie für soziale Netzwerke (aus Menschen gebildet). Zu Interaktionen kommt es aufwärts und abwärts der Skala, vom grundlegendsten biologischen Austausch bis zu den komplexesten sozialen Systemen – und wieder zurück nach unten. Durch die Ernährung ausgelöste Veränderungen im Mikrobiom-Netzwerk können beispielsweise Gehirn-Netzwerke verändern. Die Folge sind Verhaltensänderungen bei sozialen Interaktionen, die dann ihrerseits die Gehirn-Netzwerke beeinflussen und weitere Veränderungen auf der Ebene der Genexpression in den Mikrobiom-Netzwerken hervorrufen.

Daraus folgt, dass die kleinen und großen Körpersysteme – vom Darm-Konnektom bis zum Gehirn-Konnektom und zum Gehirn-Körper-Netzwerk – nicht nur ständig miteinander kommunizieren, sondern einander auch ständig beeinflussen. Die Organe, die mehr Verbindungen mit anderen haben, sind *Hubs*, die jeweils aus »Kleine-Welt-Netzwerken« bestehen und jedes Organ mit allen anderen verbinden. Die Struktur unseres Organnetzwerks – die Verbundenheit der Knoten und die Zahl der Kanten – wird von anderen Netzwerken beeinflusst, die auf einer anderen Skala arbeiten, zum Beispiel auf den individuellen Gen-Netzwerken.

Obwohl die Forschung über diese neue, ganzheitliche Auffassung vom Körper sich noch in der Entwicklung befindet, zweifle ich nicht daran, dass das Gehirn und der Darm die wichtigsten Hub-Organe im Organnetzwerk des Körpers sind. Sie sind über dicke Nervenstränge und Myriaden von Signalmolekülen, die in den Blutgefäßen zirkulieren und Informationen in beide Richtungen befördern, miteinander verbunden. Als Beispiel möge ein Ereignis in der »äußeren« Welt dienen: Ein Schneesturm in Chicago unterbricht den Netzwerk-Hub des Flughafens O'Hare. Zuerst fallen internationale Flüge aus, dann Inlandsflüge und schließlich stranden die Fluggäste. Die Störung im Hub beeinträchtigt letztlich das gesamte Netzwerk oder legt es lahm.

Heute sehen wir die Folgen der »stürmischen« Veränderungen unserer Lebensweise. Sie stören die Hubs unserer Gehirn-Körper-Netzwerke, die dann ihrerseits wichtige Übertragungen beeinträchtigen. Ich glaube, dass die Veränderungen in unserem Gehirn-Körper-Netzwerk für die Krankheiten verantwortlich sind, die zu unserer Gesundheitskrise geführt haben. Diese Veränderungen treten ein, weil unsere Körpersysteme seit Beginn der Industrialisierung ständig unter Stress stehen. Die Zahl der Herausforderungen hat in den letzten 75 Jahren drastisch zugenommen: Luft-, Boden- und Wasserverschmutzung, giftige Chemikalien, Verstädterung, übermäßige Anwendung von Antibiotika und anderen Medikamenten, chronischer Stress und vor allem unsere immer ungesündere Ernährung. Alle diese Einflüsse schaden dem Mikrobiom und dadurch der Gesundheit des ganzen Körpers.

Diese Störungen haben die uralte nützliche Beziehung zwischen dem Mikrobiom und dem Darm-Konnektom tiefgreifend verändert.[12] In der Regel kann die Interaktion zwischen den beiden in gewissem Umfang Ungleichgewichte und Störungen verkraften; das heißt, sie können sich partnerschaftlich an Herausforderungen anpassen, zum Beispiel an leichte Infektionen, eine kurzfristige Anwendung von Antibiotika und allmähliche Änderungen der Ernährung. Das Mikrobiom passt sich der sich ständig verändernden Umwelt viel flexibler an als der Rest des Körpers, doch der ständige Druck der modernen Lebensweise hat es daran gehindert, im Einklang mit der Biologie des Darms zu leben. Diese chronische Fehlanpassung bedroht die uralte symbiotische Beziehung zwischen dem Darm und seinem Mikrobiom.[13]

Diese langfristigen Störungen haben auch die Kanten verändert, die Pfade, die Organe (Knoten) miteinander verbinden. Sie haben die komplexe molekulare Sprache des Körpers verändert, aber auch die mikrobiellen Metaboliten, die im Darm entstehen. Diese Veränderungen der wechselseitigen Kommunikation zwischen den Organen – vor allem zwischen Gehirn, Leber, Herz und Darm – stören auch die Organfunktionen. Die Folge ist eine strukturelle und funktionelle Umgestaltung des *gesamten* Gehirn-Körper-Netzwerks,[14] die meiner Meinung nach die vielen unterschiedlichen Krankheiten erklären, die in den vergangenen Jahrzehnten gleichzeitig stark zugenommen haben. Wenn wir die Probleme unseres Gesundheitssystems lösen wollen, müssen wir das zunehmend gestörte Verhältnis zwischen dem Darm, seinem Immunsystem und seinen äußerst wichtigen Interaktionen mit dem Mikrobiom verbessern.

Als Gastroenterologe habe ich den größten Teil meiner beruflichen Laufbahn damit zugebracht, Krankheiten des Darms zu studieren und zu behandeln. Es gibt aber noch viele andere Gründe dafür, dass ich dem Darm im Vergleich mit anderen wichtigen Organen, zum Beispiel mit den Nieren, dem Herzen und der Lunge, eine so prominente Rolle im Gehirn-Körper-Netzwerk zuweise. Die Kommunikation zwischen dem Gehirn und dem Darm, die auf den ersten Blick schwer zu glauben ist, wurzelt tief in der evolutionären Vergangenheit, und die Beweise dafür sind in letzter Zeit klarer geworden. Diese Beziehung besteht seit rund 600 Millionen Jahren, seit die ersten Mehrzeller in den Meeren auftauchten. Diese winzigen Tiere, Hydras genannt, waren kaum mehr als schwimmende Verdauungsschläuche in einem Nervennetz. Die einzige Funktion ihrer enterischen Nervensysteme, die man als die ersten Gehirne bezeichnen könnte, bestand darin, diesen primitiven Darm in Gang zu halten, sodass er Nahrung von einem Ende – dem Mund – durch die Röhre befördern konnte, wo Nährstoffe absorbiert und im restlichen Körper (vor allem in den Geißeln) verteilt wurden. Abfälle wurden am anderen Ende ausgeschieden. Erstaunlicherweise hat die Evolution diesen frühesten Darm mit seiner engen Verbindung zwischen Nervenzellen und glatten Muskelzellen Hunderte Millionen Jahre lang bewahrt. Im Prinzip ist er heute noch in fast allen Tieren der Erde enthalten, von den Bienen bis zu den Fischen, von den Elefanten bis zu den Menschen.

Die Kommunikation im Darm wurde komplexer, als einige Mikroben aus dem Meer sich in diesen archetypischen Därmen ansiedelten und vor etwa 500 Millionen Jahren begannen, mit den Nervenzellen dieses ersten Gehirns Informationen auszutauschen. Als die Evolution Fortschritte machte, blieb das einzigartige Design dieses urtümlichen Darm-Konnektoms weitgehend erhalten, während die Tiere allmählich ein *zweites* Gehirn heranbildeten: das Organ, das wir heute Gehirn oder Zentralnervensystem (ZNS) nennen. Die Signalmoleküle, die sich im ersten Gehirn entwickelt hatten, wurden dann in dieses neue Gehirn aufgenommen, wo sie eine gemeinsame Sprache zwischen diesem Gehirn, dem Darm und dessen Mikroben schufen. Das war die Grundlage für einzigartige Interaktionen innerhalb des Darm-Gehirn-Netzwerks, die sich dort heute noch abspielen. Einige dieser Interaktionen bilden ein kleines Netzwerk innerhalb des Darm-Konnektoms, das vor allem für die optimale Funktion dieses Organs (Peristaltik, Sekretion, Durchblutung, Abtasten der Nahrung) sorgt. Heute ist dieses kleine Netzwerk über Fernverbindungen jedoch ebenfalls mit dem Gehirn verknüpft, sodass das ZNS die Aktivitäten des Darm-Konnektoms genau überwachen und mit den Bedürfnissen des ganzen Körpers koordinieren kann. Dieses Zwiegespräch informiert uns, wenn wir hungrig oder satt sind, und spielt eine wichtige Rolle bei der Regulierung unserer Stimmung und unseres Wohlbefindens.

Der erste Darm und das erste Nervensystem waren (und sind) in der Hydra so eng miteinander verbunden, dass sie fast eine Einheit bildeten, und sie haben diese tiefe Verbundenheit im Laufe der Evolution hin zu den späteren Tieren bewahrt, selbst als sie sich im Körper weiter voneinander entfernten. Die anderen Organe entwickelten sich erst später und konnten daher nicht das gleiche enge Band herstellen. Das bestätigt die Auffassung, dass der Darm und das Gehirn die zwei wichtigsten Hubs im Organnetzwerk sind.

Zudem haben Forscher herausgefunden, dass der Darm nach dem Gehirn das komplexeste Organ des Körpers ist.[15] Er hat sein eigenes

Nervensystem – manchmal »zweites Gehirn« genannt, obwohl es eigentlich unser *erstes* ist –, sein eigenes Immunsystem und sein eigenes endokrines System, das Hormone produziert. Die endokrinen Zellen stellen die Botenmoleküle her, die unsere Nahrungsaufnahme und unser Wohlbefinden regulieren; aus ihnen besteht das größte endokrine Organ im Körper. Diese Zellen sind Teil des Darm-Konnektoms und können Hunderte von unterschiedlichen Signalmolekülen abgeben, sowohl an das Blut und den Darm (in das Lumen, das Darminnere, wo die Mikroben leben und Nahrung verarbeitet wird) als auch an die Nervenenden innerhalb der Darmwand. Die meisten dieser Nervenenden sind Sensoren des Vagusnervs, der Botschaften zwischen Darm und Gehirn übermittelt.

Am wichtigsten ist wohl, dass die Darmwand mehr als 70 Prozent unserer Immunzellen beherbergt. Von dort aus können sie entweder von selbst in andere Teile des Körpers wandern oder mit Entzündungsmolekülen, die sie ans Blut abgeben, mit dem Rest des Körpers kommunizieren.[17] Immunzellen, endokrine Zellen und Nervenzellen befinden sich zwischen den Schichten der Darmwand und werden nur von einem dünnen Schleimüberzug von den Billionen Mikroben getrennt, die das Mikrobiom bilden.[18] Bestimmte Immunzellen, dentritische Zellen genannt, dringen mit ihren Fortsätzen tief in den Schleimüberzug ein und verstärken dadurch den Einfluss der Mikroben. Jede Veränderung des Schleimüberzugs – sei es die chemische Zusammensetzung, sei es die Dicke – kann daher erhebliche Auswirkungen darauf haben, wie intensiv die Darmmikroben diesen Wächtern des Immunsystems ausgesetzt sind.

Zwar wurden die spezifischen Funktionen des Nervensystems, der endokrinen Drüsen und des Immunsystems sehr genau studiert, doch erst seit Kurzem wird immer deutlicher, dass wir ihre Interaktionen, das Gehirn, die Darmmikroben und unsere Ernährung am besten verstehen können, wenn wir alle diese Elemente als Teil eines zusammenhängenden Ganzen, also als System betrachten. Wenn diese Interaktionen harmonisch zusammenwirken, ist der Darm gesund; aber wenn die Kommunikation gestört ist, leidet die Darmfunktion darunter und, wie die Systembiologie uns gezeigt hat, die Auswirkungen können den ganzen Körper erfassen.

KAPITEL 3

DAS DARMMIKROBIOM RÜCKT INS BLICKFELD

Eine der erstaunlichsten Erfahrungen in meiner beruflichen Laufbahn ist das öffentliche Interesse an den Darmmikroben, das in letzter Zeit beträchtlich zugenommen hat. Während meiner vierzigjährigen Tätigkeit als Gastroenterologe, der sich auf das Zusammenspiel von Gehirn und Darm spezialisiert hat, erregten meine Forschungsergebnisse bei meinen Kollegen nur geringe Aufmerksamkeit und galten bei vielen Laien als Versuch, Reizdarmbeschwerden psychologisch zu erklären. Im Laufe des vergangenen Jahrzehnts fand die Wissenschaft jedoch heraus, dass der Darm und die Mikroben, die er beherbergt, zahlreiche Aktivitäten und Störungen beeinflussen, von der sportlichen Leistung bis zur Unternehmensführung und von der Depression bis zur Alzheimer-Krankheit. Das Mikrobiom rückte aus einem Schattendasein ins Blickfeld der Wissenschaft und der Öffentlichkeit. Inzwischen kann anscheinend jeder fließend über sein Darmmikrobiom sprechen. Dennoch ist die Darmgesundheit, wie die Medien sie propagieren und die Öffentlichkeit sie versteht, immer noch eine vage Idee.

Es ist schwer zu sagen, wie genau ein gesunder Darm aussehen soll. Zudem hat die Begeisterung über das Mikrobiom dazu geführt, dass seine Rolle in unserem Leben etwas oberflächlich und bisweilen verzerrt betrachtet wird. Im Zusammenhang mit dem Mikrobiom werden übertriebene Versprechungen gemacht, zum Beispiel dass ein gesünderer Darm uns mehr Energie schenkt, klareres Denken ermöglicht und wie durch ein Wunder Gewichtsabnahme bewirkt. Für diese Behauptungen gibt es keine Belege. Dabei wird oft die wichtigere Erkenntnis übersehen: Der Zustand des Darms hängt mit vielen Krankheiten zusammen, an denen Millionen Menschen leiden.

Die Verwirrung um die Gesundheit des Darms ist zum Teil auf die irrige Annahme zurückzuführen, dass wir einen festgefügten, idealen Zustand des Mikrobioms anstreben und dass wir, sobald wir ihn herbeigeführt haben, immezu gesund sind. Aber so arbeitet das Mikrobiom nicht. Obwohl der Darm und das Mikrobiom in enger Partnerschaft zusammenwirken, besteht zwischen ihnen ein klarer Unterschied: Während das Darm-Konnektom ziemlich stabil ist, verändert sich das Mikrobiom ständig. Das Mikrobiom passt sich Veränderungen des Darmmilieus schnell an, so gut, dass es unsere wandelbare Umwelt widerspiegelt, vor allem unsere Ernährung. In gewissem Umfang reagieren zwar alle Organe auf ihre Umwelt, aber kein anderes System im Körper verändert sich so schnell wie das Mikrobiom.[1]

Die Biologie des Menschen wird von 20 000 Genen bestimmt, die im Laufe einer Millionen Jahre umfassenden Evolution optimiert und selektiert wurden. Man schätzt, dass einige dieser Gene sich innerhalb von 15 000 bis 20 000 Jahren an veränderte Umweltbedingungen, einschließlich der Ernährung, anpassen können.[2] Unser Darmmikrobiom besteht schätzungsweise aus 400 000 Genen, die sich von Generation zu Generation viel schneller verändern und sich daher an eine neue Umwelt zwanzigmal besser anpassen können, sogar an ein Milieu, dem die Mikroben nie zuvor begegnet sind.[3] Trotz der unterschiedlichen Anpassungsfähigkeit hat die langsame Evolution des Darms und des Mikrobioms (beginnend in der Hydra) jedoch zu einer Symbiose geführt, sodass wir Menschen seit Hunderttausenden von Jahren an vielen verschiedenen Orten und mit verschiedenen Ernährungsweisen optimal gesund sein können.

Das gesunde Darm-Konnektom

Wann ist ein Darm gesund? Drei eng miteinander verbundene Komponenten bestimmen seine Gesundheit. Seine endokrinen Drüsen produzieren Hormone, die unter anderem den Stoffwechsel und die Nahrungsaufnahme regulieren. Sein Immunsystem schützt uns vor Krankheitserregern und ist selbsttolerant. Deshalb erkennt der Körper selbst produzierte Antigene als nicht bedrohlich und reagiert trotzdem angemessen auf fremde Substanzen. Das enterische Nervensystem steuert die Peristaltik und die Sekretion und Resorption von Flüssigkeiten.

Aus dem *metabolischen* Blickwinkel können wir *Darmgesundheit* als einen Zustand beschreiben, in dem die hormonproduzierenden Zellen genügend Hormone freisetzen, die uns hungrig machen, sofern der Körper Energie benötigt, aber nach dem Essen genügend Sättigungshormone ausschütten, die dem Gehirn mitteilen, dass es Zeit ist, mit dem Essen aufzuhören. Wenn dieses Element des Darm-Konnektoms nicht richtig arbeitet, ist ständiges Hungergefühl die Folge, das uns veranlasst, mehr zu essen, als unser Stoffwechsel benötigt. Dann werden wir übergewichtig und anfällig für Diabetes Typ 2.

Aus der Sicht des *Immunsystems* ist der Darm gesund, wenn eine Barriere aus fest miteinander verbundenen Zellen (das Darmepithel) und eine schützende Schleimschicht die Immunzellen von den Darmmikroben trennen. Diese doppelte Abwehr verhindert eine chronische Aktivierung des Immunsystems durch den Darminhalt, vor allem durch die Mikroben. Immer mehr Studien zeigen, dass eine ungesunde Ernährung dieser Darmbarriere schadet: zu wenig Ballaststoffe und zu viel Zucker, Fett, Emulgatoren, künstliche Süßstoffe und andere Zusätze. Wenn den Darmmikroben ihre wichtigsten Futterquellen – viele verschiedene Ballaststoffe – nicht mehr zur Verfügung stehen, stürzen sie sich mit ihrem unersättlichen Appetit auf die zuckerähnlichen Moleküle, Glycane oder Polysaccharide genannt, aus denen die Schleimschicht besteht. Wenn die schützende Schleimschicht abgebaut wird, kommen die Fortsätze der Dendriten in engeren Kontakt mit den Mikroben und veranlassen sie, den tieferen Teilen des darmbasierten Immunsystems eine potenzielle Bedrohung zu melden.[4] Dann werden Entzündungs-

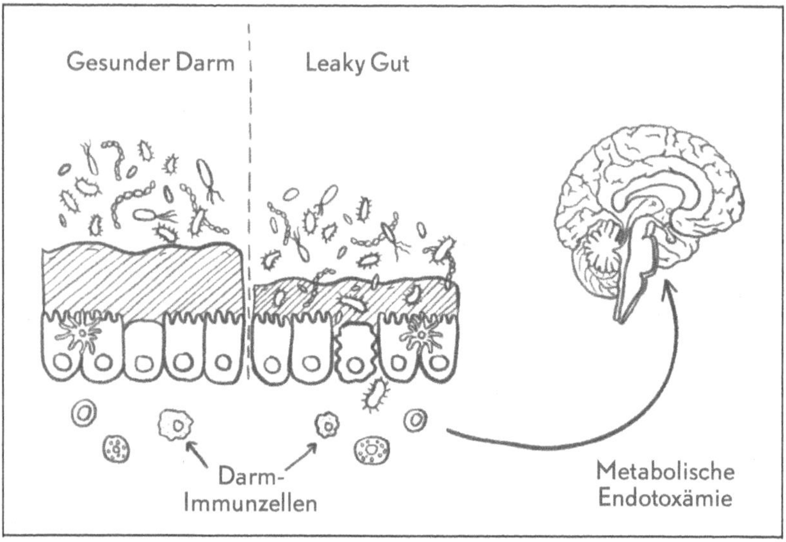

moleküle ausgeschüttet, die die Schlussleisten *(Tight Junctions)* zwischen den Zellen der Epithelschicht lockern, sodass bestimmte Mikroben in unmittelbaren Kontakt mit den Millionen Immunzellen des Darms kommen, die miteinander vernetzt sind. Dieses Problem wird heute als Leaky-Gut-Syndrom (krankhaft durchlässige Darmwand) bezeichnet.

Wenn wir vom *enterischen Nervensystem* ausgehen, können wir einen gesunden Darm als integrierte Aktivität von Millionen Nervenzellen definieren, die Kontraktionen und Sekretionen des Darms regulieren. Diese Nervennetze sorgen dafür, dass die einzelnen Abschnitte des Darms sich koordiniert und rhythmisch bewegen und dadurch die Verdauung optimieren und den Darminhalt allmählich vom Magen in den Dickdarm befördern. Wenn der Darm völlig leer ist, löst sein Nervensystem rhythmische Kontraktionen mit hoher Amplitude aus, die sich langsam durch den gesamten Verdauungstrakt fortsetzen. Das ist der sogenannte migrierende motorische Komplex. Diese Kontraktionen transportieren Essensreste, Sekrete und Mikroben vom oberen Verdauungskanal, der wenig Mikroben enthält, in den stark besiedelten Dickdarm. Wenn dieses »Darmgehirn« nicht richtig arbeitet, sind Magenschmerzen oder funktionelle Verdauungsbeschwerden – zum Beispiel das Reizdarmsyndrom oder eine Dünndarmfehlbesiedlung – die Folge.

In einem gesunden Darm arbeiten die endokrinen Drüsen, das Immunsystem und das enterische Nervensystem reibungslos zusammen. Sie versorgen uns mit Nährstoffen, regulieren die Nahrungsaufnahme und schützen uns vor lebensbedrohlichen Infektionen. Diese vitalen Funktionen laufen in einem gesunden Darm ab, ohne dass wir uns um sie kümmern müssen und ohne dass wir sie bewusst wahrnehmen.

Das gesunde Mikrobiom

Es ist ziemlich einfach, einen gesunden Darm zu definieren, aber die Frage, was ein gesundes Mikrobiom ist, lässt sich nicht so leicht beantworten. Das Mikrobiom wird zwar manchmal irrigerweise als Organ aus Mikroben bezeichnet, doch es ist viel flexibler als unsere Organe und lässt sich deshalb nicht so statisch beschreiben wie die Leber, die Nieren oder das Herz. Aber das ist nicht der einzige Grund dafür, dass es schwer ist, ein gesundes Mikrobiom zu definieren. Obwohl das Interesse am Mikrobiom neuerdings zunimmt, haben wir erst begonnen, es zu verstehen.

Den Anstoß zur seriösen Mikrobiomforschung gaben vor gut einem Jahrzehnt die National Institutes of Health (NIH) der USA mit der Gründung des Common Fund Human Microbiome Project (HMP) im Jahr 2008, dessen Ziel es war, das menschliche Mikrobiom vollständig zu beschreiben. Sechs Jahre später hatte sich eine eindrucksvolle Menge von wissenschaftlichen Daten angesammelt. Daher läuteten die NIH die zweite Phase des Projekts ein, um das Mikrobiom des Menschen und seine Wirkungen auf Gesundheit und Krankheit genauer zu untersuchen. Diese Forschungen stecken noch in den Kinderschuhen, doch die erste Phase des Projekts hat ähnlichen Optimismus ausgelöst wie die erste Bestandsaufnahme des Humangenom-Projekts im Jahr 2000.[5] Wie sich herausstellte, ist das menschliche Genom viel komplexer, als man angenommen hatte. Erstaunlich schnell folgten neuere Studien, die enthüllten, wie die Genexpression gesteuert wird und welche wichtige Rolle die Epigenetik spielt. Zwar lieferte die Kartierung des Genoms nicht sofort die erhofften Antworten, aber sie bahnte den Weg für grundlegende Veränderungen in der Medizin, etwa für die Gentherapie, die Gentechnik und Gentests (zum Beispiel für die DNA-Analyse, die das Unternehmen 23andMe anbietet). Die sich entwickelnde Genomforschung hat die Medizin bereits revolutioniert.

Die relativ neue Entdeckung des Mikrobioms hat ebenfalls für große Aufregung gesorgt, und viele Mediziner (und die Medien) sind sofort zur gleichen Schlussfolgerung gelangt: dass wir Erklärungen und Therapien für viele medizinisch rätselhafte Symptome chronischer Krankheiten gefunden haben. In Wahrheit haben wir erst angefangen, dieses ausgeklügelte und komplexe System zu verstehen und das Genom zu entschlüsseln.

Zu Beginn der Mikrobiomforschung berichteten Wissenschaftler von einem »Kernmikrobiom« – gemeint sind bestimmte Gruppen von Mikroben, die gesunde Menschen überall auf der Welt beherbergen – und vermuteten, dass eine Veränderung dieser Mikroben ein Indiz für ein krankes Mikrobiom sei. Neuere Studien verwenden jedoch eine Technik, die eine viel genauere Analyse der einzelnen Mikroben ermöglicht als die alten Methoden, und auch Subspezies und Stämme ermittelt.* Diese Studien belegen, dass die einzelnen Mikrobiome sehr

---

* Wie alle Lebewesen auf unserer Erde teilen die Biologen auch die Mikroben in verschiedene Taxa (Typen oder Kategorien) ein. Diese Taxonomie (wörtlich: »systematische Gliederung«) hilft uns zu verstehen, wie eng unterschiedliche Organismen miteinander verwandt sind. Es gibt acht Hauptebenen von Taxa, von den am wenigsten spezifischen bis zu den besonders spezifischen. Oben in der Hierarchie befindet sich das größte Taxon, die Domäne (es gibt nur drei davon); ihr folgen das Reich und der Stamm. Ganz unten in der Hierarchie finden wir die spezifischste Kategorie: die Spezies oder Art. Jeder Stamm schließt viele verschiedene Organismen ein, die sich im Laufe von Hunderten Millionen Jahren entwickelt haben. Spezies sind jene Untergruppen der Organismen innerhalb des Stammes, die am engsten miteinander verwandt sind. Knapp oberhalb der Spezies liegt die Gattung, eine Gruppe verwandter Spezies.

Betrachten wir Menschen und Menschenaffen als Beispiel. Menschen gehören zum Tierreich, zum Stamm der Chordaten (Tiere mit Wirbelsäule), zur Klasse der Säugetiere, zur Ordnung der Primaten und zur Familie der Hominiden. Unsere Gattung heißt Homo (Latein für »menschlich«) und unsere Spezies sapiens (Latein für »weise«; aber das ist noch fraglich). So wie wir den Begriff Homo sapiens für Menschen verwenden, benutzen wir den Begriff *Bacteroides fragilis* für eine bestimmte Bakterienart der Gattung *Bacteroides* im Reich der Eubakterien und in der Domäne Bakterien. Unsere

unterschiedlich zusammengesetzt sind. Deshalb ist die Behauptung falsch, dass wir bestimmte Spezies verwenden können, um jemanden als gesund einzustufen. Die meisten Experten haben diese Ansicht inzwischen aufgegeben. Ein großer Teil der Medien und einige Wissenschaftler halten indessen immer noch an der Idee fest, Mikrobiome seien einander so ähnlich, dass man bestimmte Abweichungen mit einem kranken Darm gleichsetzen und zur Diagnose bestimmter Krankheiten – zum Beispiel Parkinson, Alzheimer, Reizdarmsyndrom oder entzündliche Darmerkrankung – verwenden kann. Ein Beispiel für dieses hartnäckige Missverständnis ist eine neuere Studie, die in *Nature Communications* veröffentlicht wurde. Sie behauptet, Wissenschaftler seien imstande, einen gesunden Menschen von einem chronisch Kranken zu unterscheiden, wenn sie nachschauen, welche Mikrobengruppe im Darmmikrobiom dominiert. Die Wissenschaftler achteten jedoch nicht auf die spezifische Funktion der Mikroben und identifizierten die Mikrobengruppen allein auf der Ebene der Spezies (und nicht des Stammes). Ihre Voraussagen waren daher nur zu 73,7 Prozent korrekt.

Heute wissen wir, dass die Mikrobenstämme bei gesunden Menschen in den Industrieländern nur zu etwa 10 Prozent übereinstimmen. Diese Entdeckung hat Forscher veranlasst, die Idee eines funktionellen Kernmikrobioms zu prüfen, um ein gesundes Mikrobiom beschreiben zu können.[6] Schließlich sind es nicht die Mikroben selbst, sondern ihre Bestandteile und die von ihnen gebildeten Signalmoleküle, die ihre Bot-

---

nächsten Verwandten sind die Menschenaffen: Gorillas, Schimpansen und Orang-Utans. Sie und die Menschen bilden die Familie der Hominiden. Wie die Menschen hat auch jede Menschenaffenart ihre eigene Gattung. Gorillas werden der gleichnamigen Gattung Gorilla zugeordnet, zu der zwei Spezies gehören. Schimpansen gehören der Gattung Pan an, die ebenfalls aus zwei Spezies bestehen. Orang-Utans bilden die Gattung Pango, die ebenfalls aus zwei Spezies besteht. Menschen sind die einzige Art der Gattung Homo; allerdings existierten früher weitere, heute ausgestorbene Mitglieder, darunter die Neandertaler (Homo neanderthalensis).

Die zwei häufigen Bakteriengattungen *Prevotella* und *Bacteroides* gehören zwei verschiedenen Gattungen an; sie unterscheiden sich hinsichtlich ihrer biologischen Klassifikation ebenso deutlich voneinander wie wir Menschen von unsere Vettern, den Affen.

schaften übermitteln, miteinander interagieren und mit dem Darm, dem Immunsystem, dem Gehirn und dem restlichen Körper kommunizieren. Die Erforschung der Metatranskription und des Metaboloms hat geklärt, welche Gene in einem Mikrobiom exprimiert und welche Moleküle produziert werden. Daher wissen wir, dass die sehr unterschiedlichen Darmmikrobiome in gesunden Menschen in der Lage sind, ähnliche Metaboliten und Signalmoleküle zu erzeugen. Letztlich ermöglichen diese Moleküle den Mikroben, miteinander zu kommunizieren und mit dem Darm zu interagieren; sie bilden zusammen einen funktionellen Kern.

Neben der Kernfunktion gibt es noch andere Merkmale eines gesunden Darmmikrobioms. Obwohl jedes Mikrobiom einzigartig ist und sich ständig ändert, tragen der Artenreichtum und die Vielfalt der Mikroorganismen im Darm ebenfalls zu einer gesunden Funktion bei. *Artenreichtum* bedeutet in diesem Kontext die Gesamtzahl der Bakterienspezies; die *Vielfalt* gibt an, wie gleichmäßig diese Spezies verteilt sind. Wenn wir die Insekten als Beispiel nehmen, bezeichnet der Artenreichtum die Zahl der verschiedenen Spezies: Fliegen, Bienen, Schmetterlinge, Wespen, Motten, Flöhe und so weiter. Wenn jedoch 90 Prozent dieser Insekten Fliegen sind, handelt es sich nicht um eine vielfältige Population, einerlei, wie viele andere Spezies vorhanden sind. Forscher haben festgestellt, dass eine große Vielfalt des Darmmikrobioms meist mit Gesundheit und Stabilität einhergeht.[7] Umgekehrt macht ein Mangel an Vielfalt den Darm empfänglicher für Infektionen. Das beobachten wir bei vielen Krankheiten, zum Beispiel bei Fettleibigkeit, entzündlichen Darmerkrankungen und Diabetes Typ 1 und 2. Es ist kein Zufall, dass wir in den letzten 70 Jahren wichtige Mikrobenstämme verloren haben und die Vielfalt und der Artenreichtum des Darmmikrobioms in den Industrieländern stetig abnehmen.[8]

Vielfalt ist auch das wichtigste Kriterium von zwei anderen Merkmalen eines gesunden Darmmikrobioms: Widerstandskraft und Resilienz. Jede Population von Mikroben, Insekten oder Menschen braucht ein gewisses Maß an Resilienz gegen äußere oder innere Veränderungen. Wenn ein Darmmikrobiom Störungen durch Krankheitserreger, Antibiotika oder zeitweilig ungesundes Essen verkraften kann und so stabil ist, dass es rasch zu seinem Normalzustand zurückkehren kann, gilt es in der Regel als gesund. Andererseits neigt es eher zu Krankheiten, wenn es zwar alle notwendigen Kernfunktionen erfüllt, aber weder vielfältig noch robust ist.

Nach dem derzeitigen Stand der Wissenschaft ist ein Mikrobiom nicht statisch, sondern es strebt ein dynamisches, gezieltes Gleichgewicht an. Wenn Dynamik der Schlüssel ist und wenn das Mikrobiom jedes Menschen sich ständig verändert, wie finden wir dann heraus, ob es gesund ist? Gibt es unterschiedliche Definitionen eines gesunden Mikrobioms, je nachdem, wo wir leben? Forscher versuchen, diese Fragen zu beantworten, indem sie Variationen des Mikrobioms in verschiedenen Teilen der Welt und bei Menschen mit kulturell unterschiedlicher Lebensweise untersuchen. Studien belegen, dass das Mikrobiom sich nicht nur von Mensch zu Mensch erheblich unterscheidet, sondern dass es auch von der Bevölkerungsgruppe, der Umwelt und der Zeitzone beeinflusst wird.

Der Tagesrhythmus des Mikrobioms

Christoph Thaiss, ein Assistenzprofessor für Mikrobiologie im Perelman-Institut für Medizin der University of Pennsylvania, arbeitete als junger Forscher im Labor von Eran Elinav im angesehenen Weizmann-Institut für Wissenschaften in Tel Aviv, als er entdeckte, dass das mikrobielle Ökosystem der Menschen und Mäuse nicht Tag und Nacht statisch ist, sondern einem 24-Stunden-Zyklus folgt, was seine Zusammensetzung und Funktion sowie seine Interaktionen mit dem Körper anbelangt.[9] Diese Fluktuationen werden von der Ernährung, der Essenszeit und dem suprachiasmatischen Nukleus (SCN) beeinflusst. Der SCN ist eine winzige Gehirnregion vor dem Hypothalamus, die wie eine Uhr oder ein Schrittmacher den täglichen Rhythmus der Körperfunktionen einschließlich des Tag-Nacht-Zyklus steuert.

Diese innere Uhr ist die Folge komplexer Signale, die der SCN empfängt und aussendet. Die Aktivität der Nervenzellen in dieser Region schwankt im Laufe eines Tag-Nacht-Zyklus und beeinflusst die Aktivität der Neuronen und Hormone, die viele Körperfunktionen steuern, auch die des Darms und seines Mikrobioms. Wie in den meisten komplexen Netzwerken ist auch die Kommunikation zwischen dem SCN und dem Darm zyklisch und besteht aus mehreren Rückkoppelungsschleifen. Signale gelangen ins Gehirn, dann zurück in den Darm und erneut ins Gehirn. Die Leber wird über diese Signale meist informiert. Störungen in diesem Mikrobiom-Rhythmus – zu denen es kommen kann, wenn wir unsere Schlaf- oder Essgewohnheiten ändern – können uns anfälliger für Krankheiten machen, vor allem für das metabolische Syndrom.

Um die Rolle des Mikrobioms bei der Steuerung dieser Oszillationen zu untersuchen, behandelte Thaiss Mäuse mit Antibiotika, die ihr Mikrobiom schädigten und seine Oszillationen lahmlegten. Er stellte fest, dass die dadurch ausgelöste Funktionsstörung des Mikrobioms die Aktivierung bestimmter mikrobischer Gene erheblich behinderte. Infolgedessen wurden mikrobische Signalmoleküle produziert, die ins Blut gelangten und die Funktion mehrerer Organe, auch der Leber und des Gehirns, beeinträchtigten.

Thaiss und sein Team untersuchten auch, welchen Einfluss die Nahrungsaufnahme auf die innere Uhr hat, und fanden heraus, dass die Essenszeit ebenfalls große Auswirkungen auf die Ökologie der Mikroben und die Darmgesundheit hat.[10]

Wenn wir tagsüber und nicht nachts einem normalen Rhythmus der Nahrungsaufnahme folgen, fluktuieren etwa 15 Prozent der relativen Verteilung verschiedener Mikrobengruppen, während sich die Vielfalt insgesamt erheblich stärker verändert. Als die Wissenschaftler Menschen untersuchten, bei denen ein Jetlag den Tag-Nacht-Rhythmus gestört hatte, entdeckten sie Veränderungen von der Art, wie sie in ihren Tierstudien aufgetreten waren. Wenn die innere Uhr durcheinandergerät, leidet auch das Darmmikrobiom. Diese Studien bewiesen zum ersten Mal, dass die rhythmischen Interaktionen zwischen dem Darm-Konnektom und dem Darmmikrobiom mit dem Schlaf-Wach-Rhythmus und den Essenszeiten synchronisiert sind. Viele Menschen kennen die unangenehmen Reaktionen, die ein Jetlag hervorruft, und sie leiden unter Konzentrationsmangel und Schlafstörungen. Manche Berufstätigen, zum Beispiel Krankenschwestern, Ärzte und Polizeibeamte, führen diesen Zustand wegen ihrer Arbeitszeitregelung immer wieder selbst herbei; aber nur wenige sind sich der schweren Gesundheitsrisiken bewusst, die damit verbunden sind. Wenn der normale Tagesrhythmus und damit auch der Rhythmus des Darmmikrobioms sowie die Kommunikation zwischen den Darmmikroben, dem Darm-Konnektom und den Organen ständig gestört wird, können Fettleibigkeit, ein metabolisches Syndrom, chronische Lebererkrankungen und kognitive Störungen die Folge sein. Wie ich in Kapitel 7 zeigen werde, können wir diese Auswirkungen jedoch mit einer zeitlich beschränkten Nahrungsaufnahme verhindern und den normalen Rhythmus im Mikrobiom und im Stoffwechsel wiederherstellen.

Jahreszeitliche Veränderungen des Mikrobioms

Das Darmmikrobiom unterliegt Tag und Nacht rhythmischen Veränderungen; aber die Forschungen von Justin und Erica Sonnenburg im Labor der Stanford University belegen, dass es auch in größerem Zeitmaßstab Veränderungen gibt, synchron mit den Jahreszeiten. Die Hadza, ein indigener Stamm im zentralen Großen Grabenbruch Tansanias in Ostafrika, stammen von Jägern und Sammlern ab.[11] Im Jahr 2015 gab es noch 1200 bis 1300 Hadza. Man nimmt an, dass sie seit Tausenden von Jahren ihr heutiges Territorium bewohnen und dass sich ihre traditionelle Lebensweise bis vor Kurzem wenig verändert hat. Heute leben nur noch etwa 300 Hadza allein vom Sammeln und Jagen – sie essen Honig, Knollen, Früchte des Affenbrotbaums, andere Früchte und Wildfleisch entsprechend der Jahreszeit.

Wie die anderen Populationen, die als Jäger und Sammler leben, unbeeinflusst von der Industrialisierung, kennen die Hadza keine chronischen Krankheiten, wie sie in westlichen Ländern üblich sind, etwa Fettleibigkeit und Diabetes. Wir müssen allerdings berücksichtigen, dass auch andere Faktoren, beispielsweise die intensivere körperliche Betätigung und das Fehlen unnatürlicher Chemikalien, wahrscheinlich zu diesen niedrigen Krankheitsraten beitragen.

Im Großen Grabenbruch gibt es zwei Jahreszeiten, die die Kost der Hadza bestimmen: eine Regenzeit von November bis April und eine Trockenzeit von Mai bis Oktober. Obwohl die Hadza das ganze Jahr über ballaststoffreiche Knollen und verschiedene Pflanzen essen, ist das Sammeln in der Regenzeit ergiebiger, und es gibt mehr Honig. In der Trockenzeit ist die Jagd erfolgreicher, und die Hadza nehmen daher mehr mageres Fleisch zu sich.

Um die Auswirkungen dieser jahreszeitlichen Veränderungen auf das Mikrobiom der Hadza zu studieren, untersuchte die Sonnenburg-Gruppe 350 Stuhlproben, die sie im Laufe eines Jahres gesammelt hatte. Wie sie 2017 in *Science* berichteten, gingen die Trockenzeit und der größere Fleischkonsum mit einem erhöhten Vorkommen von *Bacteroides* im Darm einher. Diese Mikrobenart nahm in der Regenzeit, in der die Hadza mehr Pflanzen verzehrten, um rund 70 Prozent ab, und ihr Mikrobiom ähnelte dann dem der Menschen in den Industrieländern.[12] Allerdings kehrte das Hadza-Mikrobiom im krassen Gegensatz zu den dauerhaften Veränderungen in den Industrieländern während der Trockenzeit wieder zu seiner Vielfalt zurück. Die Darmmikroben, die in den Industrieländern dauerhaft reduziert oder ausgestorben sind, regenerieren sich bei den Hadza, wenn sie ihre Kost ändern.

Die jahreszeitlichen Veränderungen des Mikrobioms wurden von Veränderungen der Kohlenhydratverwertung begleitet. Die Enzyme, die benötigt werden, um komplexe Kohlenhydrate aus Tieren, Pflanzen und dem Muzin (dem Hauptbestandteil der Schleimschicht) zu verdauen und zu resorbierbaren Metaboliten abzubauen, hingen von der Jahreszeit ab. In der Regenzeit ging die Produktion dieser Enzyme zurück, während ihre Menge und Vielfalt in der Trockenzeit zunahm. Samuel Smits, der Forschungsleiter dieser Studie, nimmt an, dass die Fähigkeit, Kohlenhydrate zu verarbeiten, von den jahreszeitlichen Veränderungen der Kost abhängt und dass auch die Zusammensetzung und Funktion eines gesunden Mikrobioms bei den Hadza sich mit den Jahreszeiten und der Nahrung ändert. Diese Studie belegt eindeutig, dass ein gesundes Mikrobiom sich den Essgewohnheiten anpasst.

Essen, damit das Mikrobiom gesund bleibt

Nach der Hadza-Studie untersuchten mehrere Forscherteams die Zusammensetzung und Funktion des Mikrobioms bei einigen der letzten indigenen Völker mit traditioneller Lebensweise in Südamerika, Afrika, Nepal und der Arktis. Sie fanden erhebliche Unterschiede zwischen ihnen und den Menschen in westlichen Industrieländern. Mehrere Aspekte der Industrialisierung könnten zu diesen Unterschieden beitragen, doch der Hauptfaktor ist die Ernährung.

Im Jahr 2020 gelang es einer Forschungsgruppe der Universität Florenz unter der Leitung von Carlotta De Filippo, die Liste der nützlichen Bakterienstämme in einem gesunden Mikrobiom einzuschränken, indem sie die Fäkalbakterien von Kindern im Alter zwischen einem und sechs Jahren in Florenz mit denen einer Gruppe von Kindern aus einem afrikanischen Dorf in Burkina Faso verglich.[13] Letztere werden meist bis zum Alter von zwei Jahren gestillt, und alles, was sie essen, wird lokal angebaut und geerntet. Ihre Kost enthält wenig gesättigtes Fett und wenig tierisches Eiweiß, aber reichlich Stärke, Ballaststoffe und pflanzliche Polysaccharide sowie komplexe Kohlenhydrate aus gebundenen Zuckermolekülen. Ganz ähnlich wie die ersten Ackerbauern essen sie hauptsächlich Pflanzen, vor allem Hirse, Sorghum, Schlangenbohnen und frisches Gemüse. Sie nehmen daher sehr viele Kohlenhydrate, Ballaststoffe und pflanzliche Proteine zu sich.

Im Gegensatz dazu werden italienische Kinder bis ein Jahr lang oder weniger gestillt und essen später eine typisch westliche Kost mit Fabrikprodukten, tierischem Eiweiß, Zucker, Stärke und Fett in großen Mengen, aber mit wenig Ballaststoffen. Diese moderne italienische Kost unterscheidet sich deutlich von der weitgehend pflanzlichen Mittelmeerkost, die die Italiener früher aßen und die als eine der gesündesten Ernährungsweisen der Welt angepriesen wird. Sie enthielt etwa halb so viele Ballaststoffe wie die afrikanische Kost.

Es überrascht nicht, dass sich die Vielfalt und der Artenreichtum der Mikroben zwischen italienischen und afrikanischen Kindern erheblich unterschieden. Die afrikanischen Kinder besaßen mehr Bacteroidetes – also die Mikroben, deren Zahl bei den Hadza während der Jagdsaison zunimmt – und weniger Firmicutes. Diese beiden Stämme machen 90 Prozent aller Mikroben im menschlichen Darm aus. Außerdem besaßen die afrikanischen Kinder mehr Bakterien der Gattungen *Prevotella* und *Xylanibacter*, die zum Stamm der Bacteroidetes gehören. Diese Unterschiede sind entscheidend, weil verschiedene Mikroben verschiedene Gene enthalten, die es ihnen ermöglichen, die Nahrung, an die sie angepasst sind, mühelos zu verdauen. Bestimmte Gene der Gattung *Prevotella* kodieren für Gene, die die Produktion von Enzymen ermöglichen und Pflanzenfasern in kurzkettige Fettsäuren wie Buttersäure, Ethansäure und Propionsäure zerlegen. Diese Moleküle haben viele nützliche Wirkungen; sie schützen beispielsweise die Darmwand, optimieren die Immunfunktion und signalisieren Sättigung. Kurzkettige Fettsäuren sind für einen gesunden Darm sehr wichtig.

Die gleichen komplexen Mikrobengene, die Kohlenhydrate verarbeiten, finden sich nicht nur bei den Kindern in Burkina Faso, sondern auch bei den Überresten der Jäger und Sammler in Afrika (zum Beispiel bei den Hadza) und in Südamerika (Yanomami). Es überrascht nicht, dass diese Gene bei den italienischen Kindern nicht vorhanden waren.

Die meisten Studien zu traditionellen Ernährungsformen werden bei Populationen auf der Südhalbkugel durchgeführt; aber eine Studie von Forschern der Universität Montreal, die von Geneviève Dubois geleitet und 2017 veröffentlicht wurde, untersuchte das Darmmikrobiom der Inuit, die in der nördlichen Arktis eine halb traditionelle Lebensweise pflegen, hauptsächlich in Nunavut, dem kanadischen Territorium, das vielleicht die letzte und bei Weitem größte autarke Enklave der überlebenden Jäger und Sammler auf Erden ist.[14] Im Gegensatz zu anderen indigenen Gesellschaften gleicht die ehemalige Kost der Inuit in ihrer Zusammensetzung unserer westlichen Kost, weil sie reichlich Fett enthält. Ursprünglich aßen die Inuit viel Wild und Fisch, unter anderem Seehunde, Karibus, Vögel und Fisch, teils roh, teils gefroren, gekocht oder vergoren. Sie verzehrten mehrere Pflanzenarten und Beeren der Saison, doch drei Viertel ihrer Kalorien stammten aus tierischem Fett. Die Kanadier in Montreal verzehren hingegen 35 Prozent ihrer Kalorien in Form von Fett und 50 Prozent in Form von Kohlenhydraten.

Allerdings verändert die westliche Lebensweise die indigene immer stärker. Die heutigen Inuit essen eine Mischung aus traditionellen und verarbeiteten, in Geschäften gekauften Produkten. Die traditionellen Nahrungsmittel, die meist von Tieren stammten, werden im Sommer und Frühherbst verzehrt, wenn das Jagen und Sammeln einfacher ist; während westliche Produkte im Oktober und November am beliebtesten sind. Dubois verglich die Inuit mit Menschen europäischer Herkunft in Montreal, die eine typisch westliche Kost bevorzugen, und stellte fest, dass die Zusammensetzung des Mikrobioms sich zwischen den beiden Gruppen um fast 20 Prozent unterschied. Zudem war die Zahl der Mikrobenarten in jedem Individuum in Nunavut größer als in Montreal, vielleicht wegen der vielfältigeren Kost.

Ein überzeugender Bericht wurde 2018 von Forschern der University of Minnesota in Zusammenarbeit mit der Somali, Latino and Hmong Partnership for Health and Wellness veröffentlicht. Er belegt, dass die Darmmikrobiome von Einwanderern aus Südostasien sich rasch den westlichen Mikrobiomen angleichen – innerhalb von Monaten nach der Ankunft der Migranten in den USA.[15] In den USA aßen die Einwanderer mehr Zucker, Fett und Eiweiß und »begannen ihre früheren Mikroben fast sofort zu verlieren«, sagte Dan Knights, der Seniorautor der Studie, und bestätigte damit, dass die Darmmikroben sich Veränderungen der Umwelt schnell anpassen. »Der Verlust an Vielfalt war recht deutlich. Schon der Umzug in die USA, allein das Leben in den USA ging mit einem Verlust von etwa 15 Prozent der Mikrobenvielfalt einher.« Auch Fettleibigkeit nahm bei diesen Einwanderern um das Siebenfache zu. Da die Ernährung sich jedoch langsamer veränderte als das Mikrobiom, kann die amerikanische Kost diesen raschen Wandel nicht allein erklären. Knights nimmt an, dass das unterschiedliche Trinkwasser (das in den USA kaum Mikroben enthält, anders als natürliches, unbehandeltes Trinkwasser) und der Einsatz von Antibiotika ebenfalls dazu beitragen.

Die Forscher stellten fest, dass die Gattung *Bacteroides*, die in Industrieländern häufiger vorkommt, nach sechs bis neun Monaten die nicht westliche Gattung *Prevotella* (beide gehören zum Stamm der Bacteroidetes) zu verdrängen begann. Insgesamt nahm die Vielfalt des

Mikrobioms umso mehr ab, je länger die Einwanderer in den USA blieben, und ihre Kinder verloren weitere 5 bis 10 Prozent.

Dass Mikrobiome sich im Laufe von Generationen verändern, wurde auch durch präklinische Studien bestätigt. Beispielsweise nahm die Vielfalt der Mikrobiome bei vier Mäusegenerationen, die ballaststoffarmes Futter bekamen, mit jeder Generation ab. Zudem konnte die Rückkehr zu ballaststoffreichem Futter die Vielfalt des Mikrobioms bei nachfolgenden Generationen nicht wiederherstellen. Das lässt darauf schließen, dass einige Mikrobenarten in den Mikrobiomen dieser Mäuse während des Vier-Generationen-Experiments ausgestorben waren.

Die westliche Kost belastet das Mikrobiom

Das Darmmikrobiom reagiert empfindlich auf die Ernährung. Wie der Vergleich der westlichen Kost mit der Kost verschiedener traditioneller Kulturen zeigt, hatte der Trend zu mehr Fett und mehr verfeinerten Kohlenhydraten einerseits und weniger Ballaststoffen andererseits für die Vitalität und Vielfalt des Mikrobioms negative Folgen.

Dieser Wandel ging mit einer beschleunigten Industrialisierung in den vergangenen 75 Jahren einher. Billige Nahrungsmittelbestandteile wie Fabrikfette und Zucker wurden erschwinglich, und eine lange Liste von Chemikalien – Konservierungsmittel, Pestizide, Herbizide, Zusatzstoffe und Emulgatoren – wurden den Nahrungsmitteln beigefügt. Das belastet den Darm und infolgedessen den ganzen Körper immer mehr. Ich bin fest davon überzeugt, dass diese weitverbreiteten Praktiken einer der Hauptgründe für die Zunahme chronischer Krankheiten sind.

Das Ökosystem der Darmmikroben ist diesen Belastungen seit Jahrzehnten ausgesetzt. Sie überfordern seine Widerstandskraft, machen es anfälliger für neue Virusepidemien und gefährden seine uralte Symbiose mit dem Darm. Die moderne Ernährung hat nicht nur die Vielfalt der Spezies im Mikrobiom verringert, sondern auch die relative Häufigkeit mehrerer wichtiger verbliebener Spezies erheblich verändert. Das belegen neuere Studien des Sonnenburg-Labors.[16] Verglichen mit den Darmmikroben traditioneller Gesellschaften, enthalten die Mikrobiome in den Industrieländern weniger Spezies aus den drei Mikrobenfamilien *Prevotellaceae*, *Spirochaetaceae* und *Succinivibrionaceae*. Zur Letzteren gehört auch die Spezies *Akkermansia muciniphila*. Diese Mikroben bewohnen die Schleimschicht des Dickdarms und bauen die Zuckermoleküle ab, aus denen der Schleim auf der Darmwand besteht. Wenn Ballaststoffe knapp sind – wie in der westlichen Kost (die Hadza essen *zehnmal* mehr Ballaststoffe als der Durchschnittsamerikaner) –, verzehren diese Mikroben stattdessen die Schleimschicht, sodass diese dünner und weniger effektiv wird. Dadurch wird die Barriere zwischen den Darmmikroben geschädigt.

Das Darmmikrobiom hat sich entwickelt, während wir vom Jagen und Sammeln zur Landwirtschaft übergingen und schließlich die Industriegesellschaft schufen. Aber das Mikrobiom war schon vor der industriellen Landwirtschaft anpassungsfähig. Als die Menschen in unterschiedliche Lebensräume wanderten und aßen, was sie dort vorfanden, veränderte sich ihr Mikrobiom. Heute könnte diese Anpassungsfähigkeit, die unser Überleben sicherte, jedoch unsere Gesundheit untergraben. Als das Darmmikrobiom sich den drastischen Veränderungen seiner Umwelt anpasste, geriet es immer mehr in Widerspruch zum Rest der menschlichen Biologie, vor allem zum eher statischen Darm-Konnektom. Diese Unverträglichkeit führte zu Störungen des darmbasierten Immunsystems, das jetzt häufiger unangemessen reagiert und körpereigene Zellen angreift oder Allergien auslöst. Eine weitere Folge ist die niederschwellige chronische Aktivierung des Immunsystems, die beim metabolischen Syndrom und bei bestimmten Gehirnstörungen auftritt.

Für diese Störungen ist aber nicht nur die Ernährung verantwortlich. Die Modernisierung hat zwar zu wichtigen medizinischen Fortschritten geführt, aber sie hat auch negative Folgen: Antibiotika und Antiseptika werden oft unnötig angewandt, die Hygiene wird übertrieben (nützliche Mikroben werden aus dem Trinkwasser entfernt), wir haben weniger Kontakt mit dem Boden und mit Nutztieren und immer mehr Kinder werden durch Kaiserschnitt geboren. Das alles trägt zu den derzeitigen Veränderungen des Mikrobioms bei. Es ist heute gut belegt,[17] dass Antibiotika, Stress und schlechte Ernährung in den ersten tausend Lebenstagen das Darmmikrobion bis ans Lebensende verändern können.[18]

Wir können die Modernisierung nicht rückgängig machen, aber wir können uns anders ernähren. Wenn wir unsere Ernährung umstellen, auf den unnötigen Einsatz von Antibiotika verzichten und unsere Lebensweise verbessern – indem wir beispielsweise chronischen Stress abbauen und uns mehr bewegen –, können wir uns aus dem Würgegriff der chronischen Krankheiten befreien.

Kann man die Gesundheit des Mikrobioms testen?

Fast alle Patienten, die ich sehe, kommen mit der Hoffnung zu mir, etwas über den Gesundheitszustand ihres Mikrobioms zu erfahren. Außerdem wollen sie über die besten Präbiotika und Probiotika informiert werden, um irgendwelche Defizite gezielt zu beseitigen. Leider ist das nicht so einfach.

Immer mehr Unternehmen behaupten, sie könnten Patienten mit einem »mikrobiellen Fingerabdruck« versorgen – ähnlich einem DNA-Test –, also die Arten und Mengen der einzelnen Mikroorganismen im Darm bestimmen und ihre Funktion bewerten. Manche versprechen sogar eine persönliche Diagnose und geben Empfehlungen für eine Therapie.

Sarah, eine 53 Jahre alte Journalistin, ist ein gutes Beispiel für eine neugierige Patientin, die genug von ihren hartnäckigen Symptomen hatte und beschloss, die Dinge in die eigene Hand zu nehmen und eine Stuhlprobe analysieren zu lassen. Als sie mich konsultierte, kämpfte sie ständig mit Blähungen und Auftreibung sowie mit einer unerklärlichen, frustrierenden Gewichtszunahme. Das verwirrte sie, obwohl sie Fleisch, gezuckerte Limonaden und stärkereiche Speisen wie Nudeln und Reis aß. Sie versicherte, sie habe ihre Ernährung seit mehreren Jahren nicht verändert. Außerdem litt sie an vagen Symptomen wie »Gehirnnebel«, wie sie es ausdrückte, und Energiemangel. Sie reagierte überempfindlich auf bestimmte Nahrungsmittel einschließlich Gluten, Milchprodukte und Linsen, aber auch auf viele Medikamente, die ihr im Laufe der Jahre verordnet worden waren.

Nachdem Sarah sich im Internet über ihre Symptome informiert hatte, war sie davon überzeugt, dass ihre Probleme mit einem kranken Darm und einem gestörten Mikrobiom zu tun hatten. Sie wollte unbedingt herausfinden, was mit ihr nicht stimmte und wie sie ihre überflüssigen Pfunde loswerden konnte. Sie hatte bereits zwei Gastroenterologen konsultiert, bevor sie zu mir kam. Der eine schrieb ihre Symptome einer Dünndarmfehlbesiedlung und einem pathologisch durchlässigen Darm zu. Dieser Arzt verschrieb ihr eine Kur mit Xifaxan, einem nicht resorbierbaren Antibiotikum, das bei Blähungen häufig verordnet wird. Eine Weile ging es Sarah besser, als sie das Antibiotikum einnahm. Die Blähungen verschwanden, und sie hatte mehr Energie. Doch beide Symptome kehrten einige Wochen nach der Behandlung zurück. Der zweite Arzt schlug ihr eine FODMAP-Diät vor, eine Kost, die wenig gärungsfähige Oligosaccharide, Disaccharide, Monosaccharide und Polyole enthält. Diese Diät ist bei Patienten mit Reizdarmsyndrom und Blähungen beliebt.[19] Durch den Verzicht auf gärungsfähige kurzkettige Kohlenhydrate, wie sie beispielsweise in ballaststoffreichem Gemüse – etwa in Bohnen und anderen Hülsenfrüchten – enthalten sind, beraubt diese Diät die Darmmikroben ihrer wichtigsten Nahrungsquelle. Die Folge ist eine geringere Gasbildung und Aufgetriebenheit. Sarah merkte, dass ihre Symptome sich besserten, wenn auch nicht so sehr, dass sie diese strenge Diät durchhalten wollte.

Sarah zeigte mir zwei diagnostische Testberichte, die auf der Stuhlanalyse beruhten. Einer stammte vom American Gut Project, der andere von einer Firma namens Viome. Es ist heutzutage nicht ungewöhnlich, dass meine Patienten mit solchen kommerziellen Analysen ihres Darmmikrobioms in die Praxis kommen und hoffen, dass ich ihnen helfe, die Ergebnisse zu deuten, und ihnen eine Diagnose nebst maßgeschneiderter Therapie anbiete. Aber bis jetzt kann man diese Tests nicht mit Bluttests auf Cholesterin oder Zucker vergleichen. Unsere Wissenschaft sei noch nicht so weit, erklärte ich Sarah, obwohl es interessante und nützliche Informationen in diesen Berichten gebe.

Zuerst studierte ich die Resultate, die sie vom American Gut Project bekommen hatte, einer Crowdsourcing-Initiative, die die Mikrobiom-Pioniere Rob Knight und Jack Gilbert von der University of

California in San Diego gegründet haben. Ich habe meinen Patienten oft empfohlen, dem American Gut Project eine Stuhlprobe zu schicken. Sie kostet 99 Dollar, und der Patient erhält ein Kit für das Sammeln der Probe. Jeder Patient beantwortet einen Fragebogen, der auch Fragen zu seinem allgemeinen Gesundheitszustand, seiner Krankengeschichte sowie seiner Lebens- und Ernährungsweise enthält. Dafür bekommt er einen kurzen Bericht mit Schaubildern, die ihm zeigen, welche wichtigen Mikrobenspezies in seinem Darm leben. Das Mikrobiom des Patienten wird kursorisch mit den Mikrobiomen von rund 12 000 anderen Menschen auf der ganzen Welt verglichen, aber auch mit Mikrobiomen von Menschen, die dem Patienten hinsichtlich des Geschlechts, des Alters oder der Ernährung ähneln. (Ein Schaubild vergleicht das Mikrobiom des Patienten sogar mit dem des äußerst gesunden Autors Michael Pollan!) Der Bericht nennt auch die vier häufigsten Mikrobenspezies und die Mikroben, die am meisten von der Ernährung des Patienten profitieren. Um die Bakterien zu identifizieren, die in einer gemischten Probe des Patienten enthalten sind, und ihren Anteil am Gesamtmikrobiom zu bestimmen, verwendet das American Gut Project die Standardanalysemethoden für 16S rRNA, einen genetischen Marker, der allein auf Prokaryoten – Einzellern ohne Kern, Archebakterien genannt – anspricht. Ich halte diesen Test für preiswert und sehr zuverlässig, wenn es um die Vielfalt und den Artenreichtum im Darm geht.

Wichtig ist jedoch, dass das American Gut Project dem Patienten keine praktisch verwertbaren Informationen liefert. Es will ihm helfen, die Forschungsergebnisse besser zu verstehen: Welche Bakterienarten leben in welcher Menge im menschlichen Darm, wie zahlreich sind sie und wie werden sie durch die Ernährung, die Lebensweise und Krankheiten beeinflusst? Es handelt sich also um ein Forschungsprojekt, das nicht behauptet, dass seine Ergebnisse Symptome erklären oder spezifische Therapien empfehlen können. Alle Daten, die das American Gut Project sammelt, werden veröffentlicht, sodass Forscher auf der ganzen Welt Verbindungen zwischen dem Mikrobiom eines Individuums und Faktoren wie Ernährung, Bewegung, Antibiotika und Lebensweise herstellen können.

Während wir gemeinsam Sarahs Bericht lasen, wurde mir klar, dass er ziemlich typisch war. Der relative Artenreichtum der wichtigsten Darmbakterien – Firmicutes und Bacterioidetes – ähnelte den durchschnittlichen Ergebnissen aller Kunden in der Datenbank. Dass Sarah deutlich mehr Firmicutes als Bacteroidetes besaß, passte zu ihrer fettreichen und ballaststoffarmen amerikanischen Kost. Wichtiger noch, die vier Mikrobengruppen, die am reichlichsten vorhanden waren, gehörten zur Gattung *Bacteroides*, zur Familie *Ruminococcaceae*, zur Gattung *Faecalibacterium* und zur Gattung *Blautia.* Sie alle sind in einem gesunden Darm enthalten.

Obwohl der Bericht keinen Hinweis darauf lieferte, hatte ich den Verdacht, dass Sarah sich mitten in der Menopause befand. Ihre Ovarien produzierten also immer weniger Östrogen. Das geht oft mit Gewichtszunahme und Blähungen einher. Leider gibt es weder eine einfache Erklärung noch eine einfache Behandlung für diese unangenehmen Symptome. Vor Kurzem erhielt meine Forschungsgruppe jedoch Fördergeld von den National Institutes of Health, um herauszufinden, welche Rolle das Darmmikrobiom bei der drastischen Veränderung des weiblichen Hormonsystems in der Menopause spielt. Das Ziel der Studie besteht darin, wirksamere Therapien für genau die Symptome zu entwickeln, an denen Sarah litt.

Ich informierte Sarah darüber und fügte hinzu, es gebe in der Tat Hinweise darauf, dass das Darmmikrobiom mit der komplizierten Regulierung der Östrogenspiegels zusammenhängt. Andere Studien lassen darauf schließen, dass das Darmmikrobiom Teil eines Kreissystems ist, zu dem die Geschlechtshormone, die Leber, der Darm und viele andere Teile des Körpers gehören.[20] Eine Veränderung in diesem System, auch eine Senkung des Östrogenspiegels oder eine Veränderung der Artenvielfalt unter den Mikroben, die Östrogen verstoffwechseln, bevor es im Darm resorbiert wird, verändert diese Kommunikation und kann zu Symptomen führen, wie Sarah sie erlebte.

Sarah fand diese Forschung zwar interessant, aber sie wollte vor allem ihre Symptome lindern. Daher studierten wir auch ihren zweiten Bericht, den des Unternehmens Viome in Seattle. Anstatt nur die relativen Anteile verschiedener Mikroorganismen im Darm zu bestimmen,

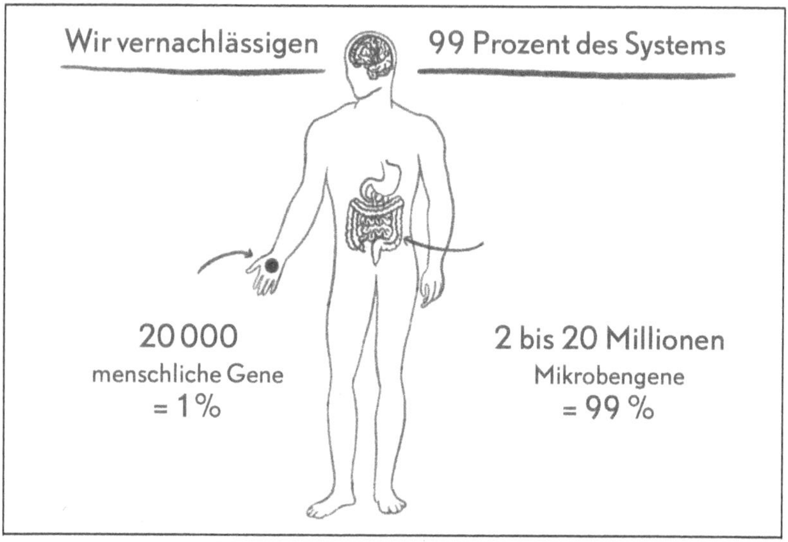

analysiert diese Firma auch die Genexpressionen der Mikroben, um genaue personalisierte Ernährungsratschläge geben zu können. Das Unternehmen will chronische Krankheiten verhindern und heilen, indem es die eigentliche Ursache identifiziert und behandelt: Ungleichgewichte, Entzündungen und Dysbiose im Darmmikrobiom.

Viome konzentriert sich auf die Funktion des Mikrobioms. Das ist eines der Verfahren, die wir heute anwenden, um ein gesundes Mikrobiom zu kategorisieren. Die Firma benutzt eine hochmoderne Analysemethode namens Metatranskriptomik, um die RNA (Ribonukleinsäure) zu messen, die alle Gene der Mikroben und Menschen ausdrücken. Das ist eine hervorragende Methode, die Mikrobenfunktion zu bewerten, denn die Transkription von den Mikrobengenen zur RNA ist ein notwendiger Schritt in der Produktion der Moleküle, die Mikroben verwenden, um miteinander und mit dem Körper zu kommunizieren.

Der »Darmintelligenztest« von Viome bestimmt eine Reihe von Darmfunktionen und stuft sie entweder als gut oder als verbesserungsbedürftig ein. Diese Darmfunktionen werden unter Überschriften wie Verdauungskapazität, Gesundheit der Darmbarriere, gesamte Gasbildung, Proteinfermentierung und Stoffwechselfitness zusammengefasst. Sarahs »Darmfitnessbericht« zeigte, dass bei ihr mehrere dieser

Faktoren verbessert werden mussten, unter anderem die Gesundheit der Darmbarriere, die Entzündungsneigung und die gesamte Gasbildung.

Viome verbindet die Analysetechnik mit künstlicher Intelligenz (KI), um personalisierte Ernährungsempfehlungen geben zu können. Dieser Abschnitt kategorisiert Nahrungsmittel unter den Überschriften Superfoods, Genießen, Minimieren und Meiden. Er empfiehlt auch spezifische Ergänzungsmittel, Präbiotika und Probiotika. Die Mitarbeiter von Viome teilen mit, sie hätten ihr KI-Programm dank der Mikrobiomdaten von Zehntausenden von Menschen so trainiert, dass sie genau sagen könnten, welche Nahrungsmittel und Nährstoffe am besten zum Mikrobiom eines Patienten passten.

Ich bin zwar der Meinung, dass Viomes Analyse der Mikrobenfunktion dem neuesten Stand der Technik entspricht und anderen vergleichbaren Stuhltests überlegen ist, aber die personalisierten Empfehlungen zur Ernährung und zu Nahrungsergänzungsmitteln basieren nicht auf veröffentlichten Forschungsergebnissen oder guten klinischen Studien, die in medizinischen Zeitschriften abgedruckt wurden. Deshalb halte ich diese Ratschläge nicht für optimal. Allerdings haben Techniken und Verfahren, wie sie von Viome benutzt werden, ein gewaltiges Potenzial und werden in naher Zukunft chronische Krankheiten voraussehen, diagnostizieren und behandeln können. Sie werden ein neues Zeitalter der personalisierten Medizin einläuten.

Bis es so weit ist – solange es kaum veröffentlichte Studien gibt, auf die sich Empfehlungen stützen könnten –, ziehe ich einen eher altmodischen, empirischen Ansatz vor. Ich riet Sarah, mit einer überwiegend pflanzlichen Ernährung zu beginnen, die nachweislich der Gesundheit nützt und deren Nutzen bei verschiedenen chronischen Krankheiten immer mehr Studien bestätigen. Das beste Beispiel für eine solche Ernährung ist die traditionelle Mittelmeerkost. Sarah sollte zudem Nahrungsmittel aufspüren, die *immer wieder* Verdauungsbeschwerden hervorrufen. Den Verzehr dieser Produkte muss sie einschränken oder, wenn nötig, aufgeben. Milchprodukte und Hülsenfrüchte, die zu stärkerer Gasbildung führen, gelten in der Regel als Auslöser von Symptomen. Das überrascht nicht, wenn man bedenkt, dass den meisten Erwachsenen das Enzym Laktase fehlt, das Laktose verstoffwechselt, und dass die Metaboliten mancher Hülsenfrüchte die Gasbildung im Dickdarm steigern können. *Fermentierte* Milchprodukte wie Joghurt oder Kefir lösen meist die geringste Gasbildung aus. Außerdem empfahl ich Sarah, weniger tierische Produkte zu essen, einschließlich Milchprodukte und Fleisch. Eine überwiegend pflanzliche Kost liefert eine Menge Ballaststoffe und vergrößert nachweislich die Vielfalt und den Artenreichtum des Mikrobioms. Dann produzieren die Mikroben mehr Moleküle, unter anderem die gesundheitsfördernden kurzkettigen Fettsäuren, und verringern die Kalorienzufuhr, weil diese Nahrungsmittel weniger Kalorien enthalten.

Lassen Sie mich diesen Punkt anhand der Kohlenhydrate erläutern. Wenn Sie 100 Gramm raffinierten Zucker essen, der keinerlei Ballaststoffe enthält, dafür aber vier Kalorien je Gramm, nehmen Sie 400 Kalorien zu sich. Da der gesamte Zucker im ersten Abschnitt des Dünndarms rasch resorbiert wird, erreicht keine dieser Kalorien die Mikroben im Dickdarm und kann somit nicht zu ihrer Vielfalt beitragen. Wenn Sie jedoch 100 Gramm komplexe Kohlenhydrate samt ihren Ballaststoffen verzehren – zu Beispiel Süßkartoffeln, Weizen- oder Haferkleie, alte Getreidesorten oder wilden Reis –, die weniger Kalorien liefern, nehmen Sie etwa 70 Kalorien zu sich, ungefähr ein Sechstel der Kalorien, die raffinierter Zucker enthält. Die Ballaststoffe in diesen Kohlenhydraten liefern vielen verschiedenen Mikroben im Darm Nahrung.

Zusätzlich zur Mittelmeerkost empfahl ich Sarah, natürlich fermentierte Nahrungsmittel oder Getränke zu konsumieren, moderat Sport zu treiben und einmal in der Woche weniger zu essen (mehr dazu in Kapitel 7). Ich konnte Sarah davon überzeugen, dass es für ihre Blähungen und ihre Gewichtszunahme eine recht einfache Lösung gab. Sie hatte sich auf teure Tests sowie auf präbiotische und probiotische Kapseln verlassen.* Ich half ihr, ihre eigene, personalisierte Ernährung zu entwickeln, die ihre tägliche Kalorienzufuhr verringern und zugleich die Vielfalt und den Artenreichtum ihres Darmmikrobioms steigern würde.

---

* Präbiotika sind unverdauliche Ballaststoffe und andere Nahrungsbestandteile, die das Wachstum nützlicher Mikroorganismen im Darm fördern. Probiotika sind die Mikroorganismen selbst. Wenn man sie in ausreichender Menge aufnimmt, fördern sie die Gesundheit.

KAPITEL 4

STRESS UND GEHIRNSTÖRUNGEN

Psychiatrische und neurologische Störungen – zum Beispiel Depression, Parkinson und Alzheimer – gehören zu den schlimmsten Plagen der Menschheit. Im Gegensatz zu anderen chronischen Krankheiten, etwa Diabetes Typ 2, Fettleibigkeit, dem metabolischen Syndrom und Herz-Kreislauf-Erkrankungen, folgt die Zunahme dieser Störungen keinem klaren Muster. Die diagnostischen Klassifizierungen vieler psychiatrischer Störungen haben sich im Laufe der Zeit geändert; daher können wir nicht genau sagen, wie häufig sie in den letzten 75 Jahren vorgekommen sind. Dennoch haben Forscher auf die ständige Zunahme von Depressionen bei jüngeren Menschen sowie der Parkinson-Krankheit, der Alzheimer-Krankheit und der Autismus-Spektrum-Störung in allen Altersgruppen hingewiesen.[1] Alle diese metabolischen, kognitiven, psychiatrischen und neurologischen Störungen haben eines gemeinsam: ein krankes Darmmikrobiom.

Neuere Studien belegen, dass Menschen, bei denen Stoffwechselstörungen, Herz-Kreislauf-Erkrankungen und affektive Störungen diagnostiziert wurden, häufiger an neurodegenerativen Gehirnstörungen erkranken.[2] Chronische niedriggradige Entzündungen – deren Ursache eine abnorme Interaktion zwischen dem Darmmikrobiom und dem darmbasierten Immunsystem ist – sind bei allen diesen Krankheiten vorhanden.[3] Meiner Meinung nach ist die Veränderung unseres Gehirn-Körper-Netzwerks in den letzten 75 Jahren die Ursache für die Zunahme der Risikofaktoren für Gehirnstörungen – Entzündung der Neuronen und Gefäßverengung aufgrund einer chronischen Entzündung. Für Gehirnstörungen gilt das Gleiche wie für verschiedene Krankheiten, die mit dem Stoffwechsel zusammenhängen, zum Beispiel Herz- und Lebererkrankungen sowie einige Krebsarten: Sie sind die Folge des Schadens, den die Industrialisierung uns zugefügt hat.

Chronischer Stress und das Gehirn-Darm-Mikrobiom-Netzwerk

In meinem Buch *Das zweite Gehirn* hatte ich dargelegt, dass entlang der Gehirn-Darm-Mikrobiom-Achse Zwei-Wege-Kommunikationen ablaufen. Inzwischen habe ich diese Theorie der Netzwerkanalyse angepasst und spreche daher vom Gehirn-Darm-Mikrobiom-Netzwerk (GDM-Netzwerk). Dieses ist ein wesentlicher Teil des größeren Gehirn-Körper-Netzwerks (siehe unten). Die Kommunikation im GDM-Netzwerk verläuft kreisförmig: Informationen werden in zahlreichen Rückkoppelungsschleifen auf zwei Hauptspuren übermittelt – vom Darm und seinem Mikrobiom an das Gehirn (von unten nach oben) und in die entgegengesetzte Richtung, also vom Gehirn an den Darm und an das Mikrobiom (von oben nach unten). Diese Zwei-Wege-Kommunikation hat einen tiefgreifenden Einfluss auf den Darm und das Gehirn.

Die moderne Lebensweise stört nicht nur die Beziehungen zwischen dem Darm-Konnektom und dem Mikrobiom, sondern auch die Arbeit des uralten Stressreaktionssystems, das mit neuen, bisher unbekannten und meist nicht lebensbedrohlichen Belastungen konfrontiert ist. Das gelegentliche Auslösen der Kampf-oder-Flucht-Reaktion unseres Nervensystems durch akute, lebensgefährliche Gefahren rettete

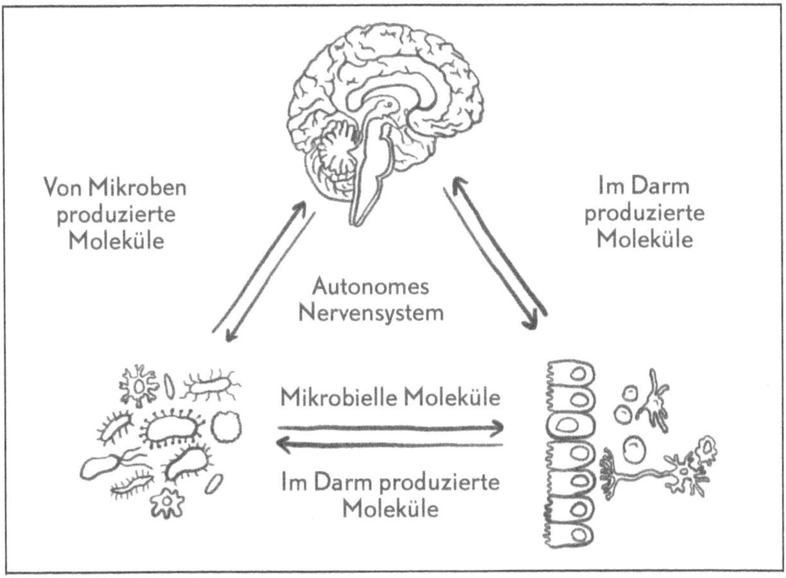

einst unsere Ahnen vor Raubtieren und war unabdingbar für das Überleben der menschlichen Spezies. Heute wird diese Reaktion jedoch zu oft durch weniger ernste Bedrohungen ausgelöst. Dieser starke physiologische Stress und chronische Angst haben drastische Folgen; unter anderem wird die wichtige Kommunikation innerhalb des Gehirn-Darm-Mikrobiom-Netzwerks gestört.

Es gibt viele gut dokumentierte Auswirkungen vom akuten und chronischen Stress auf dieses Netzwerk. Zum Beispiel führt er dazu, dass die Menge des Mikrobenstamms *Lactobacillus* abnimmt, der wichtig für die Darmgesundheit ist.[4]

Stressmediatoren wie Noradrenalin, die in den Darm gelangen, können Mikrobengene aktivieren und die Auseinandersetzungen zwischen Mikroben und dem Immunsystem des Darms verschärfen. Zudem verändert Stress nachweislich die Kontraktionen und die Peristaltik des Darms und beeinflusst dadurch die Dauer der Darmpassage des Nahrungsbreis, die sich ihrerseits auf das Milieu und die Nahrung der Mikroben auswirkt. Mehr noch, Stress steigert die Durchlässigkeit des Darms, die krankhafte Ausmaße annehmen und das Immunsystem des Darms auf niedriger Stufe aktivieren kann.[5]

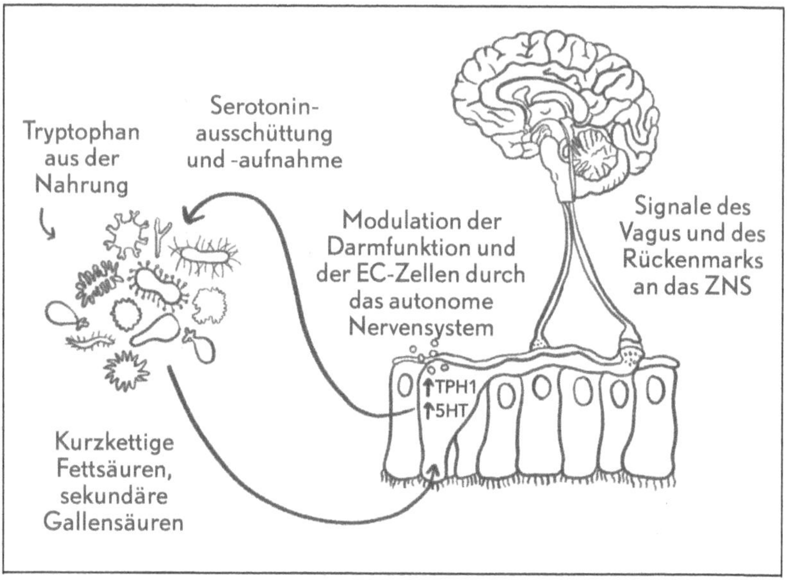

Heute wissen wir, dass viele krankhafte Veränderungen im Darm, die früher allein einer ungesunden Ernährung zugeschrieben wurden, wahrscheinlich zum Teil auf chronische Stresssignale zurückzuführen sind, die das Gehirn an den Darm sendet. Sie verändern die mikrobiellen Signalmoleküle, die dann ihrerseits Alarmsignale an das Gehirn schicken. Komplexe Gehirnstörungen können mit simplen linearen Konzepten nicht hinreichend erklärt werden; sie erfordern die größere Linse der Netzwerkanalyse, die zeigt, dass chronischer Stress und Angst in Verbindung mit ungesunder Ernährung und Bewegungsmangel eine synergistische schädliche Wirkung auf die Darmgesundheit haben. Dieser doppelte Einfluss auf das GDM-Netzwerk führt zu ständigen und immer wechselnden Rückkoppelungsschleifen zwischen dem Gehirn, dem Darm und dem Mikrobiom.

Dennoch leiden nicht alle Menschen an einer chronischen Hirnerkrankung, obwohl wir alle den gleichen, von der Industrialisierung verursachten Veränderungen ausgesetzt sind. Unsere Anfälligkeit für neurologische Erkrankungen wird auch von genetischen Faktoren und von der epigenetischen Programmierung in der Kindheit beeinflusst. Diese Faktoren wirken sich auf die Struktur des GDM-Netzwerks jedes

Individuums aus, die ihrerseits ein Leben lang die Anfälligkeit des Netzwerks für Störungen aller Art bestimmt.

Veränderungen des Mikrobioms werden seit einem Jahrzehnt für die Entwicklung fast jeder Hirnerkrankung – von der Anorexie bis zur Schizophrenie – mitverantwortlich gemacht. Allerdings stützt sich diese Auffassung im Wesentlichen auf Tiermodelle. Ich konzentriere mich hier auf die neuesten Studien zu drei Gehirnstörungen: Depression, neurodegenerative Störungen (Parkinson und Alzheimer) und Störungen der Neuroentwicklung (Autismus-Spektrum-Störung). Das sind Krankheiten, deren Häufigkeit in den vergangenen Jahrzehnten zugenommen hat und die eindeutig mit Veränderungen des Darmmikrobioms und mit Stress zusammenhängen.

Depression

Vor etwa fünfzehn Jahren waren Wissenschaftler, Forscher, die Medien und die Öffentlichkeit begeistert, als sie von einer neuen Theorie hörten, die eine Verbindung zwischen Gehirn und Darm herstellte, sich aber fast ganz auf die Frage konzentrierte, wie ein gestörtes Darmmikrobiom – die Kommunikation von unten nach oben – die Entwicklung mehrerer Gehirnstörungen begünstigt. Die Theorie stützte sich hauptsächlich auf revolutionäre Ergebnisse von Tierversuchen, die belegten, dass bei »keimfreien« Mäusen ohne Darmmikrobiom abnorme Verhaltensweisen sowie Lern- und Gedächtnisschwäche auftraten.[6] Diese aufschlussreichen Studien wiesen nach, dass die Signale, die das Gehirn vom Darm und vom Darmmikrobiom erhält, die Gehirnfunktion und das Verhalten modulieren können. Forscher bemühten sich herauszufinden, ob Veränderungen der Zahl, Vielfalt und Funktion der Darmmikroben irgendwie mit der Depression zusammenhängen.

In den letzten Jahren folgten diesen Studien eine Reihe von verblüffenden Experimenten, bei denen Fäkalsubstanz depressiver Menschen in keimfreie Mäuse oder nach einer Behandlung mit Antibiotika in Ratten übertragen wurde. Nach und nach traten bei den Tieren Anzeichen von Niedergeschlagenheit auf, die allgemein als Äquivalent der menschlichen Depression gilt.[7] Diese Experimente haben uns einen großen Schritt weitergebracht und zeigen eindeutig, dass der Transfer von Darmmikroben und deren Metaboliten aus dem menschlichen in den tierischen Darm das Verhalten der Tiere und die Biochemie ihres Gehirns verändern können. Aber wir wissen immer noch nicht, ob einer dieser Metaboliten, allein oder zusammen mit anderen Molekülen – zum Beispiel mit jenen, die Entzündungen signalisieren –, bei Menschen tatsächlich Depressionen auslösen kann.

Trotzdem suchen viele Forscher weiter nach einer universellen »mikrobiellen Depressionssignatur«, also nach einem Zusammenhang zwischen spezifischen, vom Darmmikrobiom produzierten Metaboliten und Depression beim Menschen. Andere Wissenschaftler sind der Meinung, dass diese Krankheit eine Störung des biologischen Systems ist, bei der das GDM-Netzwerk eine wichtige Rolle spielt. Zum Glück haben sich ein paar neue Studien ausschließlich mit der Rückkoppelung von unten nach oben befasst und dazu beigetragen, dass wir die Depression nun besser verstehen.

Eine Forschergruppe unter der Leitung von Hai-yin Jiang vom Hauptlabor für die Diagnose und Therapie von Infektionskrankheiten der chinesischen Universität Zhejiang in Hangzhou wies 2015 nach, dass man Probanden allein aufgrund der Zusammensetzung ihres Mikrobioms in »depressiv« oder »nicht depressiv« einteilen kann.[8] Als die Wissenschaftler die Mikroben in Stuhlproben von 46 Patienten mit der Diagnose »Depression« und 30 gesunden Probanden verglich, stellten sie fest, dass die depressiven Patienten einen größeren Prozentsatz Bacteroidetes, Proteobakterien und Aktinobakterien besaßen, aber einen geringeren Anteil von *Faecalibacteria*, einer Art im Stamm Firmicutes. Ein größerer Anteil von Firmicutes, wie man ihn im Mikrobiom der Hadza findet, gilt allgemein als Anzeichen für einen gesünderen Darm; zudem werden diesen Mikroben entzündungshemmende Eigenschaften zugeschrieben. Forscher haben herausgefunden, dass Patienten umso weniger depressiv sind, je mehr Firmicutes ihr Stuhl enthält.

Zwei andere Experimente gingen 2016 einen Schritt weiter. Beteiligt waren Forscher mehrerer wissenschaftlicher Institute in Chongqing und Forscher des APC Microbiome Ireland am University College Cork. Die

Wissenschaftler transferierten Fäkalsubstanz von depressiven Menschen in keimfreie Mäuse (in China) und in Ratten, die mit Antibiotika behandelt worden waren (in Irland). Keines der Tiere hatte also ein intaktes Mikrobiom. Die Forscher wollten zeigen, dass das veränderte Darmmikrobiom bei Depressiven unmittelbar für deren Depression verantwortlich war.[9] Bei beiden Experimenten verhielten sich die Tiere, die Fäkaltransplantate bekommen hatten, depressiv, das heißt, ihr Verhalten spiegelte Merkmale der Depression bei Menschen wider. Außerdem waren bei den »depressiven« Mäusen die Mikrobengene ähnlich gestört wie bei depressiven Menschen. Beide Studien lassen darauf schließen, dass bestimmte mikrobielle Metaboliten aus dem Darm depressiver Patienten, beispielsweise der Tryptophan-Metabolit Kynurenin, das Verhalten von Mäusen beeinflussen und Symptome auslösen, die auf Angst hindeuten.

Allerdings kamen alle drei Studien zu unterschiedlichen, bisweilen widersprüchlichen Ergebnissen, wenn man die Zusammensetzung des Darmmikrobioms bei depressiven Patienten und gesunden Vergleichspersonen vergleicht. Eine Studie berichtete zum Beispiel von einer geringeren Anzahl Bacteroidetes bei depressiven Patienten – das Gegenteil dessen, was Jiang vorher gefunden hatte. Keiner dieser Forscher konnte die schwer fassbare, universelle mikrobische Depressionssignatur finden, die eine direkte Verbindung zwischen bestimmten Darmmetaboliten und Depression herstellen könnte.

Meiner Meinung nach sind die Erkenntnisse, die wir aus Studien mit Labormäusen gewinnen können, begrenzt. Der Unterschied zwischen Mäusen und Menschen ist zu groß. Labormäuse sind durch Inzucht entstanden, sodass sie genetisch nicht unterscheidbar sind. Sie werden unter idealen Bedingungen aufgezogen, fressen das gleiche Futter, leben bei gleichen Temperaturen und befinden sich als Jungtiere in der gleichen Umwelt. Zudem werden die wenigen Teststämme, die man für die Fäkaltransplantate verwendet, aus Hunderten verschiedener Rassen ausgewählt, deren biologische Mechanismen, Mikrobiome, Signalmoleküle und neuroaktive Metaboliten ebenso unterschiedlich sind wie die Rezeptoren, die im Gehirn-Darm-Mikrobiom-Netzwerk eine Rolle spielen. Wichtig ist auch, dass die Komplexität des menschlichen Gehirns und seine Emotionen sich erheblich vom Mäusegehirn unterscheiden.

Die Menschen, die an diesen Studien teilnahmen, unterschieden sich in *jeder* Hinsicht voneinander – hinsichtlich ihrer Gene, ihrer Umwelt und ihrer Mikroben –, ganz zu schweigen davon, dass sie sich unterschiedlich ernährten und völlig unterschiedliche Lebenserfahrungen hatten. Die Beobachtungen, die bei Versuchen mit einer kleinen Gruppe von keimfreien Mäusen gemacht werden, müssen zuerst bei Zehntausenden von Patienten evaluiert und bestätigt werden, bevor wir vernünftige, eindeutige Schlüsse daraus ableiten können. Erfreulicherweise sind solche großen Studien für mehrere Gehirnstörungen derzeit im Gange. Ich werde noch auf sie eingehen.

Es ist nicht einfach nachzuweisen, dass einige der Signalmoleküle, die von Darmbakterien produziert werden, wenn sie Nahrungsbestandteile verstoffwechseln – zum Beispiel Aminosäuren und in den Darm sekretierte Moleküle wie etwa Gallensäuren und Hormone –, mit Depression zusammenhängen. Die Ergebnisse der genannten Studien sind nur nützlich, wenn wir genau verstehen, *wie* solche Verbindungen die Funktion des GDM-Netzwerks beeinflussen. Wir wissen bereits, dass Tausende solcher Moleküle, die unmittelbar von Darmbakterien gebildet werden, sowie viele Entzündungsmediatoren, deren Ursprung Interaktionen der Mikroben mit dem darmbasierten Immunsystem sind, an der Kommunikation innerhalb dieses komplexen Netzwerks teilnehmen. Dennoch sind wir noch weit davon entfernt, den genauen Code dieser Kommunikation zu verstehen, und noch weiter davon entfernt, therapeutische Ziele zu formulieren.

Neuere Studien zum Neurotransmitter Serotonin haben das GDM-Netzwerk einbezogen und erstaunliche Ergebnisse geliefert. Der größte Teil des Serotonins wird im Darm mit Unterstützung des Mikrobioms gebildet; aber eine kleine Menge kann das Gehirn unabhängig davon produzieren.

Serotonin ist als Molekül bekannt, das bei der Regulierung des Schlafs, der Schmerzempfindlichkeit, des Appetits und anderer vitaler Funktionen eine wichtige Rolle spielt. Außerdem wird es mit mehreren Gehirnstörungen in Verbindung gebracht, vor allem mit Depression und ASS. Im Darm trägt Serotonin dazu bei, die Darmperistaltik und die Darmsekretion zu steuern. Das Darmserotonin wird aus der essenziellen Aminosäure Tryptophan hergestellt; zusammen mit zwei anderen neuroaktiven Tryptophanmetaboliten, Kynurenin und Indol, gehört es zu den am besten erforschten Signalmolekülen im GDM-Netzwerk.[10]

Trotz der kritischen Rolle, die Serotonin bei der Feinregulierung der Gehirnfunktionen spielt, werden weniger als fünf Prozent davon im Gehirn gebildet und gespeichert. Diese kleine Menge befindet sich in den Nervenzellen des Gehirnstamms, die aufsteigende Projektionen an fast alle Gehirnregionen und absteigende Projektionen ans Rückenmark senden. Wegen dieser umfangreichen Projektionen hat das Serotonin einen großen, weitreichenden Einfluss auf die neurologische Aktivität und das Verhalten. Dieser Einfluss ist dominant in den Netzwerken, die Emotionen steuern, und daher hilft er auch, Stimmungen zu modulieren. Darauf basieren die selektiven Serotonin-Wiederaufnahmehemmer (engl. SSRI), eine Klasse von Antidepressiva, die vielfach als wirksamste Medikamente bei Depression gelten. SSRI wurden entwickelt, um die Serotoninkonzentration in verschiedenen Gehirnregionen zu steigern.

Die restlichen 95 Prozent des Serotonins im Körper werden in speziellen Zellen gebildet und gespeichert, die in der Darmwand enthalten sind. Sie werden enterochromaffine Zellen (ECZ) genannt. Diese ECZ sind Serotoninspeicher. Einige wenige Zellen im enterischen Nervensystem produzieren und speichern ebenfalls Serotonin. Die ECZ sind überall im Dünndarm und im Dickdarm verteilt.

Wenn Mikroben oder der Darminhalt die ECZ stimulieren, geben diese Serotonin an die Darmwand ab, sowohl an sensorische Nervenenden als auch in den Blutkreislauf. Ein Teil des Serotonins bleibt im Darmlumen (Darmhohlraum). Obwohl das freigesetzte Serotonin starke lokale Wirkungen auf den Darm und indirekt auf das Gehirn hat, gelangt sehr wenig Serotonin in den Blutstrom, da er von den ECZ und den Blutplättchen rasch wieder aufgenommen wird. Zudem kann das Serotonin die Blut-Hirn-Schranke nicht überqueren. Das ist eine Zellschicht, die die meisten Moleküle im Blut vom Gehirn fernhält. Trotzdem kann das im Darm freigesetzte Serotonin die Gehirnfunktionen erheblich beeinflussen, weil die sensorischen Enden des Vagusnervs

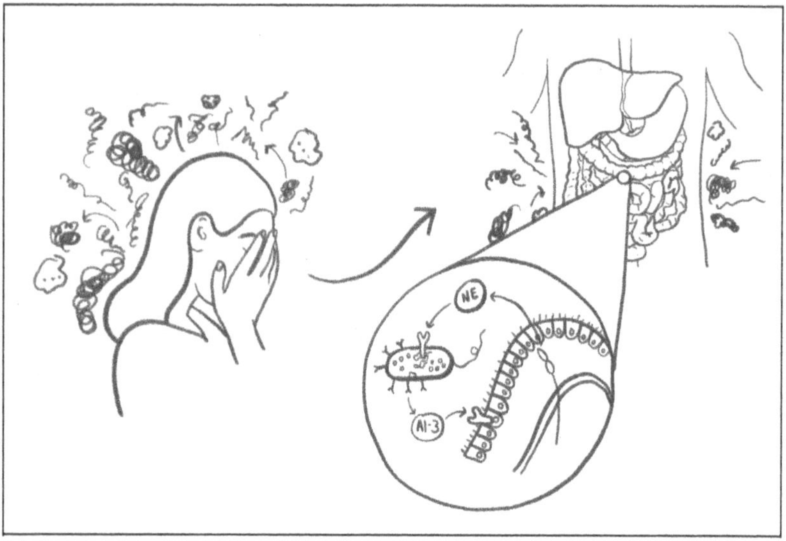

wichtige Ziele dieses Serotonins sind. Werden diese Nervenenden stimuliert, erzeugen sie Vagussignale an die Nerzwerke im Gehirn, die Emotionen regulieren.[11] Auf diese Weise kann das Serotonin also doch Signale ans Gehirn senden.

Obwohl das im Gehirn gebildete Serotonin lange von dem im Darm gebildeten unterschieden wurde, zeigen neuere Studien, dass die Darmbakterien – als Reaktion auf die Nahrung – die Synthese und Sekretion von Serotonin im Darm beeinflussen können. Daher könnten sie auch erhebliche Auswirkungen auf das Gehirn und viele vitale Funktionen haben, zum Beispiel auf die Schmerzempfindlichkeit, den Schlaf und den Appetit.[12] Die Kommunikation zwischen dem Essen, den Darmbakterien und dem Darm ist eine Zweibahnstraße. Die Mikroben stimulieren die Serotoninproduktion der ECZ erheblich und ein Teil dieses Serotonins wird in den Darm ausgeschüttet, wo es die Mikroben beeinflussen kann. Neuere Studien deuten darauf hin, dass dieses Serotonin eine wichtige Rille als Vermittler zwischen dem Mikrobiom und den Darmzellen spielt.

Um die Rolle der Mikroben bei der Regulierung der Serotonin-Metaboliten und anderer Tryptophan-Metaboliten besser zu verstehen, vergleichen Wissenschaftler die Ergebnisse von Studien, die mit keimfreien

Mäusen und normalen Labormäusen erzielt wurden. Eine dieser Studien belegte, dass die Serotoninmenge im Blut keimfreier Mäuse nur halb so groß war wie bei Mäusen mit normalem Mikrobiom. Zudem ging der höhere Serotoningehalt bei normalen Mäusen mit einer reichhaltigeren Expression von Genen einher, die für die Produktion von Serotonin notwendig sind. Diese Befunde beweisen, dass bestimmte Darmbakterien die Synthese und die Signalwirkung des Serotonins im gesamten Gehirn-Darm-Netzwerk regulieren.

Meine Kollegin und Mitarbeiterin Elaine Hsiao, die als Assistenzprofessorin im Fachbereich für integrative Biologie und Physiologie der staatlichen Universität Los Angeles arbeitet, hat mit einer Reihe von eleganten Experimenten nachgewiesen, dass kurzkettige Fettsäuren (mikrobielle Abbauprodukte von Ballaststoffen) für fast die Hälfte der Serotoninsynthese in den ECZ verantwortlich sind. Diese unerwartete Wirkung tritt ein, indem ein Enzym in den ECZ stimuliert wird, das den ersten Schritt der Umwandlung des Nahrungs-Tryptophans zu Serotonin ermöglicht. Dank Hsiaos Mäusestudien wissen wir nun, dass die Mikroben die Serotoninproduktion in den ECZ umso stärker anregen, je mehr Tryptophan ihnen zur Verfügung steht. Es ist in Schokolade, Hafer, Datteln, Milch, Joghurt, Hüttenkäse, Sonnenblumen- und Kürbiskernen enthalten. Mit anderen Worten, je mehr wir unsere Darmmikroben mit komplexen Ballaststoffen pflanzlicher Herkunft und tryptophanreichen Nahrungsmitteln wie Käse und Schokolade füttern, desto stärker stimulieren diese Bakterien die Ausschüttung von Serotonin im Darm. Das hat weitreichende positive Wirkungen im ganzen Körper. Dennoch, dieses periphere System ist zwar sehr produktiv, aber es gibt keine Hinweise darauf, dass das von ECZ direkt in den Blutstrom freigesetzte Serotonin die Blut-Hirn-Schranke durchdringen kann.

Das ist jedoch nur der erste Teil der Geschichte von der Beziehung zwischen unserem Essen, dem Futter, das wir unseren Mikroben geben, und der Rolle, die sie bei der Produktion von Serotonin im Darm spielen. Hsiaos neueste Studie brachte eine überraschende Wendung: Die Mikroben werden von dem Serotonin, das sie stimulieren, ebenfalls beeinflusst. Hsiao fand heraus, dass bestimmte Mikroben ein Molekül in ihrer Zellmembran haben, das dem Molekül in der Zellmembran der

Blutplättchen und Neuronen, das sie befähigt, Serotonin aufzunehmen, sehr ähnlich ist. Dieser Serotonintransporter ist das gleiche Molekül, das Neuronen freisetzen und auf das SSRI-Antidepressiva wie Citalopram und Fluoxetin abzielen.[13]

Mit anderen Worten: Das Serotonin, das die ECZ in das Darmlumen abgeben, kann von Mikroben aufgenommen werden, und es beeinflusst ihr Verhalten. Frühe Studien mit Ratten haben bereits gezeigt, dass akuter Stress zur Abgabe von Serotonin in das Darmlumen führen kann;[14] doch bevor die Wissenschaftler das Mikrobiom studierten, fiel es ihnen schwer, diesen Befund zu erklären. Heute wissen wir jedoch, warum die Natur diese Kommunikation zwischen den ECZ, dem Darmlumen und den Mikroben eingerichtet hat. Mikroben können Serotonin nicht selbst aus Tryptophan herstellen; nur die ECZ und die Neuronen sind dazu in der Lage, und daher ist das Darmlumen für sie die einzige Quelle für Serotonin. Die Folgen dieser Serotoninaufnahme durch Mikroben sind zwar noch nicht bekannt, doch einer faszinierenden Spekulation zufolge wirken Antidepressiva nicht nur im Gehirn, sondern beeinflussen auch die Kommunikation zwischen ECZ und Mikroben, indem sie die Serotoninmenge im Darm vergrößern. Das könnte nicht nur bei den häufigen Magen-Darm-Störungen als Nebenwirkungen der SSRI eine Rolle spielen, sondern auch bei einigen der einzigartigen klinischen Wirkungen der Therapie mit Antidepressiva. Unterschiedliche individuelle Reaktionen auf diese Gruppe von Medikamenten und verschiedene Nebenwirkungen könnten beispielsweise das späte Einsetzen der therapeutischen Wirkungen und die anhaltenden Wirkungen lange nach der letzten Dosis erklären. Außerdem könnte die Beteiligung der Darmbakterien an der Serotoninphysiologie die positive Wirkung einer Ernährungsumstellung als Ergänzung zur medikamentösen Behandlung bei depressiven Patienten wie Sarah erklären.

Studien lassen nicht nur darauf schließen, dass das Darmmikrobiom eine entscheidende Rolle bei der Anregung der Serotoninproduktion in den ECZ des Darms spielen; sie deuten auch darauf hin, dass die Darmbakterien in viel größerem Umfang an der Zerlegung des Tryptophans in neuroaktive Moleküle beteiligt sind. Ein Beispiel für Verbindungen mit unmittelbarer Relevanz für die Gehirnfunktion und Gehirnkrankheiten ist der Tryptophanmetabolit Kynurenin. Im Magen-Darm-Trakt wird Kynurenin vom Enzym Indoleamin-2,3-Dioxygenase (IDO) aus Tryptophan synthetisiert.[15] Die Gesundheit des Darms und die Aktivität bestimmter Bakterien beeinflussen dieses darmbasierte Enzym und die Produktion von Kynurenin erheblich. Eine Klasse von Mikroben aus dem Stamm Firmicutes spielt eine entscheidende Rolle bei der Regulierung der Serotoninsynthese in den Darm-ECZ; aber eine andere Spezies (die Milchsäurebakterien oder Laktobazillen, ebenfalls ein Stammesmitglied) entscheidet, wie viel Tryptophan in Kynurenin umgewandelt wird.

Die meisten Menschen kennen die Aminosäure Tryptophan und das »Glücksmolekül« Serotonin; aber nur wenige dürften vom Kynurenin gehört haben. Trotzdem spielt es eine ebenso große, wenn auch entgegengesetzte Rolle bei den Wirkungen des chronischen Stresses auf den Körper und das Gehirn. Zahlreiche wissenschaftliche Veröffentlichungen bringen es mit mehreren Gehirnstörungen in Verbindung, einschließlich Depression und Alzheimer. Chronischer Stress bei Mäusen, Ratten, Primaten und Menschen verringert beispielsweise die relative Menge der Laktobazillen.[16] Bei Ratten reduziert diese Abnahme nachweislich die Fähigkeit, Tryptophan in Serotonin abzubauen. Chronischer Stress führt dazu, dass die Menge des Enzyms IDO und infolgedessen auch die Konzentration des Kynurenins zunehmen. Im Gegensatz zum Serotonin gelangt Kynurenin mühelos aus dem Blut ins Gehirn. Zu den bedeutsamsten Folgen der höheren Kynureninmenge im Gehirn gehört die Entzündung und Degeneration von Neuronen, die beide an einigen Formen der Depression und der Alzheimer-Krankheit beteiligt sind.[17] Mehr noch, da Kynurenin mit Tryptophan darum wetteifert, die Blut-Hirn-Schranke zu durchdringen, sind im Gehirn umso weniger Tryptophan und Serotonin vorhanden, je mehr Kynurenin im Darm gebildet wird. Wenn das Verhältnis Kynurenin zu Serotonin größer wird, steigt möglicherweise das Risiko für Alzheimer und einige Formen der Depression. Das Fazit lautet: Weniger chronischer Stress und eine Ernährungsumstellung, die das Darmmikrobiom und seine Funktion verbessert, könnte die Umwandlung von Tryptophan in Kynurenin verringern und dadurch die Serotoninsynthese fördern. Derzeit sind Studien im Gange, die erforschen, ob diese Veränderungen bei mehreren Gehirnstörungen eine therapeutische Wirkung haben.

Der Abbau des Tryptophans in der Nahrung zu Serotonin wird von den Zellen im Darm bewirkt und von Mikroben moduliert; aber nur die Darmbakterien können Tryptophan in andere Gruppen von Metaboliten, die Indole, umwandeln. Es gibt zahlreiche Indole, die eng miteinander verwandt sind und im Körper und im Gehirn viele Funktionen haben. Vadim Osadchiy, ein studentischer Forscher in meinem Labor, hat beispielsweise neulich nachgewiesen, dass ein Indolmetabolit dabei helfen könnte, ein Gehirnnetzwerk zu regulieren, das unseren Appetit beeinflusst.[18] Ein anderer, das Indoxylsulfat, erregte vor Kurzem Aufmerksamkeit, weil er vielleicht eine Rolle bei der Entwicklung der ASS, der Alzheimer-Krankheit und der Depression spielt.[19]

Neu ist auch die Entdeckung, dass mehrere dieser Tryptophan-Metaboliten an verschiedenen Gehirn- und Darmstörungen beteiligt sind. Das bestärkt die Annahme, dass Moleküle, die vom Tryptophan abgeleitet sind und von den Darmbakterien moduliert oder erzeugt werden, wichtige Funktionen im Gehirn-Darm-Mikrobiom-Netzwerk haben und dass ungesunde Ernährung und chronischer Stress dieses komplexe Kommunikationssystem stören können.

Neurodegenerative Erkrankungen

Die Alzheimer-Krankheit und die Parkinson-Krankheit sind die beiden häufigsten neurodegenerativen Erkrankungen. Gedächtnisschwäche ist typisch für Alzheimer, während die Parkinsonsymptome, zum Beispiel Tremor und langsame Bewegungen, motorische Störungen sind. Obwohl die Symptomatik unterschiedlich ist, sind bestimmte abnorme Proteine im Gehirn typisch für beide Krankheiten: Plaque aus Beta-Amyloid und neurofibrilläre Bündel aus Tau-Proteinen bei Alzheimer und Lewy-Körperchen aus Alpha-Synuclein bei Parkinson. Beide Krankheiten haben aber mehrere Symptome gemeinsam, zum Beispiel Depression, Angst, Schlafstörungen und kognitive Störungen. Eine mögliche Erklärung für diese Überschneidung ist eine winzige Struktur im

Hirnstamm, der *Locus coeruleus* (LC, wörtlich: »blauer Fleck«), der das Neurotransmitter-Hormon Norepinephrin erzeugt, das die Aufmerksamkeit, die sexuelle Erregung und die Stimmung reguliert. Wissenschaftler vermuten, dass degenerative Veränderungen im LC eine Rolle bei den neuropsychiatrischen Störungen spielen, die sowohl bei Alzheimer- als auch bei Parkinson-Patienten auftreten.[20]

In derselben Gehirnregion befindet sich eine weitere Struktur mit engen Verbindungen zum LC; sie wird *Nucleus tractus solitarius* (NTS) genannt, »alleinstehende Leitungsbahn«. Dieses Gebilde empfängt sensorische Signale vom Vagusnerv, einem wichtigen Kommunikationspfad zwischen dem Darm, dessen Mikroben und dem Gehirn. Bei Parkinson-Patienten macht der NTS nachweislich neurodegenerative Veränderungen durch.[21]

Diese winzigen, miteinander verbundenen Strukturen im Gehirnstamm, der LLC und der NTS, sind wichtige Relaisstationen entlang des GDM-Netzwerks. Sie befördern ständig Botschaften von den Darmmikroben ans Gehirn und umgekehrt. Sowohl bei der Alzheimer- als auch bei der Parkinson-Krankheit ist der Informationsfluss durch diese Gebilde wahrscheinlich gestört. Das GDM-Netzwerk und seine vielen Stationen entlang des Weges sind an der Entwicklung dieser neurodegenerativen Erkrankungen entscheidend beteiligt und werden zurzeit auf der ganzen Welt intensiv erforscht. Diese Studien liefern erstaunliche neue Einblicke in die Verbindungen zwischen der Ernährung und der Gesundheit des Darms, des Gehirns und des Geistes.

Die Parkinson-Krankheit

Die Parkinson-Krankheit, kurz »Parkinson« genannt, gilt allgemein als ausschließlich neurodegenerative Erkrankung, deren fundamentale Symptome sich in den Bewegungen und im Gang ausdrücken. Aber Parkinson-Patienten leiden auch an vielen nicht motorischen Darmstörungen, zum Beispiel an Verstopfung und Durchfall. Diese Symptome, etwa der langsame Abtransport von Abfallprodukten im Dickdarm, die verzögerte Entleerung des Mageninhalts und Überempfindlichkeit gegen Darmreize, werden oft Funktionsstörungen des autonomen und enterischen Nervensystems zugeschrieben.[22] Das Risiko, an Parkinson zu erkranken, ist nachweislich erhöht, wenn die Zahl der Darmentleerungen abnimmt und eine Verstopfung schlimmer wird. Bei fast 40 Prozent der Patienten gehören diese Probleme zu den ersten Anzeichen für die Krankheit; sie treten bis zu 15 Jahre vor den klinisch nachweisbaren neurologischen und motorischen Störungen auf.[23]

Immer mehr faszinierende Studien lassen darauf schließen, dass bestimmte Darmmikrobiomsymptome den neurodegenerativen Veränderungen im Gehirn von Parkinson-Patienten um mehr als ein Jahrzehnt vorausgehen.[24] Die Zahl der klinischen Studien, die Unterschiede zwischen Patienten und Gesunden untersuchen, ist zwar gering, aber Wissenschaftler haben bei Parkinson-Kranken zahlreiche Veränderungen des Mikrobioms gefunden, und wenn diese bei ansonsten Gesunden auftreten, ist die Annahme vernünftig, dass sie das Parkinsonrisiko vergrößern. Einige Studien bestätigen zum Beispiel, dass Parkinson-Kranke weniger *Prevotellaceae* beherbergen, die Mikrobenfamilie, der die Gattung *Prevotella* angehört.[25] Wie in Kapitel 3 besprochen, wurde diese Veränderung auch bei Menschen beobachtet, die in Industrieländern leben und die dort übliche Kost essen.

Zu den Veränderungen, die auf den Rückgang der *Prevotella*-Population und die damit verbundene Reduktion der kurzkettigen Fettsäuren (KFS) zurückzuführen sind, gehört eine geringere Schleimproduktion im Darm mit der Folge, dass die Barrierefunktion des Darms gestört ist. Neben der Dezimierung der *Prevotella* ist bei Parkinson-Patienten auch eine verringerte Resorption von KFS aus den Ballaststoffen im Essen zu beobachten. Diese Fettsäuren sind aber für die Gesundheit des Darms wichtig, auch für die Integrität der Darmbarriere.[26]

Solche Beobachtungen beschränken sich derzeit noch auf Beziehungen zwischen Ernährung, Mikrobiom und Krankheiten. Sie beweisen aber nicht, dass Veränderungen des Mikrobioms tatsächlich eine der Ursachen für eine Krankheit sind. Trotz der Tendenz der populären Medien, diese Forschungsergebnisse als Durchbruch zu bezeichnen, sind die Studien bisher nicht schlüssig.

Immerhin haben Wissenschaftler herausgefunden, dass Mäuse mit parkinsonähnlichen (und depressionsähnlichen) Symptomen kränker werden, wenn man ihnen Fäkalsubstanz von menschlichen Parkinson-Patienten verabreicht. Ihre Symptome verschlimmern sich jedoch *nicht*, wenn sie Fäkalsubstanz von gesunden Menschen bekommen. Andere Studien belegen, dass Darmbakterien mehrere negative Einflüsse auf das Gehirn-Darm-Mikrobiom-Netzwerk haben können, auch auf Immun- und Nervenzellen im Gehirn sowie auf die Integrität der Blut-Hirn-Schranke und der Durchlässigkeit des Darms.[27] Betrachtet man diese Befunde als Ganzes, kann man vermuten, dass die frühen Magen-Darm-Symptome, von denen einige Parkinson-Patienten berichten, die ersten Indikatoren für abnorm veränderte Interaktionen zwischen dem Mikrobiom und dem Konnektom des Darms (sowie mit dem Gehirn) sein könnten.

Forscher haben vor Kurzem herausgefunden, dass das Darmmikrobiom vielleicht auch in der Parkinsontherapie eine Rolle spielt. Eine Gruppe von Wissenschaftlern der University of California in San Francisco und der Harvard University veröffentlichte 2019 eine Studie, die Emily Balskus vom Fachbereich Chemie und biologische Chemie der medizinischen Fakultät Harvard leitete. Sie zeigt, dass die Medikamente, die bei Parkinson am häufigsten verabreicht werden, bei den Patienten unterschiedliche Wirkungen haben, je nach Zusammensetzung ihres Darmmikrobioms.[28] Die motorischen Symptome der Parkinson-Krankheit – Muskelsteifheit, Veränderungen der Körperhaltung und des Ganges, unwillkürliche Bewegungen und Tremor – treten auf, wenn eine bestimmte Gehirnregion an einem Mangel des Neurotransmitters Dopamin leidet. Das wichtigste Medikament bei dieser Störung ist Levodopa (L-Dopa). Im Gehirn wird es von einem spezifischen Enzym in Dopamin umgewandelt. L-Dopa kann im Gegensatz zum Dopamin die schützende Blut-Hirn-Schranke überwinden. Allerdings erreichen nur ein bis fünf Prozent des Wirkstoffs L-Dopa jemals das Gehirn, weil er zuerst an verschiedenen Orten im Körper verstoffwechselt wird, vor allem von bestimmten Bakterienstämmen im Darm. Damit mehr Dopamin ins Gehirn gelangt, verordnen die Ärzte meist ein zweites Medikament, nämlich Carbidopa, das die Verstoffwechslung von L-Dopa im

Darm – also bevor es ins Gehirn gelangen kann – hemmt. Leider stellte sich heraus, dass Carbidopa bei Parkinson-Patienten weitgehend unwirksam ist und nicht verhindert, dass die Darmbakterien das L-Dopa verstoffwechseln. Trotz dieser medikamentösen Doppeltherapie werden fast 60 Prozent des L-Dopa von den Darmbakterien inaktiviert.

Als Emily Balskus und ihre Mitarbeiter dieses Phänomen untersuchten, identifizierten sie bestimmte Stämme einer Bakterienart, nämlich *Enterococcus faecalis*, die bei der Verstoffwechslung von L-Dopa eine entscheidende Rolle spielen. Wie viel L-Dopa im Darm in Dopamin umgewandelt wird, hängt sehr davon ab, wie viele dieser Mikroben vorhanden sind, welche Gene sie besitzen und welche Enzyme sie bilden. Da jeder Mensch ein anderes Mikrobiom hat (nur zehn Prozent der Bakterienstämme sind von Mensch zu Mensch gleich), kann die Reaktion der Parkinson-Patienten auf diese Behandlung sehr unterschiedlich sein.

Es gibt immer mehr Belege dafür, dass Mikroben unsere Reaktion auf viele Medikamente – auch auf SSRI und L-Dopa – modulieren und dass die Ernährung die Zusammensetzung der Darmbakterien beeinflusst. Deshalb könnte eine Ernährungsumstellung bei einigen Patienten mit Parkinson und anderen Gehirnstörungen sinnvoll sein. Im Rahmen der Therapie mit L-Dopa kann man mit einem bestimmten Bakterienstamm ein Milieu erzeugen, in dem ein kleinerer Teil des Medikaments im Darm abgebaut wird. Bei depressiven Patienten könnten SSRI zusammen mit einer Mittelmeerkost das Zusammenspiel zwischen dem Medikament und den Mikroben verbessern.

Kann man das Fortschreiten neurologischer Krankheiten verlangsamen?

Seit ich in meinem Buch *Das zweite Gehirn* die Geschichte eines früh erkrankten Parkinson-Patienten erzählt habe, konsultieren mich immer mehr Patienten, die über die Rolle des Darms und seines Mikrobioms bei dieser neurologischen Störung mehr erfahren wollen. Sie wollen vor allem wissen, ob sie etwas tun können, um das Fortschreiten dieser heimtückischen Krankheit zu verlangsamen. David, ein 55 Jahre alter Bauer aus Fresno in Kalifornien, war ein solcher Patient, wenn auch ein argloser, da er von seiner Diagnose noch nichts wusste, als wir uns zum ersten Mal trafen. Zum Glück konnten wir seine Krankheit identifizieren, lange bevor sich ihre neurologischen Symptome vollständig entwickelt hatten. Anfangs kam David mit seiner Frau Cindy in meine Klinik, um ganz allgemein über seinen Gesundheitszustand zu reden. Während des Gesprächs wurde mir klar, dass dieses Paar die unvermeidlichen Stürme einer langen Ehe gut gemeistert hatte. Sie saßen eng beieinander und plauderten liebenswürdig über ihr Leben auf der Farm, ihre drei Kinder und Davids Gesundheit, die ihnen seit Kurzem Sorgen bereitete.

Zunächst informierte mich David über seine Krankengeschichte. Abgesehen von einer kleinen Gewichtszunahme, einem höheren Blutdruck und einem höheren Cholesterinspiegel vor fünf Jahren (dagegen nahm er ein Medikament und ein Statin, die ihm sein Hausarzt verordnet hatte) war er sein Leben lang meistens gesund gewesen. Ich fragte David und Cindy nach ihrer Lebensweise. Die Familie war zwar ziemlich aktiv, wenn man berücksichtigte, wie anstrengend die Arbeit auf der Farm war, aber sie hatte immer eine typisch westliche Kost zu sich genommen – Frühstücksflocken mit reichlich Zucker, Speck und Eier und regelmäßig rotes Fleisch, Kartoffeln und Brot. Die beiden gaben zu, dass Salate und Gemüse bei ihnen nur selten auf den Tisch kamen.

David fügte hinzu, dass er früher keine Probleme mit dem Stuhlgang gehabt habe, dass er aber seit Kurzem einen oder sogar zwei Tage lang keinen Stuhlgang hatte. »Darüber mache ich mir keine allzu großen Sorgen«, sagte er. Dann zeigte er auf seine Frau und lächelte. »Sie war diejenige, die mich zu einem Facharzt schickte.« Nach einer Darmspiegelung versicherte ihm sein Hausarzt, dass er sich keine Sorgen machen müsse, und verschrieb ihm ein Abführmittel, das er einnehmen sollte, falls seine Symptome sich verschlimmerten.

»Da war noch etwas«, fügte Cindy hinzu, als David zu Ende geredet hatte. »Im Laufe der letzten paar Jahre bin ich einige Male mitten in der Nacht aufgewacht, weil David im Schlaf laut sprach und manchmal sogar schrie. Eines Nachts sah ich ihn tatsächlich aus dem Bett springen und umhergehen.«

Damals schien er sehr verstört zu sein, erklärte sie, als ob er einen schrecklichen Albtraum gehabt habe. David bestätigte das. »Ich dachte, das ist erwähnenswert, weil es so ungewöhnlich ist und David sich nie zuvor so benommen hat.«

Ich war verblüfft darüber, dass David und Cindy diese Symptome zur Sprache gebracht hatten, obwohl sie scheinbar nichts miteinander zu tun hatten – als hätten sie irgendwie gewusst, dass diese zwei Details genau zueinanderpassten und das Bild von Davids Gesundheit vervollständigten. Wie ich neulich bei einigen anderen Patienten gesehen habe, können beide Symptome frühe Vorboten der Parkinson-Krankheit sein. Eine plötzliche Stuhlverstopfung und eine Störung des REM-Schlafs werden bei Patienten etwa zehn bis fünfzehn Jahre vor dem Auftreten der typischen neurologischen Symptome entdeckt.

Der normale Schlaf hat zwei deutlich verschiedene Stadien. Das erste Stadium ist der Tiefschlaf, die leichtere Phase vor dem tieferen Stadium des REM-Schlafs (mit den schnellen Augenbewegungen).[29] In dieser zweiten Phase träumen wir, und das Gehirn ist sehr aktiv. Die Gehirnwellen, die während des REM-Schlafs aufgezeichnet werden, ähneln denen, die für das Wachstadium typisch sind. Die meisten Menschen glauben, das Träumen sei eine rein psychische Aktivität; aber Träumende erleben in dieser Phase auch eine zeitweilige Muskellähmung, die den Körper an Bewegungen hindert, die mit dem Traum zusammenhängen und sie wecken könnten. Bei einer Störung des REM-Schlafs ist diese Lähmung unvollständig oder gar nicht vorhanden, sodass die Betroffenen ihre Träume ausleben, ohne aufzuwachen. Manche Menschen können dabei sogar ihren normalen Tagesaktivitäten nachgehen. Diese Schlafstörung ist zwar relativ selten, aber einer Studie zufolge, die der Fachbereich Medizin der University of Minnesota in der Zeitschrift *Neurology* veröffentlichte, entwickelte sich bei 38 Prozent der Patienten, bei denen sie diagnostiziert wurde, durchschnittlich nach zwölf bis dreizehn Jahren eine Parkinson-Krankheit.[30] Die Wahrscheinlichkeit dafür verdoppelte sich, wenn sowohl eine REM-Schlafstörung als auch eine plötzliche Verstopfung auftraten, so wie bei David.

Das waren nicht die einzigen Hinweise von David und Cindy, die mich zur Diagnose »Parkinson« führten. Während unseres Gesprächs erwähnte Cindy, dass ihre Farm sich im kalifornischen Central Valley befand, das oft als die fruchtbarste landwirtschaftliche Region der Welt bezeichnet wird. Es ist ein 600 Kilometer langer Landstrich und eine der produktivsten landwirtschaftlichen Flächen der Welt. Und es ist das Epizentrum der industriellen Landwirtschaft, weil etwa ein Viertel der landwirtschaftlichen Produkte, die in den USA konsumiert werden, dort angebaut werden – und weil fast die Hälfte aller in den USA verwendeten Pestizide, Herbizide und Fungizide auf Feldfrüchte in dieser Region gespritzt werden. Während unseres Treffens beschrieb Cindy sogar, dass sie ihre Kinder immer wieder mit Nachdruck ins Haus rufen musste, wenn sie das ferne Brummen der heranfliegenden Sprühflugzeuge hörte. Sie wollte die Kinder vor dem Chemikalienregen schützen.

Das Central Valley ist nicht zufällig auch eines der Gebiete in Kalifornien mit der höchsten Parkinson-Inzidenz. Meine UCLA-Kollegin Beate Ritz, Professorin und Vizepräsidentin des Fachbereichs Epidemiologie am Institut für öffentliche Gesundheit der UCLA, die auch in den Fachbereichen Umwelthygiene und Neurologie arbeitet, leitete sogar eine Studie über Parkinson in dem Landkreis, in dem David und Cindy leben. Sie und ihr Team rekrutierten 368 Patienten, bei denen zwischen 1998 und 2007 eine Parkinson-Krankheit diagnostiziert wurde und die vor der Diagnose mindestens fünf Jahre lang im Central Valley gelebt hatten. Diese Probanden verglichen sie mit einer gleich großen Kontrollgruppe. Dann schätzten sie, welchen Pestizidmengen die Einwohner zwischen 1974 und 1999 ausgesetzt waren. Berücksichtigt wurden die beiden gebräuchlichen Pestizide Maneb und Paraquat. Sie stellten fest, dass das Parkinson-Risiko bei Menschen, die im Umkreis von 500 Metern – mit ihrem Haus als Zentrum – beiden Pestiziden ausgesetzt waren, um 75 Prozent erhöht war. Bei Menschen, die bei der Diagnose unter 60 gewesen waren, war das Risiko mehr als viermal höher.[31] Zur Zeit der Belastung mit den Pestiziden waren sie Kinder, Teenager oder junge Erwachsene gewesen.

Auch andere epidemiologische Studien belegen, dass Pestizide das Parkinson-Risiko vergrößern, und in den letzten zwei Jahrzehnten wurde nachgewiesen, dass Pestizide einige der neurochemischen, verhaltensbezogenen und pathologischen Symptome dieser Krankheit auch bei Tieren hervorrufen. Pestizide und Herbizide werden hergestellt, um Schädlinge und Unkraut in Schach zu halten. Zum Beispiel lähmen Neurotoxine Insekten. Viele andere Substanzen tragen zur Vernichtung von Nervenzellen bei, indem sie verschiedene biologische Systeme, vor allem im Darm, stören. Das wurde kürzlich durch Studien mit Labormäusen nachgewiesen, bei denen die Forscher die Wirkung des Insektizids Diazinon untersuchten, das Insekten auf Früchten, Gemüsen, Nüssen und Feldfrüchten abtötet.[32]

Ich teilte David und Cindy meine vorläufige Diagnose mit und erklärte ihnen, eine langfristige Belastung mit Chemikalien, die sie auf ihrer Farm benutzten, habe in Davids Darm und Gehirn möglicherweise frühe Anzeichen von Parkinson hervorgerufen. Ich überwies ihn daher an einen Neurologen, der mit dieser Krankheit Erfahrung hatte. Ich fügte hinzu, dass es derzeit zwar keine Medikamente gebe, die das Fortschreiten der Krankheit verlangsamen könnten, dass David seine Symptome aber bis zu fünfzehn Jahre vor dem Ausbruch des voll entwickelten Krankheitsbildes entdeckt habe und deshalb hoffen könne, dass es bis dahin Therapien geben werde, die auf das Darmmikrobiom abzielen.

Das war mehr als bloßer Optimismus. Mehrere Biotechunternehmen arbeiten derzeit an neuen Parkinson-Therapien, die auf das Darmmikrobiom einwirken. Meine Forschungsgruppe arbeitet mit Beate Ritz an einem Projekt, das von den National Institutes of Health finanziert wird und erforscht, welche Rolle das Darmmikrobiom bei der Entwicklung der Krankheit spielt. Ich hoffe, dass wir in naher Zukunft Fortschritte machen werden.

Außerdem empfahl ich David – obwohl dieser Rat sich noch nicht auf wissenschaftliche Beweise stützen kann –, künftig eine überwiegend pflanzliche Kost zu bevorzugen, die reichlich Ballaststoffe, Polyphenole und Omega-3-Fettsäuren enthält. Alle diese Wirkstoffe haben nachweislich eine günstige Wirkung auf den Darm und das Gehirn. Ich wies darauf hin, dass Ballaststoffe die relative Menge der *Prevotella*-Mikroben vergrößern könnten, was möglicherweise die Verfügbarkeit kurzkettiger Fettsäuren verbessere. Parkinson-Kranke benötigen verschiedene Therapien – Ernährungstherapie und Verhaltenstherapie zusätzlich zu

Medikamenten –, um alle Aspekte des Netzwerksystems ihres Körpers anzusprechen.

Trotz der beängstigenden Aussichten, die ich den beiden aufzeigte, folgten David und Cindy meinen Ausführungen sorgfältig und versprachen, den Facharzt aufzusuchen, den ich ihnen empfahl. Ich habe sie seitdem nicht mehr gesehen, aber Cindy rief mich mehrere Jahre später an und teilte mir mit, dass bei David in der Tat Parkinson diagnostiziert worden war und dass er sich inzwischen streng vegetarisch ernährte. Bald danach verkauften sie ihr Haus und begannen, nördlich von Los Angeles Bioprodukte anzubauen. Darüber freute ich mich sehr. Ich hoffe, dass das Fortschreiten und die Schwere seiner Krankheit von der Änderung seiner Lebens- und Ernährungsweise positiv beeinflusst werden.

Die Alzheimer-Krankheit und der kognitive Abbau

Alzheimer ist heute die Hauptursache der Demenz bei älteren Menschen. Die Zahlen sind astronomisch hoch: Im Jahr 2017 litten schätzungsweise 50 Millionen Menschen auf der Welt an dieser Krankheit, und diese Zahl dürfte sich alle 20 Jahre verdoppeln.[33] Es lohnt sich, darauf hinzuweisen, dass vorzeitiger und schwerer kognitiver Abbau keinesfalls eine normale Folge des Alterns ist, obwohl das oft behauptet wird. Die Zunahme der Lebenserwartung trägt gewiss zu dieser Entwicklung bei, da es heute mehr Achtzig- und Neunzigjährige gibt. Aber unsere moderne Lebens- und Ernährungsweise spielt wahrscheinlich eine viel größere Rolle. Es gibt derzeit keine nachweislich wirksame Therapie, die Alzheimer verhindern oder verlangsamen könnte. Das liegt auch daran, dass Wissenschaftler und Ärzte die Ursache der Krankheit immer noch nicht ganz verstehen.

Immer mehr Studien bringen jedoch diese neurodegenerative Krankheit mit dem Darm in Verbindung. Viele der Gene, die an Alzheimer beteiligt sind, deuten auf Funktionsstörungen des Immunsystems und eine Rolle des Darmmikrobioms bei der Entwicklung der Krankheit hin.

Einige der faszinierendsten Arbeiten stammen vom Alzheimer's Disease Metabolomics Consortium der Duke University. Unter der Leitung von Rima Kaddurah-Daouk fanden die Forscher einen Zusammenhang zwischen der Leber, dem Darmmikrobiom und Biomarkern für Neurodegeneration; deshalb sprechen sie von einer Darm-Leber-Gehirn-Achse als Teil des GDM-Netzwerks, das am Ausbruch der Krankheit beteiligt ist. »Wir können heute auf Probleme im Darm und in der Leber hinweisen, die mit einigen Aspekten der Krankheit im Gehirn von Alzheimer-Krankheit-Kranken zu tun haben«, erklärte Kaddurah-Daouk. »Deshalb sollten wir der Verbindung zwischen dem Gehirn mit anderen Organen größere Aufmerksamkeit schenken.«[34]

Analysen der 1556 Teilnehmer der Alzheimer's Disease Neuroimaging Initiative enthüllten, dass die Patienten weniger primäre Gallensäuren im Blut hatten, während die Menge bestimmter sekundärer Gallensäuren erhöht war. Die Letzteren stehen nachweislich mit schlechteren kognitiven Funktionen, einem reduzierten Glukosestoffwechsel im Gehirn und stärkerer Gehirnatrophie in Verbindung.[35] Primäre Gallensäuren werden in der Leber aus Cholesterin produziert, in der Gallenblase gespeichert, in den Dünndarm abgegeben und dann im Darm erneut resorbiert, sodass sie wieder in den Kreislauf gelangen. Deshalb erreichen sowohl primäre als auch sekundäre Gallensäuren viele Organe, auch das Gehirn. Während ihrer kurzen Darmpassage interagieren sie jedoch mit verschiedenen Mikrobengruppen, die ihre chemischen Eigenschaften verändern und sie in eine Gruppe von *sekundären* Gallensäuren umwandeln.[36]

Trotz der positiven Rolle, die viele primäre und manche sekundäre Gallensäuren für die Gesundheit spielen – sie fördern beispielsweise die Resorption von Fett im Dünndarm –, haben Forscher festgestellt, dass bestimmte sekundäre Gallensäuren die Gehirnfunktion stören können. Besonders interessant ist, dass sekundäre Gallensäuren nur von Darmbakterien produziert werden, die ein Enzym namens 7-alpha-Hydroxylase besitzen, das für die Umwandlung unerlässlich ist. Ohne die abnorme Funktion dieser Mikroben, die Gallensäuren verstoffwechseln, hätten wir eine geringere Menge schädlicher sekundärer Gallensäuren im Körper und im Gehirn. Wir müssen noch herausfinden, ob genetische Veränderungen des Gallensäurestoffwechsels, eine Veränderung der relativen Menge der Mikroben und/oder die Ernährung eine Rolle spielen. Die Wissenschaft ist derzeit bemüht, darauf Antworten zu finden. Kaddurah-Daouks Forschergruppe fand heraus, dass eine Zunahme der sekundären Gallensäuren nicht nur mit zwei Biomarkern für Neurodegeneration – Amyloid- und Tau-Ansammlungen im Gehirn – zusammenhängt, sondern dass ihre Menge im Gehirn auch bewirken kann, dass aus Symptomen der leichten kognitiven Beeinträchtigung solche der voll entwickelten Alzheimer-Krankheit werden. Diese erstaunlichen Befunde sind ein starkes Indiz dafür, dass der Darm bei der Entwicklung der Alzheimer-Krankheit eine zentrale Rolle spielt.[37]

»Wir haben das Gehirn zu lange isoliert erforscht«, erläuterte Kaddurah-Daouk ihre Studie, die eine elegante Verkörperung der Netzwerkanalyse ist. »Wir sollten uns nicht nur mit dem Gehirn beschäftigen, sondern auch mit den Organen, die mit dem Gehirn *sprechen.*«

Vor einigen Jahren hatte ich das Vergnügen, Kaddurah-Daouk auf einer Konferenz über die Rolle des Mikrobioms bei der Alterung zu treffen. Organisiert wurde die Konferenz vom National Institute on Aging (NIA) in Washington. Wir hatten beide Vorträge gehalten und einander zugehört. Das dynamische Potenzial einer Zusammenarbeit war sofort offensichtlich. Die Folge war, dass meine Forschungsgruppe eingeladen wurde, Teil eines internationalen Konsortiums zu werden, das Kaddurah-Daouk, Sarkis Mazmanian, Professor für Mikrobiologie am California Institute of Technology, und Rob Knight, Professor für Pädiatrie sowie für Informatik und Ingenieurwissenschaften an der University of California in San Diego (und Mitbegründer des American Gut Project) leiteten. Gemeinsam wollten wir herausfinden, wie eine durch Ernährungsumstellung bewirkte Veränderung der mikrobiellen Metaboliten und der Entzündungsprozesse das Gehirn beeinflussen. Außerdem wollten wir die kausale Beziehung zwischen diesen Metaboliten und dem kognitiven Verfall abschätzen. Es ist zwar eine Herkulesarbeit, die Forschungen von rund 35 erfahrenen Forschern aus 15 Forschungsinstituten in den USA und in Europa zu koordinieren, dennoch ist diese Studie, die bereits mehrere Tausend Probanden gewonnen hat, zum Goldstandard geworden, was die Rolle des Darmmikrobioms bei chronischen Gehirnstörungen anbelangt. Wenn man bedenkt, wie groß und ausgeklügelt dieses Konsortium ist, das von den Besten unseres Fachs geführt wird, ist es wahrscheinlich, dass es in den nächsten fünf bis sieben Jahren zu Durchbrüchen beim Verständnis dieser heimtückischen Krankheit kommen wird und dass wir eindeutige Beweise für den Nutzen einer gesunden Ernährung finden werden.

Autismus-Spektrum-Störung

Die Autismus-Spektrum-Störung (ASS) ist eine schwere Störung der Neuroentwicklung, von der eines von 45 US-amerikanischen Kindern betroffen ist. ASS ist die Gehirnstörung, die sich am schnellsten ausbreitet. In den vergangenen anderthalb Jahrzehnten hat sich die Zahl der Erkrankten fast verdreifacht. Etwa eine halbe Million Menschen mit ASS werden im nächsten Jahrzehnt Erwachsene sein. Die Centers for Disease Control and Prevention sprechen deshalb von einer »anschwellenden Flut, auf die das Land nicht vorbereitet ist«.[38]

Die genauen Ursachen der ASS bleiben unklar, doch wie alle chronischen Gehirnerkrankungen spielt möglicherweise eine Kombination aus genetischen und umweltbezogenen Risikofaktoren eine Rolle. Da das genetische Risiko für diese Erkrankung unverändert bei 50 Prozent liegt, lässt die erstaunliche Zunahme darauf schließen, dass äußere Einflüsse wie die Ernährung die größte Rolle spielen.

Die Diagnose »ASS« wird gestellt, wenn die soziale Kommunikation gestört ist und Verhaltensweisen »repetitiv« sind, sich also ständig wiederholen. Aber viele Betroffene leiden auch an Magen-Darm- und Immunstörungen. Wie bei den neurodegenerativen Störungen gibt es eine ganze Menge neuerer Studien, die darlegen, dass Veränderungen im Darm und in seinem Mikrobiom zu dem Symptomkomplex beitragen. Am bedeutsamsten ist vielleicht, dass immer mehr Studien Risikofaktoren bei Schwangeren finden, die das Risiko ihrer Kinder vergrößern, an ASS oder anderen Störungen der Neuroentwicklung zu erkranken. Dazu gehören Stress bei der Mutter, Infektionen und das Alter.[39] Zahlreiche epidemiologische und klinische Studien sowie

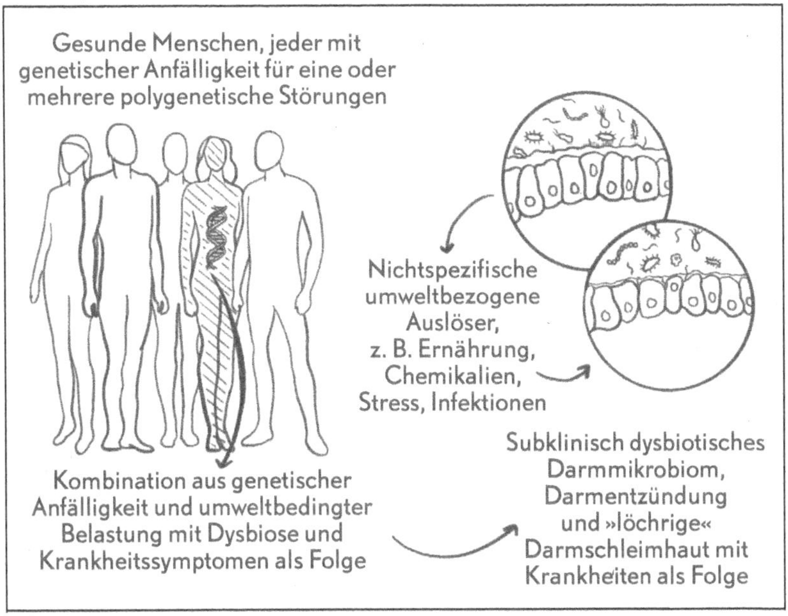

Tierstudien belegen, dass die Aktivierung des Immunsystems, die mit Infektionen und Stoffwechselstörungen bei Schwangeren einhergeht, aber auch die damit verbundenen Veränderungen des Mikrobioms das Risiko für ASS bei Feten vergrößern. Eine Studie modellierte beispielsweise die mütterliche Immunaktivierung bei trächtigen Labormäusen. Sie führte bei den Jungtieren zu umfassenden Veränderungen des Mikrobioms und seiner Zusammensetzung. Dieses Ungleichgewicht der Darmbakterien ging mit dauerhaften Störungen des Gehirns, des Immunsystems und des Magen-Darm-Trakts einher.[40] Obwohl ASS Kleinkinder ebenso befällt wie junge Erwachsene, ist die Gesundheit der Mutter wahrscheinlich eine wichtige Ursache für die steigende Inzidenz. In den USA sind fast 60 Prozent der Frauen im gebärfähigen Alter (20 bis 39 Jahre) übergewichtig; ein Drittel ist fettleibig und 16 Prozent leiden am metabolischen Syndrom.[41] Eine Studie, die 2012 in der Zeitschrift *Pediatrics* veröffentlicht wurde, wies nach, dass das Risiko, ein autistisches Kind zu gebären, bis zu 2,4-mal höher ist, wenn die Mutter am metabolischen Syndrom leidet. Ich will Schwangeren keine zu große Verantwortung aufbürden, aber ich bin davon überzeugt, dass die Öffentlichkeit und die Ärzte sich dieser Risiken bewusst sein müssen – sie werden allzu oft ignorierte. Im nächsten Kapitel werde ich die Bedeutung der Ernährung für Schwangere und ihre Kinder sowie für das ASS-Risiko genauer erläutern.

Veränderungen des Darmmikrobioms gehen mit einer geschwächten Darmbarriere einher und werden auch bei Kindern festgestellt, die an ASS leiden. Wie bei Parkinson-Kranken ist auch bei diesen Kindern das Verhältnis zwischen Bacteroidetes und Firmicutes gestört und der Darm enthält mehr Laktobazillen und mehr Mikroben der Spezies *Desulfovibrio*, die alle mit der Schwere der Störung korrelieren. Das gilt auch für den Mangel an kurzkettigen Fettsäuren, die die Darmwand schützen. Die relative Menge von *Prevotella* ist bei ASS-Patienten ebenfalls reduziert (wie bei Parkinson- und Alzheimer-Patienten). Das ist in gewissem Umfang in allen Industrieländern der Fall, wenn die Einwohner eine westliche Kost essen.

Deshalb haben Rosa Krajmalnik-Brown und Dae-Wook Kang vom Fachbereich Boden, Wasser und Umwelt zusammen mit James B. Adams, dem Präsidenten und Gründer des Forschungszentrums für Autismus und Ernährung der Arizona State University, eine Studie durchgeführt, die untersuchte, ob die in Industrieländern verbreiteten Störungen des Darmmikrobioms zur steigenden ASS-Inzidenz beitragen.[42] Sie verglichen das *Prevotella*-Defizit bei autistischen Kindern in den USA mit gesunden Kindern in Entwicklungsländern, um herauszufinden, ob der Unterschied im relativen Vorkommen dieser Organismen in diesen Gruppen noch größer ist als beim Vergleich mit nicht autistischen amerikanischen Kindern. Wie erwartet stellten sie fest, dass amerikanische ASS-Patienten sogar noch stärker »verwestlicht« sind. Die Autoren sprechen daher von der Hyperverwestlichung des Darmmikrobioms bei autistischen Kindern. Solche Studien haben einige Forscher zu der Vermutung veranlasst, dass ein Mangel an nützlichen Darmbakterien – vor allem der Gattung *Prevotella*, die kurzkettige Fettsäuren bildet – zu neurologischen Störungen führt.[43]

Krajmalnik-Brown und ihre Mitarbeiter gingen aber noch einen Schritt weiter: Sie erforschten eine revolutionäre mögliche ASS-Therapie. Um den Nutzen transferierter Darmbakterien von einem Gesunden auf einen ASS-Patienten zu untersuchen, entschlossen sie sich zu einer kleinen offenen klinischen Studie mit 18 an ASS erkrankten Kindern. (Eine offene Studie ist nicht verblindet, das heißt, sowohl die Forscher als auch die Teilnehmer wissen, wer die zu testende Therapie bekommt.) Bei dieser Studie wurden die Kinder mit einem Stuhltransplantat behandelt. Diese noch neue Behandlung kombiniert eine zweiwöchige Verabreichung von Antibiotika mit einer Darmspülung und einem Mittel, das die Säureproduktion im Magen unterdrückt. Dadurch wird das vorhandene bakterielle Ökosystem stark dezimiert. Dann folgt ein Stuhltransplantat, das von einem gesunden Spender stammt. In der Studie wurde mit einer großen ersten Dosis eines Stuhltransplantats begonnen; danach bekamen die Probanden sieben bis acht Wochen lang eine geringere Erhaltungsdosis.

Je nach Schwere der Magen-Darm-Symptome (die die Probanden selbst beurteilten) gingen die Symptome nach der Therapie um etwa 80 Prozent zurück. Verstopfung, Durchfall, Magenverstimmung und Bauchschmerzen besserten sich deutlich. Die größte Überraschung war jedoch, dass die Verhaltensstörungen der autistischen Kinder sich ebenfalls signifikant besserten. Alle diese Verbesserungen waren acht Wochen später bei den Nachuntersuchungen noch vorhanden.[44]

Meiner Meinung nach besteht das erstaunlichste Ergebnis dieser Studie darin, dass es möglich ist, das gestörte Ökosystem des kindlichen Mikrobioms mit einer gesünderen Version – mit einem größeren Artenreichtum und größerer Vielfalt – wiederherzustellen. Unter anderem nahm die relative Menge nützlicher Gattungen wie *Bifidobacterium* und *Prevotella* zu. Leider sind, abgesehen von dieser bahnbrechenden Studie, zahlreiche Versuche gescheitert, ein gestörtes Darmmikrobiom durch ein gesundes zu ersetzen. Mikroben, die in ein intaktes bakterielles Ökosystem injiziert werden – einerlei, ob es gesund oder gestört ist –, halten sich in ihrem neuen Milieu meist nicht lange. Bei den meisten Menschen, die Probiotika einnehmen, sind die erzielten Veränderungen nach 48 Stunden nicht mehr nachweisbar. Probiotika haben meist keine bleibende Wirkung, was den Artenreichtum und die Funktion der Darmmikroben betrifft. Versuche, den Darm mit Stuhltransplantaten neu zu besiedeln, um bestimmte Krankheiten zu behandeln – zum Beispiel das Reizdarmsyndrom, die entzündliche Darmerkrankung oder Fettleibigkeit –, sind in klinischen Studien ebenfalls durchweg gescheitert. Schuld daran ist meist die Neigung jedes Ökosystems, seine Stabilität, Resilienz und Widerstandkraft zu bewahren, selbst wenn die Rückkehr in den alten Zustand nicht vorteilhaft ist. Die Eigenschaften, die uns davor bewahren, krank zu werden, sind zugleich diejenigen, die sogar einen gesunden Wandel verhindern können.

Diese Studie mit ASS-Kindern ist demnach eine erstaunliche Ausnahme von der Regel. Die Wissenschaftler konnten nicht nur einen kranken Darm mithilfe gespendeter Darmbakterien neu kolonisieren und Magen-Darm- und ASS-Symptome lindern oder beseitigen, sondern auch eine anhaltende Veränderung und Besserung erreichen. Als die Forscher sich zwei Jahre nach der Therapie erneut mit ihren 18 Probanden trafen, stellten sie fest, dass die meisten positiven Veränderungen im Magen-Darm-Trakt erhalten geblieben waren und dass sich die ASS-Symptome sogar noch stärker gebessert hatten.[45] Die Verbesserung des Darmmikrobioms war von Dauer. Unter anderem waren der Artenreichtum und die relative Vielfalt der Gattungen *Bifidobacterium* und *Prevotella* unverändert. Wichtig ist aber der Hinweis, dass es bei dieser Studie keine Kontrollgruppe gab und keine Placebos verwendet wurden. Die Teilnehmer und ihre verzweifelten Eltern wussten also, dass sie eine potenziell wirksame Therapie erhielten. Dennoch begannen die Wissenschaftler, von den erstaunlichen Ergebnissen ermutigt, mit einer placebokontrollierten Doppelblindstudie bei erwachsenen ASS-Patienten und sie planen eine ähnliche Studie mit Kindern, sobald die pandemiebedingten Einschränkungen der klinischen Forschung aufgehoben werden. Immerhin zeichnete sich die Möglichkeit ab, dass man Kinder mit ASS und Magen-Darm-Störungen erfolgreich behandeln kann. »Wir haben einen sehr starken Zusammenhang zwischen den Mikroben, die im Darm leben, und den Signalen, die dem Gehirn übermittelt werden, festgestellt«, erklärte Krajmalnik-Brown. »Zwei Jahre später geht es den Kindern sogar noch besser, und das ist erstaunlich.«

Stress verschlimmert Gehirnstörungen

Bei allen diesen Gehirnstörungen – Depression, Parkinson, Alzheimer und ASS – können die Betroffenen mit der Welt nicht auf gesunde, adaptive Weise kommunizieren. Das bedeutet, dass sie ständig einer Stressreaktion ausgesetzt sind. Beispielsweise geht mit dem kognitiven Abbau auch Angst einher, weil der Patient immer wieder merkt, dass sein Gehirn und sein Gedächtnis ihn allmählich im Stich lassen. Beim ASS lösen gestörte zwischenmenschliche und soziale Beziehungen und die daraus folgende Einsamkeit Stress aus. Bei der Depression machen genetische und epigenetische Faktoren die Betroffenen überempfindlich gegen Stress und als Kinder anfälliger für Angststörungen. Einige Befunde lassen darauf schließen, dass das Risiko, an Depression zu erkranken, umso größer ist, je früher die Angst einsetzt.[47] Außerdem bedeutet die ständige Kampf-oder-Flucht-Reaktion, die Angst, Traurigkeit und Wut auslöst, eine zusätzliche Belastung für die Kommunikation von oben nach unten im GDM-Netzwerk. Das wiederum beeinflusst den Darm und bewirkt nachteilige Veränderungen im Mikrobiom. Unter anderem nimmt die Zahl der Bakterien zu, die die Tryptophan-Metaboliten Kynurenin sowie Indole produzieren und dadurch die zunächst leichte Aktivierung des Immunsystems verstärken. Diese Veränderungen werden – durch Signale wie Metaboliten, Immunmediatoren und Impulse des Vagusnervs – dem Gehirn gemeldet, wo sie die ursprüngliche Unordnung verstärken und zum Dauerzustand machen. Möglicherweise sind sogar strukturelle (neuroplastische) Veränderungen des Gehirns die Folge. Die zirkuläre Kommunikation hört nie auf.

Nur wenige Bereiche der GDM-Forschung erzielen mit ihren präklinischen Studien und Humanstudien derart konsistente Ergebnisse wie diejenigen, die die Wirkung von akutem und chronischem Stress auf die Zusammensetzung des Darmmikrobioms aufzeigen. Eine Studie, die Ioana A. Marin und Kollegen 2017 in den *Scientific Reports* veröffentlichten, wies nach, dass das emotionale Verhalten, die Zusammensetzung des Darmmikrobioms und die metabolische Signatur des Mikrobioms sich bei Mäusen, die unter chronischem Stress litten, drastisch veränderten.[48] In Übereinstimmung mit früheren Studien über die Auswirkungen einer chronischen Stressbelastung beobachteten sie einen deutlich geringeren Anteil von Laktobazillen und einen erhöhten Kynureninspiegel als auffallendste Veränderungen. Interessant war, dass Probiotika mit Laktobazillen bei gestressten Mäusen den Anteil der Laktobazillen im Mikrobiom so weit wiederherstellten, dass der Kynureninspiegel sank und die Verhaltensstörungen sich besserten. Mitglieder des Stammes *Lactobacillus* sind sogar in der Lage, größere Mengen Wasserstoffperoxid (H_2O_2) zu produzieren und mit seiner Hilfe ihre Nische im hart umstrittenen Ökosystem der Darmbakterien zu behaupten. Diese Befunde lassen darauf schließen, dass die H_2O_2-Produktion durch Laktobazillen möglicherweise vor der Entwicklung chronischer stressbedingter, depressionsähnlicher Verhaltensweisen schützt, weil H_2O_2 das Darmenzym IDO unmittelbar hemmt. Dadurch sinkt die Menge des Kynurenins, das mit Depression und anderen Gehirnstörungen zusammenhängt.

Diese dramatischen Wirkungen mit einem »Psychobiotikum« aus Laktobazillen wurde bei Menschen noch nicht reproduziert; aber die Experimente sprechen sehr dafür, dass andere Therapien, die auf das Mikrobiom abzielen, zum Beispiel gesunde Ernährung, ein nützlicher Teil einer Therapie bei Depression sein könnten. Andere, noch nicht abgeschlossene Forschungsarbeiten zu *allen* diesen Störungen zeigen, dass unsere tägliche Kost ihre Schwere beeinflusst und uns allen die Chance gibt, die Gesundheit des Gehirns durch die Ernährung zu verbessern.

KAPITEL 5

WIE DIE ERNÄHRUNG DAS GEHIRN-DARM-MIKROBIOM-NETZWERK STEUERT

Im *Corpus Hippocraticum*, einer Sammlung von medizinischen Abhandlungen, die vor mehr als 2000 Jahren angelegt wurde, wird das Fasten zur Behandlung der Epilepsie empfohlen. Doch erst Anfang der 1920er-Jahre,[1] als Forscher der Harvard Medical School das Fasten in der Klinik anwandten, wurde es als Therapie zur Linderung von Krampfanfällen bekannt, zunächst bei Patienten mit behandlungsresistenter Epilepsie, also bei den 30 Prozent der Patienten, die nicht auf Antiepileptika ansprechen. Da Fasten mit der Zeit eine Umstellung des Stoffwechsels auf Ketose bewirkt, wurde aus diesen empirischen Erkenntnissen die spezifische Empfehlung, eine ketogene Kost einzusetzen. Diese Kost enthält reichlich Fett und Eiweiß, aber wenig Kohlenhydrate und zwingt den Neuronenstoffwechsel, als Hauptenergiequelle Fett zu verwerten. Diesen Zustand nennt man Ketogenese.[2]

Obwohl der kurzfristige klinische Nutzen der ketogenen Diät bei Patienten mit behandlungsresistenter Epilepsie heute weitgehend anerkannt ist, konnte die Wissenschaft bis vor Kurzem nicht eindeutig erklären, warum sie hilft. Im Jahr 2018 identifizierte Elaine Hsiao, meine Kollegin an der UCLA, die spezifischen Darmbakterien und einige ihrer Metaboliten, die diese antiepileptischen Wirkungen hervorrufen. In dieser Studie, die in der angesehenen Zeitschrift *Cell* veröffentlicht wurde, arbeiteten Wissenschaftler mit Labormäusen und entdeckten zwei Arten von Bakterien, die von einer ketogenen Diät profitieren: *Akkermansia muciniphila* und *Parabacteroides*. Die Forscher stellten auch fest, dass Biochemikalien im Darm und im Blut der Mäuse die Neurotransmitter im Hippocampus beeinflussten, also in der Hirnregion, die Krampfanfälle auslöst.[3] Wie sich herausstellte, produzierten diese Bakterien größere Mengen des Neurotransmitters Gamma-Aminobuttersäure (GABA), der die Aktivität von Nervenzellen auf die gleiche Weise unterdrückt wie das psychoaktive Medikament Valium. Sowohl GABA als auch Valium können die Membran von Nervenzellen öffnen, sodass sie für verschiedene Reize weniger anfällig werden.

Weitere Forschungen sind notwendig, um herauszufinden, ob die Mechanismen, die Hsiao bei Labormäusen entdeckte, auch bei Menschen vorhanden sind. Immerhin belegten diese Studien als Erste, dass das Darmmikrobiom an der therapeutischen Wirkung einer bestimmten Ernährungsweise bei schweren Gehirnstörungen beteiligt ist. Sie zeigen deutlich, in welche Richtung sich die Wissenschaft von der Ernährung und vom Mikrobiom bewegt.[4]

In den letzten paar Jahrzehnten ist der gesundheitliche Nutzen einer anderen Ernährungsweise – der traditionellen Mittelmeerkost – immer genauer erforscht worden. Den Anfang machten breite Vergleichsstudien, zum Beispiel groß angelegte Bevölkerungsstudien (sie spüren Zusammenhänge zwischen einer bestimmten Ernährung und der Gesundheit auf), epidemiologische Studien (sie studieren Krankheiten in Bevölkerungsgruppen) und Kohortenstudien (sie beobachten Versuchspersonen, die längere Zeit ein typisches Merkmal teilen). Alle Studien entdeckten einen Zusammenhang zwischen der Mittelmeerkost und besserer Gesundheit. In einigen Studien berichteten die Probanden beispielsweise von größerer Zufriedenheit, besserer seelischer Gesundheit und größerem Wohlbefinden, wenn sie eine Vielfalt von frischem Obst und Gemüse, Nüssen und Kernen sowie Olivenöl verzehrten und in kleinen Mengen Fisch und mageres Geflügel aßen, während die Vergleichsgruppe eine typisch westliche Kost konsumierte.[5] So eindrucksvoll diese Studien auch waren, sie zeigten nur Zusammenhänge auf und bewiesen nicht, dass gesunde Ernährung tatsächlich zu besserer Gesundheit führt oder dass eine ungesunde Ernährung Krankheiten verursacht. Außerdem tragen bei Beobachtungsstudien unweigerlich andere Faktoren zu den Unterschieden bei. Menschen die eine bestimmte Kost bevorzugen, sind vielleicht geselliger oder haben ein höheres Einkommen; außerdem unterscheiden sie sich möglicherweise hinsichtlich ihrer Stressbelastung, Zufriedenheit und körperlichen Aktivität. Deshalb ist es schwierig, zu eindeutigen Ergebnissen zu gelangen.

In den vergangenen zehn Jahren sind die Studien jedoch ausgeklügelter geworden; sie analysieren jetzt genauer den Zusammenhang zwischen Ernährung und Gesundheit und seine Ursachen. Eine neue Disziplin, die Ernährungspsychiatrie, ist ein integraler Teil dieser Bewegung und untersucht den Einfluss der Ernährung auf die seelische Gesundheit. Bei diesen neueren Studien teilen die Wissenschaftler die Probanden nach dem Zufallsprinzip einer experimentellen oder einer Kontrollgruppe zu und beobachten, was die Teilnehmer tatsächlich essen. Die neuesten Studien gehen noch einen Schritt weiter und untersuchen, ob und wie die Botschaften, die der Darm und das Mikrobiom an das Gehirn schicken, zu Gehirnstörungen beitragen. Diese Studien zeigen, wie bestimmte Mikroben und ihre Metaboliten einen Krankheitsverlauf positiv beeinflussen. Ich halte diese Studien für den Goldstandard, weil sie wissenschaftliche Befunde liefern, die einhellig eine kausale Verbindung zwischen Ernährung und seelischer Gesundheit nachweisen.

Obwohl die traditionelle Mittelmeerkost mit der Besserung vieler nicht infektiöser Krankheiten in Verbindung gebracht wird – dazu gehören Fettleibigkeit, das metabolische Syndrom, Herz-Kreislauf-Erkrankungen, entzündliche Darmerkrankungen und die nicht alkoholische Fettlebererkrankung –, konzentriere ich mich hauptsächlich auf die drei Gehirnstörungen, die wir im vorigen Kapitel besprochen haben. Offengesagt halte ich diese drei Krankheiten inzwischen für ein komplexes Syndrom mit vielen Facetten, weil sie eng miteinander verbunden sind und weil alle Organe unter ihnen leiden. Meiner Meinung nach dient eine separate Diagnose für alle drei nur dazu, sie künstlich zu isolieren. Die Folge ist, dass jede von ihnen von einem anderen Facharzt und mit unterschiedlichen Medikamenten behandelt wird. Diese Krankheiten als ein einziges Syndrom zu betrachten ist auch deshalb angebracht, weil sie alle mit metabolischen Störungen und chronischer Aktivierung des Immunsystems durch ungesunde Ernährung einhergehen. Aber die wichtigste Verbindung ist vielleicht, dass sie den wissenschaftlichen Studien zufolge auf die therapeutische Wirkung einer weitgehend pflanzlichen Kost ansprechen, zum Beispiel auf die traditionelle Mittelmeerkost, die im Gegensatz zu vegetarischen und veganen Ernährungsweisen tierische Produkte in kleinen Mengen einschließt.

Depression

Zahlreiche Beobachtungsstudien lassen darauf schließen, dass die Ernährung die Anfälligkeit für Depressionen beeinflussen kann. Wir wissen, dass die Depression von einem komplexen Zusammenspiel genetischer und epigenetischer Faktoren bestimmt wird. Dazu gehören die Umwelt, die Hormone, das Immunsystem und biochemische Einflüsse.[6] Wir müssen daher annehmen, dass unser Essen, das alle diese Systeme beeinflusst, auch einen deutlichen Einfluss auf die Entwicklung und den Verlauf dieser psychischen Krankheit hat.

Neuere Studien belegen, dass eine Ernährung mit vielen Fabriknahrungsmitteln, Produkten tierischen Ursprungs und reichlich Zucker – in etwa die amerikanische Standardkost – mit einem erhöhten Depressionsrisiko einhergeht.[7] Wer Gemüse, Obst, Hülsenfrüchte, Vollkornprodukte und Kerne sowie Geflügel und Fisch in kleinen Mengen verzehrt, senkt hingegen sein Risiko. Eine Metaanalyse, die die Ergebnisse von neun Studien auswertete, deren Thema die Depression war, kam zu dem Ergebnis, dass eine solche Ernährungsweise das Depressionsrisiko um 30 Prozent senkt.[8] Obwohl Beobachtungsstudien immer Faktoren enthalten, die den Sachverhalt komplizieren, zum Beispiel sozioökonomische Unterschiede, sind die Belege, die diese Studien geliefert haben, immerhin so eindrucksvoll, dass ich meinen Patienten, die unter Depressionen leiden, eine weitgehend pflanzliche Kost empfehle. Darin werde ich immer mehr von neueren randomisierten Studien bestärkt, die Kontrollgruppen verwenden und den klinischen Nutzen einer solchen Ernährung gründlicher untersuchen können.

Eine Studie dieser Art stammt vom biomedizinischen Forschungszentrum zu Fettleibigkeit und Depression des Instituts für Gesundheit in Madrid. Sie erstreckte sich über acht Jahre, und ihre Leiterin war Almudena Sánchez-Villegas. Mit dieser bisher größten Ernährungsinterventionsstudie wollten die Forscher herausfinden, ob die traditionelle Mittelmeerkost* zur Vorbeugung gegen Herz-Kreislauf-Krankheiten beitragen kann.[9] Diese multikulturelle Studie, als PREDIMED-Studie (*pre*vención con *di*eta *med*iterránea) bekannt, analysierte ihre Daten ein zweites Mal, um herauszufinden, ob die Mittelmeerkost auch eine günstige Wirkung auf Depressionen hat. Hier bekam die Kontrollgruppe eine fettarme Diät. Die Resultate passten gut zu meiner »Ein-Syndrom«-These, denn die Probanden, die eine Mittelmeerkost aßen, profitierten

---

* Die traditionelle Mittelmeerkost, bei der pflanzliche Produkte den Hauptanteil ausmachen, war noch in den 60er-Jahren die beliebteste Ernährungsform in Italien, Griechenland und Spanien. Typisch für sie waren der reichliche Verzehr von Obst und Gemüse, Olivenöl, Nüssen und Getreide sowie ein geringer Konsum von Milchprodukten, rotem Fleisch und Süßigkeiten. Zu den Mahlzeiten wurde eine moderate Menge Rotwein getrunken.

Mehrere traditionelle asiatische Kostformen sind ähnlich zusammengesetzt. Die traditionelle japanische Kost ist reich an Fisch, anderen Meerestieren und pflanzlichen Produkten. Fleisch, Zuckerzusätze und Fett machen nur einen sehr geringen Anteil aus. Sie besteht aus kleinen, einfachen Gerichten aus frischen Zutaten der Saison. Die traditionelle Okinawa-Kost basiert auf grünen und gelben Gemüsen, vor allem auf Süßkartoffeln, und dem regelmäßigen Verzehr von kleinen Fischen und Schweinefleisch in kleinen Mengen. Moderne mediterrane und asiatische Ernährungsweisen enthalten viel größere Portionen rotes Fleisch sowie Milchprodukte und Fabriknahrungsmittel einschließlich Zucker.

Im Gegensatz zu den traditionellen Ernährungsweisen, die sich hauptsächlich auf Pflanzen stützen, verzichtet die vegane Kost auf alle tierischen Produkte, also auf Fleisch, Fisch und Meeresfrüchte, Eier und Milchprodukte. Die vegetarische Kost enthält kein Fleisch und keinen Fisch.

doppelt: Ihr Risiko für Herz-Kreislauf-Erkrankungen und Depressionen sank.

Für die primäre Studie, die die Wirkungen der Mittelmeerkost auf die Herz-Kreislauf-Gesundheit untersuchte, rekrutierten die Forscher 7447 Männer und Frauen im Alter zwischen 55 und 80 Jahren, die ein hohes Risiko für Herz-Kreislauf-Erkrankungen hatten, und teilten sie in drei Gruppen ein. Die erste aß Mittelmeerkost mit nativem Olivenöl; die zweite aß Mittelmeerkost und zusätzlich verschiedene Nüsse; die dritte war die Kontrollgruppe, deren Mitglieder nur die Empfehlung bekamen, weniger Fett zu essen. Außerdem wurden die Teilnehmer alle drei Monate über die Mittelmeerkost unterrichtet und erhielten je nach ihrer Gruppenzugehörigkeit natives Olivenöl, eine Nussmischung oder kleine Non-Food-Geschenke. Das Hauptziel bestand darin herauszufinden, wie hoch das Risiko der Probanden für Herz-Kreislauf-Erkrankungen war (zum Beispiel Herzinfarkt, Schlaganfall oder Tod) und wie hoch die Inzidenzen waren. Zudem untersuchten die Forscher, welchen Einfluss die Ernährung auf solche schwerwiegenden kardiovaskulären Ereignisse hat. Das durchschnittliche Risiko für schwerwiegende kardiovaskuläre Ereignisse war in den beiden Gruppen mit Mittelmeerkost um etwa 30 Prozent geringer als in der Kontrollgruppe. Der Nutzen war so deutlich, dass diese Studie aus ethischen Gründen auf halbem Weg abgebrochen werden musste – die Wissenschaftler konnten sie nicht guten Gewissens fortsetzen.

Die Subanalyse dieser Daten zeigte, dass das Depressionsrisiko in der Gruppe, die Mittelmeerkost mit Nüssen aß, um 20 Prozent geringer war. Das ist zwar ein klinisch wichtiger Befund, aber er war statistisch nicht signifikant; das heißt, die Resultate könnten auf Zufall beruhen. Als die Wissenschaftler jedoch nur die Untergruppe analysierten, bei der zu Beginn der Studie Diabetes Typ 2 diagnostiziert worden war, nahm das Risiko um 40 Prozent ab, was statistisch signifikant war.

Diese günstigen Wirkungen der Mittelmeerkost auf Herz und Kreislauf sowie auf die seelische Gesundheit bestätigen nicht nur, dass diese beiden chronischen Krankheiten miteinander zusammenhängen; sie beweisen auch eindeutig, dass die Ernährung beim Therapieerfolg und bei der Prävention von Komplikationen eine wichtige Rolle spielen kann.

Ich beobachte das auch in meiner Klinik. Wenn ich meinen Patienten, die an unterschiedlichen Gehirnstörungen leiden, eine überwiegend pflanzliche Kost verordne, erfahre ich später immer wieder, dass einige ihrer Sekundärerkrankungen – zum Beispiel Diabetes, Fettleibigkeit und Fettleber – sich ebenfalls bessern.

Seit PREDIMED haben zwei verwandte Studien ähnliche Ergebnisse gebracht: HELFIMED (Healthy Eating for Life with a Mediterranean-style Diet) und SMILES (Supporting the Modification of Lifestyle in Lowered Emotional States). Die HELFIMED-Studie, 2019 in *Nutritional Neuroscience* veröffentlicht, untersuchte, ob eine Ernährungsweise, die der Mittelmehrkost ähnelt und durch Fischöl ergänzt wird, die seelische Gesundheit von Erwachsenen mit selbstberichteter Depression verbessert.[10] Die Probanden wurden nach dem Zufallsprinzip in Gruppen eingeteilt und bekamen alle zwei Wochen Fresskörbe und für sechs Monate Fischölkapseln. Außerdem wurden sie drei Monate lang in der Mittelmeerküche unterrichtet. Die Kontrollgruppe nahm drei Monate lang alle zwei Wochen an Sitzungen einer sozialen Gruppe teil.

Die SMILES-Studie wurde von Felice Jacka geleitet, einer Professorin für Ernährungswissenschaft und epidemiologische Psychiatrie an der Deakin University in Australien und Direktorin des Zentrums Food and Mood (»Nahrung und Stimmung«) dieser Hochschule. Sie untersuchte, wie wirksam eine Ernährungsumstellung bei depressiven Episoden ist.[11] Ihr Forscherteam stellte die Theorie auf, dass Patienten, die wegen moderater bis schwerer Depression bereits konventionell behandelt werden, ihre Symptome lindern können, wenn sie sich auf eine Ernährungsweise umstellen, die der Mittelmeerkost ähnlich ist. Diese Methode war nach Ansicht der Wissenschaftler erfolgreicher als Einzelgespräche zwischen einem Mitglied des Teams und den Probanden über Themen, die den Probanden gefielen und nicht emotionsgeladen waren.[12] Die Teilnehmer in der Interventionsgruppe führten individuelle, jeweils einstündige Gespräche über Ernährungsfragen mit einer klinischen Diätassistentin. Die Mitglieder der Kontrollgruppe verbrachten ebenso viel Zeit in sozialen Unterstützungsgruppen. Als die Studie nach zwölf Wochen beendet war, hatten 31 der Teilnehmer an der Ernährungsberatung und 25 an den Sitzungen der sozialen Unterstützungsgruppen teilgenommen.

Sowohl in der HELFIMED- als auch in der SMILES-Studie besserten sich die Depressionssymptome in den Interventionsgruppen nach zwölf Wochen erheblich. 32 Prozent der SMILES-Teilnehmer wurden sogar von ihrer Depression geheilt, während es in der Kontrollgruppe nur acht Prozent waren.

Natürlich haben solche Studien ihre methodischen Grenzen. Zum Beispiel wussten die Mitglieder der Interventionsgruppen, dass sie behandelt wurden, und rechneten vermutlich mit einem Nutzen. Ein »Erwartungs-Bias« bewirkt in der Regel einen Placeboeffekt. Dennoch stützen diese drei Studien die Ergebnisse früherer epidemiologischer Studien und bestätigen nachdrücklicher, dass der Verzehr einer überwiegend pflanzlichen Kost Depressionssymptome deutlich lindert, unabhängig von anderen Therapien.

Die Autoren dieser Studien nahmen an, dass die Mittelmeerkost das Darmmikrobiom veränderte und dadurch zu den positiven Wirkungen beitrug; aber die Studien hatten nicht das Ziel, einen solchen Zusammenhang zu untersuchen. Deshalb bleiben wichtige Fragen: Verändert die traditionelle Mittelmeerkost die Zusammensetzung und die Funktion des Mikrobioms so, dass die Stimmung sich bessert? Gibt es einen bestimmten molekularen Mechanismus, der etwas mit der Veränderung zu tun hat, oder verringert die Mittelmeerkost nur die leichte Aktivierung des Immunsystems im Darm und dadurch auch die systemische Entzündung und die Neuroentzündung, die mit einer westlichen Kost verbunden sind?

Um diese Fragen zu beantworten, untersuchte eine italienische Forschergruppe unter der Leitung von Danilo Ercolini und Paola Vitaglione von der Universität Neapel im Rahmen einer Studie die Auswirkungen einer Mittelmeerkost auf die relative Häufigkeit von Darmbakterien und ihrer Metaboliten bei übergewichtigen und fettleibigen Menschen, die ansonsten gesund waren.[13] Obwohl die Teilnehmer nicht wegen irgendwelcher Depressionssymptome ausgewählt worden waren, änderte sich ihr Darmmikrobiom nach einer Ernährungsumstellung schnell und drastisch. Diese Resultate lassen sich extrapolieren, um die Wirkungen dieser Ernährungsweise bei Depression besser zu verstehen.

An der achtwöchigen Studie nahmen 82 Probanden teil, die in zwei Gruppen eingeteilt wurden. Die eine erhielt eine personalisierte Kost mit reichlich Obst, Gemüse, Vollkornprodukten, Hülsenfrüchten, Fisch und Nüssen. Die Kontrollgruppe verzehrte eine westliche Standardkost. Beide Gruppen nahmen gleich viele Kalorien zu sich, und die Makronährstoffe (Kohlenhydrate, Eiweiß und Fett) standen im gleichen Verhältnis zueinander. Zusätzlich zu den üblichen Bluttests wurden bei den Teilnehmern auch die bakteriellen Metaboliten im Blut, Stuhl und Urin detailliert gemessen. Zudem verwendeten die Forscher eine neue Analysemethode, bei der das Muster der Metaboliten verschiedener Nahrungsbestandteile bestimmt wird. Dieses Verfahren ist viel genauer als selbstberichtete Daten von Teilnehmern, die für ihre Unzuverlässigkeit bekannt sind.

Die Wissenschaftler stellten fest, dass die Zahl der Bakteriengene und somit auch die Vielfalt der Darmbakterien bei der Gruppe, die eine Mittelmeerkost konsumierte, größer waren. Die bakterielle Vielfalt stand in umgekehrtem Verhältnis zu den Markern einer systemischen Entzündung. Außerdem beobachteten die Forscher einen größeren Anteil von nützlichen Mikroben wie *Faecalibacterium prausnitzi*, die Ballaststoffe zu kurzkettigen Fettsäuren und anderen Metaboliten abbauen. Die Menge der Mikroben, die Schleim abbauten, zum Beispiel *Ruminococcus*, ging zurück. Wie in Kapitel 4 besprochen, spielen wahrscheinlich auch andere neuroaktive Metaboliten – beispielsweise GABA oder bestimmte Tryptophan-Metaboliten – eine Rolle bei der Modulation des Gehirns, die Depressionssymptome lindert. Meiner Meinung nach sind jedoch bei vielen Patienten die Linderung der chronischen systemischen Aktivierung des Immunsystems (der metabolischen Endotoxämie) und die daraus folgende geringere Aktivierung der Immunzellen im Gehirn für die natürliche antidepressive Wirkung der untersuchten Ernährungsweise verantwortlich. Ich zweifle zwar daran, dass die Ernährungspsychiatrie Antidepressiva oder die kognitive Verhaltenstherapie in näherer Zukunft *ersetzen* wird, aber die Ergebnisse dieser Studien sprechen dafür, dass die Ernährung bei der Behandlung und Prävention der chronischen Depression ein wichtiger Pfeiler ist.

Probiotika in der Depressionstherapie

Mary, eine 52 Jahre alte Anwältin, klagte in meiner Praxis nicht nur über Depressionen, sondern auch über schwere chronische Bauchschmerzen und Verstopfung. Als sie sich setzte, um über ihre Probleme zu reden, legte sie die Hände fest auf den Bauch. Offensichtlich hatte sie starke Beschwerden.

»Vor etwa sechs Monaten setzten bei mir heftige Bauchschmerzen ein«, erklärte sie mit weit geöffneten Augen und besorgter Miene. »Obendrein kämpfe ich mit Depressionen. Ich war bei mehreren Ärzten, aber sie konnten mir nicht helfen. Neulich las ich ein Buch über Psychobiotika – sie sollen die Stimmung verbessern. Jetzt möchte ich gerne wissen, welches Mittel ich einnehmen soll, um meine Depressionen zu lindern.«

Ich erklärte Mary, dass viele der Artikel, die sie wahrscheinlich über Psychobiotika gelesen hatte – das sind lebende Bakterien, die das Darmmikrobiom und dadurch die seelische Gesundheit verbessern sollen –, sich nicht auf klare wissenschaftliche Beweise stützen. Trotzdem machen die Medien, Bücher und das Internet ständig falsche Versprechungen und behaupten, bestimmte Probiotika könnten die Stimmung verbessern, die kognitive Leistung steigern, dem kognitiven Abbau vorbeugen und sogar Epilepsie, die Aufmerksamkeitsdefizit-Hyperaktivitätsstörung und Autismus lindern.

Ich riet Mary, zuerst ihre Symptome genauer zu betrachten, anstatt gleich über Psychobiotika zu reden. Bevor sie mich aufsuchte, hatte sie sich wegen ihrer Schmerzen umfangreichen diagnostischen Verfahren unterzogen, unter anderem einer Darm- und Magenspiegelung, einem CT-Scan des Bauchraums und mehreren Bluttests. Wie bei den weitaus meisten Patienten, die wegen ähnlicher Symptome zu mir kommen, war keine dieser Untersuchungen auffällig gewesen. Ein anderer Arzt hatte ihr Abführmittel verschrieben, die ihre Verstopfung jedoch nur zeitweilig linderten. Ihr Hausarzt überwies sie an einen Psychiater, der ihr mehrere Antidepressiva verordnete, darunter SSRI. Aber Mary vertrug keines dieser Mittel, weil sie die Konzentration, den Schlaf und den

Stuhlgang störten. Auf andere Medikamente hatte sie in der Vergangenheit ähnlich empfindlich reagiert.

Nachdem ich mir ihre Laborberichte angeschaut hatte, stellte ich ihr einige eher allgemeine Fragen, die ihr Leben betrafen. Ihre Lebensgeschichte enthüllte mehrere wichtige Details, die mir halfen, ihre Symptome besser zu verstehen. Als ich mich erkundigte, ob sie schon früher Magen-Darm-Beschwerden gehabt habe, sagte sie, darunter habe sie ihr Leben lang gelitten. Seit ihrer Teenagerzeit hatte sie immer wieder monatelang an Bauchschmerzen und Verstopfung gelitten und Anfälle von Angst und Depressionen gehabt, vor allem aber in den letzten paar Jahren.

Als ich sie behutsam nach ihren Episoden in jüngster Zeit fragte, um herauszufinden, ob sie bestimmte Auslöser nennen konnte, erwähnte sie eine Scheidung vor mehreren Jahren, die sie als alleinerziehende Mutter eines Teenagers zurückgelassen hatte. Außerdem war ihre Mutter vor vier Monaten nach langem Kampf gegen Eierstockkrebs gestorben. Der Zusammenhang zwischen diesen Traumen und Marys Symptomen war mir sofort klar – er ist häufig bei Patienten zu beobachten, die an einem Trauma oder an Kummer (und körperlichen Schmerzen) leiden. Es war ihr jedoch nicht gelungen, die Verbindung zu erkennen. Sie hatte lediglich überlegt, ob ihre Traumen sie depressiv gemacht hatten, obwohl ihre Stimmung sich gleichzeitig mit ihren Magen-Darm-Problemen verschlechtert hatte.

Um ihr die Beziehung zwischen beiden Störungen darzulegen, erklärte ich ihr die komplexe Verbindung zwischen Gehirn und Darm und wies darauf hin, dass bestimmte Faktoren, zum Beispiel Traumen, dieses System aus dem Gleichgewicht bringen und dadurch sowohl eine Depression als auch Magen-Darm-Störungen auslösen können. Obwohl sie diese Erläuterungen, die ihre Symptome medizinisch erklären konnten, plausibel fand, wollte Mary immer noch wissen, ob ein Probiotikum ihre Beschwerden lindern konnte. Sie hatte wegen ihrer Verstopfung bereits mehrere Probiotika ausprobiert, jedoch ohne dass sich ihre Stimmung gebessert hätte. Ich sagte, manchen Patienten könne ein Probiotikum vielleicht helfen, aber eine nennenswerte Wirkung auf das Gehirn sei weniger wahrscheinlich.

»Trotzdem würde ich es gerne probieren«, erwiderte sie.

Ich weiß, wie verführerisch es ist zu glauben, dass eine Kapsel gegen alles hilft. Depressiven Menschen fällt es bereits schwer, einen Fuß vor den anderen zu setzen, um durch den Tag zu kommen. Ich glaube allerdings nicht, dass ein Probiotikum jemals ein wichtiges Mittel bei Depression sein wird. Aber ich hatte auch eine gute Nachricht für Mary: Es gebe andere Methoden, die sie selbst nutzen könne: Von einer Umstellung der Lebens- und Ernährungsweise würden das Gehirn und der Darm unweigerlich profitieren. Wenn sie die Kommunikation zwischen diesen beiden Organen ändere, sei eine seelische und körperliche Erneuerung möglich. Das erfordere jedoch Hingabe und auf jeden Fall mehr Energie und Zeit als der Verzehr eines Probiotikums.

Mary nickte, aber sie war gut informiert. »Ja, aber was ist mit den Studien, die belegen, dass Probiotika Depressionen lindern?«

Es gibt tatsächlich Studien, die eine positive Wirkung von Präbiotika und Probiotika gefunden haben. Sie wollten wie die früheren Studien zur Depression herausfinden, ob es zwischen dem Darmmikrobiom und der Depression einen Kausalzusammenhang gibt.

In einer achtwöchigen Studie, die Forscher der medizinischen Hochschule in Teheran durchführten, wurden 110 depressive Patienten nach dem Zufallsprinzip drei Gruppen zugeteilt. Die erste bekam eine Mischung aus zwei Probiotika: *Lactobacillus helveticus* und *Bifidobacterium*; die zweite nahm das Präbiotikum Galcto-Oligosacharid ein; die dritte bekam ein Placebo.[15] Auf diese Weise wollten die Wissenschaftler die Wirkung dieser beiden Präparate – die das Mikrobiom beeinflussen – auf die Depression vergleichen. Es stellte sich heraus, dass Probiotika die Symptome im Vergleich zu den beiden anderen Mitteln deutlich linderten.

Im Rahmen einer anderen placebokontrollierten Studie unter der Leitung von Rebecca Slykerman von der University of Auckland in Neuseeland erhielten 212 Frauen mit Anzeichen für Depression und Angst das Probiotikum *Lactobacillus rhamnosus* HN001. Das Ergebnis war positiv.[16] Die Mütter in der Probiotika-Gruppe berichteten von deutlich besseren Werten für Depression und Angst als die Teilnehmerinnen in der Placebo-Gruppe. Wichtig ist jedoch, dass die beobachteten Wirkungen auf die Stimmung ein sekundärer Zielparameter der Studie waren. Der primäre Parameter bestand darin herauszufinden, ob dieses Probiotikum eine positive Wirkung bei Ekzemen von Babys hat.

Aufgrund meiner klinischen Erfahrung mit Hunderten von Patienten, die an Verdauungsstörungen sowie Depression oder anderen affektiven Störungen litten, und aufgrund der Gespräche, die ich mit Kollegen und Psychiatern geführt habe, bezweifle ich immer noch sehr, dass derzeit verfügbare Probiotika alleine eine klinisch bedeutsame Wirkung haben. Zahlreiche Studien behaupten, sie hätten einen Nutzen bei verschiedenen Krankheiten, aber ein Publikationsbias – nur positive Resultate werden berichtet – und die vom Studiendesign gezogenen Grenzen können das Fehlen solcher Wirkungen in der klinischen Praxis ebenfalls erklären. Eine ähnliche Schlussfolgerung zog kürzlich auch die American Gastroenterological Association (AGA) in ihren Leitlinien für die klinische Praxis, bei denen es um den Nutzen von Probiotika bei der Behandlung von Magen-Darm-Störungen ging. Nach einer gründlichen Analyse der veröffentlichten Literatur kam die AGA zu dem Schluss, dass Probiotika, wenn überhaupt, nur einen geringen Wert bei der Therapie von Verdauungskrankheiten haben. Das gelte beispielsweise für das Reizdarmsyndrom und für die entzündliche Darmerkrankung.

Wenn ein Patient die amerikanische Standardkost konsumiert, die reich an Zucker, Fett und rotem Fleisch ist, und wenn er keinen Sport treibt, ist die Wirkung von Probiotika meiner Erfahrung nach im Wesentlichen gleich der eines teuren Placebos. Wir können uns nicht auf Probiotika verlassen, wenn wir die Lebens- und Ernährungsweise nicht ändern. Wichtiger noch, eine pflanzenbasierte Kost hat so viele Wirkungen, dass wir sie niemals durch eine prä- oder probiotische Kapsel ersetzen können. Die Zehntausende von Molekülen in Pflanzen, die jeweils ihre eigenen kleinen synergistischen Wirkungen auf die Gesundheit haben, verbessern die Gesundheit generell und langfristig.

Anstatt Mary ein bestimmtes Psychobiotikum zu empfehlen, zielte mein Behandlungsplan auf beide Seiten ihres Gehirn-Darm-Netzwerks ab. Ich riet ihr, eine überwiegend pflanzliche Kost zu sich zu nehmen, die reich an verschiedenen Ballaststoffen ist und daher die Vielfalt und die Menge der Darmbakterien fördert. Einige natürlich vergorene

Nahrungsmittel sollte sie ebenfalls essen. Diese Kombination verbessert das bakterielle Ökosystem im Darm und reduziert die systemische Aktivierung des Immunsystems. Außerdem empfahl ich ihr, regelmäßig grünen Tee zu trinken, da mehrere Studien nachgewiesen haben, dass er Depressionen lindert. Die Ursache dafür ist möglicherweise einer seiner Hauptbestandteile, ein Polyphenolextrakt, der die Stressreaktion des Gehirns lindert. Darauf gehe ich in Kapitel 7 genauer ein. Und schließlich überwies ich Mary an einen integrativen Gesundheitscoach in unserer Klinik, der ihr helfen konnte, ihre traumatischen Erlebnisse der letzten Zeit zu bewältigen, und der ihr die Bauchatmung und andere nützliche Techniken – beispielsweise Achtsamkeitsübungen und Stressabbau – beibringen konnte, die leicht in ihren Tageslauf einzufügen waren. Die Kombination aus solchen psychologischen Methoden und einer traditionellen Mittelmeerkost, ergänzt durch natürlich vergorene Nahrungsmittel, ist nachweislich ziemlich erfolgreich, wenn es darum geht, Depressionssymptome zu lindern. Als ich Mary Monate später bei einem Anschlussbesuch wiedersah, dankte sie mir dafür, dass ich ihr eine ganzheitliche Behandlung ihres Gehirn-Darm-Mikrobiom-Ungleichgewichts empfohlen hatte. Seit unserer letzten Begegnung hatte sie sich auf eine Mittelmeerkost umgestellt. Sie fand, dass sie bei der Verarbeitung ihrer Traumen gute Fortschritte gemacht hatte, und obwohl sie immer noch gelegentlich niedergeschlagen war, ging es ihr, wie sie erklärte, um 75 Prozent besser.

Autismus-Spektrum-Störung

Die Ernährung galt schon immer als ein Faktor, der Einfluss auf die Autismus-Spektrum-Störung (ASS) hat. Das gilt sowohl für die Kost betroffener Kinder als auch für die Versuche verzweifelter Eltern, eine Diät zu finden, die Verhaltens- und Verdauungsstörungen bessert. Leider gibt es – mit einigen Ausnahmen – nur geringe Fortschritte, was die Suche nach einer Ernährungstherapie anbelangt. Neuere Studien, die sich auf Schwangere und die generationsübergreifende Wirkung auf ihre Gesundheit und Ernährung konzentrieren, haben jedoch wertvolle

Erkenntnisse geliefert. Die systemische Aktivierung des Immunsystems während der Schwangerschaft wird mit einer Zunahme des autismusähnlichen Verhaltens bei Mäusen und einer größeren Anzahl autistischer Kinder in Verbindung gebracht.[17] Mehrere Studien haben untersucht, wie die Ernährung der Mutter die niedriggradige Aktivierung des Immunsystems fördert und das Autismusrisiko vergrößert.[18]

Erstaunlicherweise kamen zwei dieser Studien zu dem Ergebnis, dass der Konsum einer fettreichen Kost während der Schwangerschaft das Risiko für Autismus und andere seelische Störungen bei Babys selbst dann vergrößerte, wenn die Mutter nicht fettleibig war. Kjersti Aagaards Forschergruppe im Fachbereich Geburtshilfe und Gynäkologie im Baylor College of Medicine wies mit einer Tierstudie nach, dass eine fettreiche Kost der Mutter, nicht aber Fettleibigkeit per se, das bakterielle Ökosystem beeinflusst.[19] Eine fettarme Kost nach der Entwöhnung machte die daraus resultierenden Veränderungen des Mikrobioms beim Nachwuchs nur teilweise rückgängig. Wenn das Kind dieser fettreichen Kost früh ausgesetzt wird, verringerte sich unerwartet die Menge eines Stammes von nicht pathogenen Bakterien namens *Campylobacter* im Darm des Nachwuchses. Das stützt ebenfalls die Vermutung, dass die Ernährung der Mutter die symbiotischen Mikrobengemeinschaften ihres Babys prägt.

Im Jahr 2016 berichteten Shelly Buffington, eine Postdoktorandin, Forscherin und Studienkoautorin, und Mauro Costa-Mattioli, außerordentlicher Professor für Neurowissenschaft und Leiter des Zentrums für Gedächtnis- und Gehirnforschung am Baylor College of Medicine in Houston, von ähnlichen Befunden. Sie wiesen nach, dass eine fettreiche Kost in Form von Fast Food mehrere Male am Tag nicht nur die Fettleibigkeit von Mäusemüttern fördert, sondern auch das Darmmikrobiom ihrer Jungen verändert und zu abnormem Sozialverhalten führt. Die Jungtiere verbringen weniger Zeit mit anderen gleichaltrigen Tieren und knüpfen selten Kontakte.[20] Diese sozialen Defizite gehen mit einem abnorm veränderten Signalsystem im Belohnungszentrum des Gehirns einher. Nachfolgende Experimente mit Stuhltransplantaten zeigten, dass eine unausgewogene Kombination von Mikroben in Mäusen, deren Mütter fettreiches Futter fraßen, für diese sozialen Defizite verantwortlich war. Eine Genomsequenzierung enthüllte, dass die Spezies *Lactobacillus reuteri* beim Nachwuchs um mehr als das Neunfache reduziert war. Die Wissenschaftler beschlossen, eine Wiederherstellung der Population zu versuchen, und die Ergebnisse waren erstaunlich.

»Wir kultivierten einen Stamm *L. reuteri*, der ursprünglich aus menschlicher Muttermilch gewonnen worden war, und mischten ihn in das Trinkwasser der Jungtiere, deren Mütter fettreiches Futter bekommen hatten«, erklärte Buffington. »Es zeigte sich, dass die Behandlung mit diesem einzelnen Bakterienstamm ihr Sozialverhalten normalisieren konnte.« Andere ASS-typische Verhaltensweisen, zum Beispiel Ängstlichkeit, wurden durch die Neubesiedlung mit diesem Bakterium zwar nicht reduziert, aber die Forscher stellten fest, dass *L. reuteri* auch die Produktion von Oxytocin ankurbelte. Dieses Bindungshormon hilft, das Sozialverhalten zu normalisieren, und ein Mangel an Oxytocin wird mit ASS bei Menschen in Verbindung gebracht. Diese Befunde zeigen, dass das Darmmikrobiom dazu beiträgt, das Sozialverhalten von Labormäusen zu regulieren. Ungeklärt ist noch, ob diese Therapien auch bei Kindern mit ASS nützlich sein könnten.

Wegen dieser ermutigenden Ergebnisse bei Mäusen haben einige Forscher vorgeschlagen, ASS mit Antibiotika, Probiotika, Präbiotika und Fäkalmikrobentransplantaten zu behandeln. Eine offene Studie mit Kindern, die an ASS erkrankt waren, kam zu dem Ergebnis, dass eine achtwöchige Behandlung mit oralem Vancomycin – einem nicht resorbierbaren Antibiotikum, das nur im Darm wirkt – sowohl Magen-Darm- als auch ASS-Symptome deutlich lindert. Diese Wirkung ging allerdings innerhalb weniger Wochen nach der Behandlung verloren.[21] Probiotika führten ebenfalls zu gemischten klinischen Ergebnissen, und es gibt bisher keine langfristige Nachfolgestudie.

Bevor wir verzweifelten Eltern falsche Hoffnungen machen und eine einfache Behandlung mit magischen Psychobiotika versprechen, müssen wir erst weiterforschen und nachweisen, dass diese Befunde auch für ASS-Patienten gelten. Immerhin handelt es sich hier um einen interessanten Forschungsweg, dessen Ziel es ist, eines Tages Störungen der Neuroentwicklung zu beheben.

Kognitiver Abbau

Die miteinander zusammenhängenden Krankheiten, die metabolisches Syndrom genannt werden – Bluthochdruck, Herzkrankheiten, Diabetes Typ 2, Fettleibigkeit und hohe Cholesterin- und Lipidspiegel –, sind auch die am besten erforschten Risikofaktoren für den vorzeitigen kognitiven Abbau. Jede dieser Krankheiten macht es wahrscheinlicher, dass sich bei einem Betroffenen die anderen Krankheiten entwickeln; doch jede vergrößert auch das Risiko für einen beschleunigten kognitiven Verfall und für die Alzheimer-Krankheit. Beobachtungsstudien haben in letzter Zeit bestätigt, dass die Ernährung das Alzheimer-Risiko erheblich beeinflusst.

Eine Studie unter der Leitung von Felice Jacka von der Deakin University, der Leiterin der SMILES-Studie, kam 2015 zu dem Ergebnis, dass ein geringer Konsum nährstoffreicher Nahrungsmittel (zum Beispiel Lachs, Grünkohl und Heidelbeeren) und ein hoher Konsum von Fabriknahrung (in der Studie »gebratenes Fleisch, Wurst, Hamburger, Steaks, Kartoffelchips, Obsttörtchen und Limonaden«) die Größe des linken Hippocampus verringern können. Diese Gehirnregion ist wichtig für das Gedächtnis und ist im Gehirn von Alzheimer-Patienten regelmäßig geschrumpft.[22] Die Wissenschaftler untersuchten 225 Menschen in den Sechzigern, bei denen keine Alzheimer-Krankheit diagnostiziert worden war. Die Probanden wurden zwei Gehirnscans im Abstand von vier Jahren unterzogen und füllten Fragebögen zu ihrer Ernährung aus. Eine gesunde Ernährung mit regelmäßigem Verzehr pflanzlicher Nahrungsmittel ging mit einem größeren linken Hippocampus einher, während eine westliche Kost mit einem kleineren Volumen des Hippocampus zusammenhing. Diese Ergebnisse bestätigen die Beobachtungen früherer Tierstudien. Leider gab es während der vierjährigen Studiendauer keine kognitiven Tests und da es sich um eine Beobachtungsstudie handelte, konnten die Forscher nur mutmaßen, dass die westliche Ernährung die Ursache der Veränderungen im Gehirn und des kognitiven Abbaus war.

Mehrere hybride Mittelmeerdiäten wurden für spezifische Störungen entwickelt, zum Beispiel DASH (Dietary Approaches to Stop Hypertension)[23] und MIND (Mediterranean-DASH Intervention for Neurodegenerative Delay). Alle sind überwiegend vegetarisch. DASH enthält mehr Fett, das für das Herz gesund ist. MIND kombiniert die Mittelmeerkost mit DASH und betont diejenigen Aspekte, die mit einer verbesserten Gehirnfunktion zusammenhängen, etwa Beeren, die viele Polyphenole enthalten, und grünes Blattgemüse. Doch im Gegensatz zu DASH und zur Mittelmeerkost rät MIND davon ab, reichlich Obst, Milchprodukte und Kartoffeln oder mehr als einmal in der Woche Fisch zu essen. Die vorteilhaften Wirkungen der Mittelmeerkost und der DASH-Diät wurden in randomisierten Interventionsstudien bei mehreren klinischen Hauptmerkmalen des metabolischen Syndroms – Fettleibigkeit, Bluthochdruck, Diabetes, hoher Cholesterin- und Lipidspiegel, Insulinsensitivität, metabolische Endotoxämie, Depression und kognitiver Abbau – nachgewiesen, die alle miteinander und mit der Alzheimer-Krankheit zusammenhängen.

Die MIND-Diät entwickelte die verstorbene Martha Morris im Jahr 2015. Sie war Professorin für innere Medizin, stellvertretende Kanzlerin für Community Research (Gemeinschaftsforschung) und Direktorin des Rush Institute for Healthy Aging. Die Diät basiert auf ihren eigenen bahnbrechenden Forschungen über die Prävention der Alzheimer-Krankheit durch Ernährung.[24] Sie testete die MIND-Diät bei rund 970 Teilnehmern des Rush Memory and Aging Project, die in Seniorensiedlungen und in sozialen Wohnungsprojekten für Senioren in der Region Chicago lebten. Die Teilnehmer wurden neun Jahre lang einmal jährlich neurologisch untersucht, und ihre Ernährung wurde überwacht. Ermittelt wurde vor allem, wie genau die Probanden die Diät einhielten (Adhärenz) und wie stark die kognitiven Leistungen und die Entwicklung einer Alzheimer-Krankheit davon abhingen. Die Forscher entwarfen einen »MIND-Diät-Index«, um einschätzen zu können, wie gut die Teilnehmer sich an die Diät hielten, und um Veränderungen der kognitiven Funktionen zu verfolgen. Und tatsächlich: Bei denjenigen, die sich am genauesten an die Diät hielten, war der kognitive Abbau (ermittelt mit einem kognitiven Test) deutlich langsamer und die Alzheimer-Inzidenzen während der Studie waren deutlich geringer. Bei den Teilnehmern im höchsten Drittel der MIND-

Testskala war die Alzheimer-Inzidenz sogar um erstaunliche 53 Prozent geringer und beim mittleren Drittel waren es immer noch 35 Prozent, jeweils im Vergleich zum unteren Drittel. Da die Datenanalyse keine statistischen Indizien dafür lieferte, dass der Zusammenhang zwischen den MIND-Testergebnissen und der Alzheimer-Inzidenz durch Fettleibigkeit, metabolische Störungen oder Herz-Kreislauf-Erkrankungen beeinflusst wurden, kamen die Forscher zu dem Schluss, dass die Adhärenz der Teilnehmer wahrscheinlich eine unmittelbare Wirkung auf das Gehirn hatte.

Nährstoffe, die im Dünndarm resorbiert wurden, und Metaboliten, die die Darmbakterien bildeten – beide hatten ihren Ursprung in der weitgehend pflanzlichen Diät –, gelten als wichtigste Gründe für die Besserungen. Viele Tierstudien belegen, dass eine Kost mit viel tierischem Fett die Darmbakterien ungünstig beeinflusst. Die Folgen sind Neuroentzündung, ein nachlassendes Gedächtnis, größere Angst und eine Reduzierung des im Gehirn gebildeten neurotrophischen Faktors (BDNF), eines fundamentalen Proteins, welches das Nervenwachstum fördert und wichtig für das Lernen und das Langzeitgedächtnis im Zentralnervensystem ist.[25] Andere Studien zeigen, dass die Mittelmeerkost die Menge der nützlichen Bakterienstämme vergrößert, zum Beispiel von Laktobazillen, Bifidobakterien und *Prevotella*. Gleichzeitig nimmt die Menge der krank machenden Clostridien ab. Insgesamt führen diese ernährungsbedingten Veränderungen der Darmbakterien zu einem Mikrobiom-Profil, das die Stoffwechselgesundheit fördert, weil es die Menge des »schlechten Cholesterins« und der Lipide im Blut senkt und die Aktivierung des Immunsystems dämpft.[26]

Inspiriert von der oben erwähnten Studie der Universität Neapel über das Darmmikrobiom von Übergewichtigen, untersuchten Paul W. O'Toole, Professor für mikrobielle Genomik am University College Cork in Irland, und eine Gruppe von Forschern aus fünf europäischen Ländern die Auswirkungen der Mittelmeerkost auf das Darmmikrobiom in Bezug auf den kognitiven Abbau und andere Marker für Gebrechlichkeit.[27] In diesem Zusammenhang bedeutet *Gebrechlichkeit*: chronische niedriggradige Entzündung, Verlust von Muskel- und Knochenmasse, kognitiver Abbau und erhöhtes Risiko für Diabetes Typ 2, Alzheimer oder Parkinson. Das alles kommt bei älteren Menschen in Industrieländern häufig vor.

Die Wissenschaftler untersuchten die Wirkung einer jahrelangen Ernährungstherapie auf das mikrobielle Ökosystem und auf mit ihm zusammenhängende Symptome bei 612 Menschen zwischen 65 und 79 Jahren. 323 von ihnen aßen eine Mittelmeerkost, während 289 Kontrollprobanden bei ihrer normalen Ernährung blieben. Bei den Teilnehmern, die eine Mittelmeerkost aßen, nahmen die Zahl und die Funktion der Darmbakterien, die mit besseren kognitiven Funktionen zusammenhängen, signifikant zu; dagegen nahmen die Entzündungsmarker im Blut ab und die Gebrechlichkeit der Probanden war geringer.

Zu den spezifischen Mikroben, deren Menge unter dem Einfluss der Mittelmeerkost zunahm – die »diätpositiven« Arten –, gehörten *Faecalibacterium prausnitzi*, *Roseburia*, *Bacteroides* und *Prevotella*, die alle für ihren positiven Einfluss auf die Gesundheit des Stoffwechsels bekannt sind. Die meisten dieser Mikroben waren bereits wegen ihrer gesundheitsfördernden Wirkungen aufgefallen. Unter anderem produzieren sie kurzkettige Fettsäuren und entzündungshemmende Moleküle und senken das Risiko für Diabetes Typ 2 und Darmkrebs.

Einige dieser gesundheitsfördernden Mikroben findet man immer wieder bei den traditionellen Jägern und Sammlern, auf die ich in Kapitel 3 eingegangen bin. Diese Stammeskulturen verzehren natürliche, ballaststoffreiche Nahrungsmittel, die keine der Chemikalien enthalten, die Fabriknahrungsmitteln beigegeben werden. Außerdem nehmen sie die komplexen Kohlenhydrate und Ballaststoffe zu sich, die auch in der weitgehend pflanzlichen Mittelmehrkost enthalten sind, in größeren Mengen als wir. Interessant ist, dass die Studie der Universität Neapel ebenfalls eine Zunahme ähnlicher Mikroben festgestellt hat. Die Teilnehmer dieser Studie waren viel jünger, was darauf hindeutet, dass die nützlichen Wirkungen sich nicht auf ältere Menschen beschränken, sondern wahrscheinlich in jedem Alter eintreten. Die beiden Forschergruppen arbeiten seither zusammen und planen eine Studie, die die Mittelmeerkost mit einer Zunahme bestimmter kurzkettiger Fettsäuren und damit auch mit einem geringeren Risiko für entzündliche Krankheiten, Diabetes und Herz-Kreislauf-Erkrankungen in Verbindung bringt. Vor allem aber zeigte die Neapel-Studie, dass eine Mittelmeerkost, selbst wenn sie nur ein Jahr lang verzehrt wird, deutlich mit geringerer Gebrechlichkeit, besseren kognitiven Funktionen und einer Abnahme der Entzündungsmarker im Blut korreliert.

Im Gegensatz dazu nahm die Menge einiger Mikrobengattungen unter dem Einfluss der Mittelmeerkost ab. Das galt unter anderem für *Ruminococcus*, *Coprococcus* und *Veillonella*, von denen bekannt ist, dass sie im Darm von Menschen, die eine typische ungesunde westliche Kost mit vielen einfachen Kohlenhydraten (Zuckern) essen, häufiger vorkommen.

Als die Wissenschaftler über die relative Menge guter und schlechter Mikroben hinausschauten und die ernährungsbedingten Veränderungen der *funktionalen* Metabolitenprofile untersuchten, fanden sie überall in der »Landschaft« der Mikrobiom-Reaktion drastische Unterschiede. Wenn diätpositive Mikroben in größerer Menge vorhanden waren, konsumierten sie auch mehr komplexe, nicht als Stärke eingestufte Kohlenhydrate, die einen erheblichen Teil der Mittelmeerkost ausmachen. Eine geringere Menge dieser Mikroben ging hingegen mit einem größeren Konsum von einfachen Zuckern einher, also mit den raffinierten Zuckern, aus denen die westliche Kost zu einem erheblichen Teil besteht. Eine negative Reaktion des Mikrobioms hing außerdem mit einer größeren Produktion mehrerer sekundärer Gallensäuren zusammen, also mit den Gallensäuren, die zu abnormen Veränderungen im Gehirn und zum kognitiven Abbau – einschließlich Alzheimer – führen, wie Rima Kaddurah-Daouk von der Duke University nachgewiesen hat.[28]

Einer der faszinierendsten Befunde dieser Studie ist aber ein anderer: Die zwei Gruppen von Mikroben reagierten nicht nur unterschiedlich auf die Mittelmeerkost, sondern hatten auch einen völlig unterschiedlichen Einfluss auf das Darmbakterien-Netzwerk. Wenn wir die gleiche mathematische Methode anwenden wie bei der Beschreibung anderer komplexer Systeme – zum Beispiel des Gehirns, siehe Kapitel 2 –, nahmen die Mikroben, deren Zahl bei einer Mittelmeerkost anstieg, in diesem Netzwerk eine zentrale Stellung ein. Im Sinne der Netzwerkanalyse bedeutet das, dass diese Mikroben alle anderen Mikroben und deren Funktionen im Netzwerk steuern. Andererseits nahmen diejenigen Mikroben, deren Zahl unter dem Einfluss der Mittelmeerkost abnahm, im Netzwerk weniger einflussreiche, eher periphere Positionen ein. Das hört sich vielleicht etwas esoterisch an, aber es hat erhebliche Auswirkungen, weil wir unsere Einstellung zur überwiegend pflanzlichen Ernährung überdenken müssen. Der Lebensraum und der Einfluss der diätpositiven Stämme lassen darauf schließen, dass sie für die Stabilität des gesamten mikrobiellen Ökosystems wichtig sind – sie stellen somit »Schlüsselarten« dar. Der Verlust von Schlüsselarten in einem Ökosystem – beispielsweise der Wölfe in Yellowstone oder des Bisons in der Prärie – hat tiefgreifende Auswirkungen auf die Gesundheit des gesamten Ökosystems.

Wir kennen die vorteilhaften Wirkungen einer weitgehend pflanzlichen Kost auf bestimmte mikrobielle Funktionen und auf die Gesundheit des Darms zwar schon eine Weile, aber die neuesten Studien belegen einen noch größeren Nutzen. Sie zeigen uns deutlicher, dass eine gesunde Ernährung die Resilienz des Gehirn-Darm-Mikrobiom-Ökosystems unter Stress und dadurch die Gesundheit des ganzen Körpers fördert.

Immer mehr Mikrobiom-Forscher wenden die Netzwerkanalyse und die Graphentheorie auf die Darmmikroben-Netzwerke an. Meine Forschergruppe hat damit begonnen, die Netzwerkmerkmale (zum Beispiel Zentralität, Hubs, Resilienz) des Darmmikrobioms mit den Netzwerkmerkmalen des Gehirns zu verbinden und diesen »Multiomik«-Ansatz auf das gesunde und kranke GDM-Netzwerk anzuwenden. Wie in Kapitel 2 erwähnt, spielt es keine Rolle, ob ein Netzwerk aus Milliarden Nervenzellen im Gehirn oder aus Billionen Mikroben im Darm besteht. Die Regeln, die die Funktionen *all* dieser Systeme bestimmen, ähneln einander sehr. Dieser biologischen Vernetzung müssen wir uns bewusst sein, um das Zusammenspiel zwischen Gesundheit, Ernährung und Umwelt zu verstehen.

Im nächsten Kapitel werde ich eine Vernetzung anderer Art besprechen: die wichtige Beziehung zwischen körperlicher Bewegung, seelischer Gesundheit und gesunder Ernährung. Eine pflanzliche Kost ist nicht die einzige Komponente eines langen, produktiven Lebens. Neue Studien deuten darauf hin, dass Ernährung und Bewegung zusammen eine noch vorteilhaftere Wirkung auf die Gesundheit haben.

KAPITEL 6

EIN GRÖSSERER ZUSAMMENHANG

WIE BEWEGUNG UND SCHLAF DAS MIKROBIOM BEEINFLUSSEN

Der menschliche Körper ist ein engmaschiges Netzwerk, in dem das Gehirn, der Darm und das Mikrobiom wichtige Knotenpunkte sind. Wenn dieses Gehirn-Körper-Netzwerk gestört ist, können chronische niedriggradige Entzündungen und ein höheres Risiko für chronische Krankheiten die Folge sein. Die Ernährung ist zwar eine der wichtigsten Strategien, um dieses Risiko zu senken, aber es gibt klare wissenschaftliche Beweise dafür, dass die Lebensweise, vor allem Bewegung und Ruhe, unser Wohlbefinden sowie die Zusammensetzung und Funktion des Mikrobioms ebenfalls stark beeinflussen. Einige der Variablen, die Einfluss auf die Gesundheit haben, können wir zwar nicht beeinflussen – zum Beispiel genetische Anfälligkeiten und sozioökonomische Bedingungen –, aber wir können unser Schicksal dennoch in die eigenen Hände nehmen.

Körperliche Bewegung

Wir wissen seit Jahrzehnten, dass körperliche Bewegung einer der Pfeiler der Gesundheit und Langlebigkeit ist. Es ist gut belegt, dass regelmäßiger Sport den Stoffwechsel und das Herz-Kreislauf-System fit hält. Er senkt beispielsweise das Risiko für Herzanfälle, verbessert die Gesundheit des Gehirns, lindert Depressionen und Angst und hemmt den kognitiven Abbau. Eine sitzende Lebensweise ist hingegen eine wichtige Mitursache der hohen Krankheitsraten und der heutigen Gesundheitskrise. Neuere Studien belegen, dass Sport unserem Körper gesunde Jahre hinzufügen kann. Eine Studie der Harvard T. H. Chan School of Public Health unter der Leitung von Frank P. Hu und Frederick J. Stare wies 2020 nach, das moderate bis forsche Bewegung, mindestens 30 Minuten am Tag, zu den fünf Faktoren gehört, die uns mehr gesunde Jahre schenken. Die anderen sind gesunde Ernährung, ein normales Körpergewicht, der Verzicht aufs Rauchen und mäßiger Alkoholkonsum. Die Forscher fanden heraus, dass diese fünf einfachen Richtlinien unser Leben um sieben bis zehn gesunde Jahre verlängern können, wenn wir sie ab einem Alter von 50 Jahren beherzigen.[1] Ein langes Leben, ohne vom medizinischen System und seiner wachsenden Liste von Medikamenten abhängig zu sein, ist erreichbar, selbst wenn wir erst in den späten mittleren Jahren anfangen, gesund zu leben.

Von ähnlichen Resultaten berichtete eine Gruppe von finnischen Wissenschaftlern der Universität Helsinki, die Solja Nyberg leitete. Eine prospektive Multikohortenstudie mit 116 043 Teilnehmern aus mehreren europäischen Ländern fand einen statistisch signifikanten Zusammenhang zwischen vielen der oben erwähnten gesunden Angewohnheiten und einer größeren Zahl von Lebensjahren ohne Krankheit.[2] Forscher fanden heraus, dass die Faktoren, die uns die meisten krankheitsfreien Jahre bescheren, körperliche Bewegung, ein gesunder Body-Mass-Index, Verzicht auf Rauchen und mäßiger Alkoholkonsum sind. Mehrere dieser Elemente hängen auch mit einem längeren Leben ohne Diabetes Typ 2, Krebs sowie Herz-Kreislauf- und Atemwegserkrankungen zusammen. Zwar konnten weder die Harvard- noch die Helsinki-Studie *beweisen*, dass Bewegung oder einer der anderen Faktoren einen kausalen Einfluss haben, aber beide bieten ein starkes Indiz dafür.

Sport ist nicht nur in fast der gleichen Hinsicht nützlich wie gesunde Ernährung, sondern die Harvard-Studie lässt obendrein darauf schließen, dass es zwischen beiden eine positive Wechselbeziehung gibt. Das bedeutet, dass eine gesunde Ernährung *und* tägliche Bewegung eine größere positive Wirkung entfalten, was ein langes, gesundes Leben anbelangt, als jeder dieser Faktoren allein. Ich glaube, sie haben zusammen eine synergistische Wirkung auf die Gesundheit des GDM-Systems, indem sie Störungen des Immunsystems vorbeugen. Umgekehrt können Bewegungsmangel und schlechte Ernährung die niedriggradige Entzündung auslösen, deren Ursache die abnorme Kommunikation zwischen dem Darmmikrobiom und dem darmbasierten Immunsystem ist. Mittlerweise ist nachgewiesen, dass Sport die Darmbakterien positiv beeinflusst. Der Grund dafür ist die kreisförmige Kommunikation in diesem Netzwerk.

Wie so oft in der Mikrobiom-Forschung kamen die ersten Hinweise von Studien mit Laborratten. Ratten, die frei herumlaufen durften, hatten ein Darmmikrobiom, das sich von dem ihrer Artgenossen unterschied, deren Bewegungsfreiheit eingeschränkt war. Außerdem hatten die sportlichen Tiere mehr Butyrat (eine kurzkettige Fettsäure) im Blut.[3] Kurzkettige Fettsäuren werden von Mikroben gebildet, die Ballaststoffe aus der Nahrung im Dickdarm fermentieren. Die häufigsten sind Butyrat, Acetat und Propionat, die alle eine positive Wirkung auf den Darm, das Immunsystem und das Gehirn haben: Sie stärken die Darmwand, normalisieren die Immunfunktion und lösen ein Gefühl der Sättigung aus.

Diesen frühen Beobachtungen – dass das Darmmikrobiom sich bei aktiven Ratten verändert – folgte eine bahnbrechende Studie mit irischen Rugbyspielern, die zu den besten ihres Landes gehörten. Der Leiter dieser Studie des Alimentary Pharmabiotic Centre (APC) des University College Cork war Fergus Shanahan.[4] Die Wissenschaftler verglichen mehrere Darmmikrobiom-Merkmale sowie Blutindikatoren für die Muskelaktivität und niedriggradige Entzündungen von Rugbyspielern einerseits und einer gesunden Kontrollgruppe andererseits. Die Kontrollgruppe bestand aus Menschen mit normalem bis erhöhtem BMI, die eine eher sitzende Lebensweise bevorzugten. Die Forscher stellten erhebliche Unterschiede zwischen den Gruppen fest, was die mikrobielle Vielfalt und den Artenreichtum im Mikrobiom betraf. Das Gleiche galt für die Aktivität der Stoffwechselbahnen und der fäkalen Metaboliten. Bei den Sportlern waren die mikrobielle Vielfalt und der Artenreichtum größer und der Anteil des Bakteriums *Akkermansia* – dessen Nutzen für die Darmgesundheit gut belegt ist – und mehrerer anderer Arten, die kurzkettige Fettsäuren bilden, war bei ihnen höher. Diese Veränderungen im Mikrobiom gingen mit einer geringeren Aktivierung des Immunsystems und einem höheren Kreatinkinase-Spiegel einher. Kreatinkinase ist ein Enzym, dessen Menge vom Ausmaß der Muskelaktivität abhängt. Zudem fand man im Darm der Sportler mehr Mikrobengene, die für die Produktion der kurzkettigen Fettsäuren Acetat, Butyrat und Propionat notwendig sind, sowie mehr Gene, die für den Aminosäuren- und Kohlenhydratstoffwechsel benötigt werden. Diese Merkmale gingen mit besserer Fitness und besserer allgemeiner Gesundheit einher. Da diese Studie jedoch nicht berücksichtigte, dass die Rugbyspieler mehr Eiweiß und mehr Kalorien konsumierten, konnten die Forscher nicht sagen, ob die Unterschiede auch auf die Ernährung zurückzuführen waren.

Eine spätere Langzeitstudie mit gesunden Menschen zeigte, dass Ausdauersport unabhängig von einer Ernährungsumstellung die Zusammensetzung und Funktion des Darmmikrobioms tatsächlich beeinflusst. Diese Studie des Fachbereichs Kinesiologie und öffentliche Gesundheit der University of Illinois at Urbana-Champaign erforschte unter der Leitung von Jeffrey Woods den Einfluss eines sechswöchigen Ausdauertrainings auf die Zusammensetzung und Funktion des Darmmikrobioms bei schlanken und fettleibigen Erwachsenen. Die Ernährung wurde dabei berücksichtigt.[5] Die Wissenschaftler rekrutierten 18 schlanke und 14 fettleibige Probanden, die alle eine überwiegend sitzende Lebensweise bevorzugten. Diese Probanden nahmen sechs Wochen lang dreimal wöchentlich an einem überwachten Ausdauertraining teil, das anfangs 30 Minuten dauerte und allmählich auf 60 Minuten verlängert wurde. Auch die Intensität steigerte sich von moderat bis intensiv. Danach kehrten die Teilnehmer weitere sechs Wochen lang zu ihrer früheren sitzenden Lebensweise zurück. Vor und nach dem sechswöchigen Training und sechs Wochen nach der Rückkehr zur Inaktivität wurden Stuhlproben gesammelt. Das Training bewirkte signifikante körperliche Veränderungen: Die magere Körpermasse wurde größer, und der Anteil des Körperfetts nahm ab. Diese Veränderungen gingen mit einer Zunahme der kurzkettigen Fettsäuren einher, die die Gesundheit des Darms fördern. Diese nützliche Wirkung konnte mehrfach bestätigt werden: Die Menge der Mikroben (auch der Ordnung *Clostridiales* und der Gattungen *Roseburia*, *Lachnospira* und *Faecalibacterium*, die kurzkettige Fettsäuren produzieren, nahm ebenso zu wie die Zahl der Gene, die für diese Produktion notwendig sind. Die Menge der kurzkettigen Fettsäuren im Stuhl nahm ebenfalls zu, sie wurde mithilfe der Metabolomik bestimmt, einer Methode, die Mikroben-Metabolite misst. Die Forscher stellten fest, dass diese Veränderungen in der Vielfalt der Darmbakterien nicht bei allen Probanden einheitlich waren, sondern vom BMI abhingen. Eine durch Training bewirkte Zunahme der kurzkettigen Fettsäuren im Stuhl wurde hauptsächlich bei schlanken Teilnehmern beobachtet, bei fettleibigen jedoch in geringerem Umfang. Die schlankeren Probanden, die regelmäßig trainierten, profitierten am meisten, was ihre Darmgesundheit anbelangte.

Es überrascht nicht, dass diese Veränderungen sich im Wesentlichen zurückbildeten, sobald das Training beendet wurde. Die Forscher schlossen daraus, dass Sport die Zusammensetzung und Funktion des menschlichen Darmmikrobioms verändert, und zwar abhängig vom BMI und der Dauer des regelmäßigen Trainings, aber unabhängig von der Ernährung. Damit das Mikrobiom vom Training profitiert, ist regelmäßiges Training erforderlich. Obwohl diese Studie auf diesen Punkt nicht direkt einging, ist es plausibel, dass die Veränderung der mikrobiellen Metaboliten, hervorgerufen durch intensives Training, zum »Läufer-Hoch« beitragen, einem starken Gefühl des Wohlbefindens, ausgelöst von Endorphinen.

Im Gegensatz zu den unbestreitbaren positiven Wirkungen eines regelmäßigen moderaten Trainings ist Extremsport für die Darmgesundheit und das generelle Wohlbefinden problematisch. Ich erinnere mich an David, einen 37 Jahre alten Läufer, der vor einigen Jahren mit typischen

Beschwerden in meine Praxis kam. Er litt an hartnäckigem Durchfall, der in den vergangenen Jahren etwa nach 32 Kilometern auftrat und ihn daran hinderte, das Ziel jedes Marathons zu erreichen, an dem er teilnahm. David wollte unbedingt herausfinden, was dieses ärgerliche Problem verursachte und was er dagegen tun konnte. Er hatte vor Kurzem in einer Zeitschrift für Läufer einen Artikel gelesen, der darauf hinwies, dass hartnäckiger Durchfall mit einem gestörten Darmmikrobiom zusammenhängen könne.

Zufällig war ich kurz vorher zu einem Vortrag auf der Jahrestagung der amerikanischen Gesellschaft für Sportmedizin in Denver eingeladen worden, wo ich mehr über die schädlichen Folgen eines extremen Trainings auf das Darmmikrobiom und auf das Konnektom erfahren hatte. Ich berichtete David von den Ergebnissen einer neueren Studie, die J. Philip Karl von der Abteilung Militär und Ernährung des Forschungsinstituts für Umweltmedizin der US-Army in Natick, Massachusetts, geleitet hatte.[6] Das Forscherteam wollte untersuchen, ob ein hochintensives Ausdauertraining negative Folgen für die Zusammensetzung des Darmmikrobioms und für den Stoffwechsel haben kann und ob diese Wirkungen mit einem pathologisch durchlässigen Darm zusammenhingen. Im Rahmen dieser Studie bekamen 73 Soldaten drei Essensrationen am Tag und durften während eines viertägigen Skilanglaufs zusätzliche kohlenhydrat- oder eiweißreiche Nahrungsergänzungsmittel ihrer Wahl essen. Vor und nach der anstrengenden Übung wurde die Durchlässigkeit des Darms gemessen. Auch Blut- und Stuhlproben wurden gesammelt. Die beobachteten Veränderungen waren unterschiedlich, doch die durchschnittliche Durchlässigkeit des Darms nahm um 60 Prozent zu und ging mit einem Anstieg der systemischen Immunmarker einher. Das harte Training veränderte die Zusammensetzung des Darmmikrobioms: Entzündungshemmende Gattungen wie *Bacteroides*, *Faecalibacterium* und *Roseburia* nahmen ab, während der Anteil mehrerer seltener und schädlicher Spezies zunahm. Diese Veränderungen und eine Abnahme mehrerer Metaboliten im Stuhl gingen mit einer erhöhten Durchlässigkeit des Darms einher.

»Aber ich dachte, Sport sei gut für den Darm«, wandte David ein. Ich erklärte ihm, dass er im Prinzip recht habe, dass es aber einen

Unterschied zwischen extremem und moderatem Sport – zum Beispiel Training im Fitnessstudio oder tägliches Joggen – gebe.[7] Magen-Darm-Störungen wie Blähungen, Krämpfe, Durchfall, Sodbrennen, Übelkeit, Erbrechen und Blut im Stuhl werden von etwa 20 bis 50 Prozent der Extremsportler berichtet[8] und treten bei Frauen häufiger auf.

»Die meisten dieser Sportler haben keine derartigen Symptome«, fügte ich hinzu. »Wenn Sie im Gegensatz zu anderen Sportlern krank werden, liegt es daran, dass Ihr Darm die Belastung eines Langstreckenlaufs weniger gut verkraftet. Dieser Unterschied hängt mit Verschiedenartigkeiten im Darmmikrobiom zusammen.«

»Aber woher wissen meine Bakterien, wie viel Sport ich treibe?«, fragte David.

Gute Frage. Ich stelle sie mir selbst. Besitzt der Körper ein spezialisiertes Signalsystem, das die hundert Billionen Mikroorganismen im Darm darüber informiert, ob wir meist auf dem Sofa liegen oder beim Sport übertreiben?

Soweit wir wissen, aktiviert körperliche Bewegung das autonome Nervensystem, dessen Signale an den Darm die Peristaltik, die regionale Darmpassage, die Sekretion von Flüssigkeiten und Schleim sowie die Durchblutung und Durchlässigkeit des Darms beeinflussen. Dadurch ändert sich auch das Milieu der Mikroben, und sie passen sich ihm an – in gewissem Umfang. Extremsport mag aufregend und befriedigend sein, aber er kann ebenso eine Störung in unserem uralten Stressreaktionssystem auslösen wie die Herausforderungen der heutigen Zeit. Die Anforderungen, die hochintensiver Ausdauersport – ein Ultramarathon, ein Triathlon oder ein militärisches Ausbildungslager – an den Körper stellt, kann im Gehirn die Alarmglocken schrillen lassen und eine übertriebene Stressreaktion auslösen. Bei einigen anfälligen Menschen können diese heftigen Stresssignale zu einer pathologisch durchlässigen Darmwand führen und das Immunsystem aktivieren. Das hat negative Folgen für den Körper und das Gehirn und verändert die Menge und das Verhalten der Darmbakterien.

Ich riet David, sich auf eine Ernährung umzustellen, die das Darmmikrobiom unterstützt, vor allem die Bakterienstämme, die kurzkettige Fettsäuren produzieren und deren Menge bei ihm wegen seines Extremsports abgenommen hatte. Diese Mikroben brauchten mehr leicht verfügbare Kohlenhydrate – den Hauptbestandteil der Ballaststoffe. Ich empfahl ihm, weniger rotes Fleisch und stattdessen eiweiß-, ballaststoff- und polyphenolreiche pflanzliche Nahrungsmittel zu essen: Linsen, Bohnen, Getreide und verschiedene Obst- und Gemüsesorten.

Ich erklärte David, dass regelmäßiger moderater Sport eine günstige Wirkung auf den Darm hat und Entzündungen im Darm hemmt. Die Worte *regelmäßig* und *moderat* sind hier der Schlüssel. Wenn Sie nur ab und zu Sport treiben, lohnt das vielleicht die Mühe nicht, und wenn Sie sich zu sehr anstrengen und Ihr Darm anfällig für diesen Stress ist – so wie bei David –, schaden Sie möglicherweise Ihrer Gesundheit. Wie bei einer pflanzlichen Kost sind die positiven Wirkungen des Sports hauptsächlich auf die Zunahme von Bakterienstämmen zurückzuführen, die die Produktion von kurzkettigen Fettsäuren steigern und dadurch die Integrität der Darmwände fördern und eine vom Darm ausgelöste Immunreaktion reduzieren.

Davids Fragen veranlassten mich, die Beziehung zwischen dem Essen, der körperlichen Bewegung und deren wechselseitiger Unterstützung genauer zu untersuchen. Da sowohl die Ernährung als auch der Sport ähnliche Anpassungen des Darmmikrobioms und seiner Kommunikation mit dem Körper und dem Gehirn auslösen, fragte ich mich, ob eine überwiegend pflanzliche Kost im Gegensatz zum derzeitigen Dogma die sportliche Leistung günstiger beeinflusst als eine eiweißreiche Kost mit Nahrungsmitteln tierischen Ursprungs.

Der Dokumentarfilm *The Game Changers* (2018) erzählt die Geschichte von James Wilks, einem Trainer von Eliteeinheiten und Gewinner der Realityshow *The Ultimate Fighter*, die gemischte Kampfkünste präsentiert. Wilks reist durch die Welt, um die beste Ernährung für Sportler zu finden. Er unterhält sich mit Spitzensportlern, Elitesoldaten und visionären Wissenschaftlern und kommt am Ende seiner Reise zu dem Schluss, dass der tief verwurzelte Glaube, große Mengen von tierischem Eiweiß seien für Sportler unverzichtbar, falsch ist. Eine pflanzliche Kost liefert nicht nur die gleiche Menge Eiweiß, sondern könnte für Spitzenleistungen sogar nützlicher sein. Das wussten schon die alten Römer, die ihren Gladiatoren und Soldaten eine überwiegend pflanzliche Kost verabreichten. Obwohl die Belege, die dieser populäre und sehr einflussreiche Film anbietet, meist anekdotischer Art sind, also nicht auf Befunden der etablierten Wissenschaft beruhen, haben viele Sportler, die ich kenne, dank dieses Films ihre Essgewohnheiten geändert, ohne dass es zu einem Leistungsabfall gekommen wäre.

Embriette Hyde, eine Wissenschaftsautorin und ehemalige Projektleiterin des American Gut Project der University of California in San Diego, die selbst Sportlerin ist, führte eine kleine Studie ohne Kontrollgruppe durch, die diese Theorie aus wissenschaftlicher Sicht etwas besser stützt.[9] Sie untersuchte, ob die Essgewohnheiten und die Darmmikrobiome mehrerer Spitzensportler Auskunft über die Rolle geben können, die das mikrobielle Ökosystem bei den außergewöhnlichen Leistungen dieser Athleten spielt.

Zunächst untersuchte sie Stuhlproben einer Gruppe von Extremsportlern. Dazu gehörten die Kletterer und Bergsteiger Alex Honnold, Emily Harrington und Adrian Ballinger; die Läufer Rob Carr und Amelia Boone; der Skirennläufer Cody Townsend und der Surfer Fergal Smith. Dann verglich sie die relativen Mengen von Mikroben-Gattungen mit einer Datenbank, die 15 000 Stuhlproben erfasste, von denen das American Gut Project viele zur Verfügung gestellt hatte. Mehrere dieser Sportler verzehrten eine überwiegend pflanzliche Kost, während andere Fleisch in unterschiedlicher Menge aßen. Die meisten von ihnen besaßen eine erhöhte relative Menge von Bakteriengattungen, die Ballaststoffe in kurzkettige Fettsäuren zerlegen. Alex Honnold war eine Ausnahme; er besaß eine enorme Fülle von *Prevotella*, die seine überwiegend pflanzliche Kost widerspiegelte. War die erhöhte Produktion von kurzkettigen Fettsäuren, produziert von den Mikroben in Honnolds Darm, einer der Gründe für seine schier übermenschliche Leistung beim Besteigen von steilen Felswänden, zum Beispiel für seine rekordverdächtige Besteigung von El Capitan, über die der preisgekrönte Dokumentarfilm *Free Solo* berichtet? Immer mehr wissenschaftliche Studien lassen darauf schließen, dass seine Mikroben ihn dabei unterstützt haben.

Eine neuere Studie unter der Leitung von Jonathan Scheiman vom Institut für Genetik der medizinischen Fakultät Harvard liefert eine Teilantwort.[10] Diese Forscher untersuchten das Darmmikrobiom von Läufern vor und nach dem Boston Marathon und entdeckten bei einigen, aber nicht allen diesen Sportlern eine große Menge der Gattung *Veillonella*, die nach dem Lauf weiter zunahm. Die Kontrollgruppe bestand aus Freiwilligen mit sitzender Lebensweise. Anders als David waren diese Athleten offensichtlich nicht anfällig für die schädlichen Wirkungen des Ausdauersports auf den Darm. Nicht jeder Mensch ist dafür anfällig, und verschiedene Sportarten können verschiedene Wirkungen haben. Als die Forscher einen Stamm *Veillonella* aus den Stuhlproben der Sportler isolierten und in Mäuse implantierten, hielten die Tiere im Laufrad deutlich länger durch. Das deutet darauf hin, dass ein Metabolit, der den *Veillonella* während einer extrem anstrengenden sportlichen Aktivität bildet, dafür verantwortlich ist.

Laktat ist eine Substanz, die sich im Muskelgewebe bildet, wenn der Körper Kohlenhydrate als Energiequelle abbaut, vor allem während eines intensiven Trainings. Wie sich gezeigt hat, nutzt *Veillonella* dieses Laktat als einzige Energiequelle. Als die Wissenschaftler die Genome der Spitzensportler analysierten, stellten sie fest, dass jedes Gen, das an einem wichtigen Prozess beteiligt ist, bei dem Laktat zu der kurzkettigen Fettsäure Propionat verstoffwechselt wird, nach dem Training eine erhöhte Expression aufwies. Dieses Propionat wird in den Darm und von dort ins Blut abgegeben.

Die Forscher wiesen außerdem nach, dass das Laktat, das sich beim Sport in den Muskeln bildet, in den Darm sickern und mit bestimmten Mikroben, einschließlich *Veillonella*, in Kontakt kommen kann. Als die Wissenschaftler Stuhlsubstanz mit erhöhtem Gehalt an kurzkettigen Fettsäuren in die Mäuse transplantierten, hielten die Tiere im Laufrad erneut länger durch. Wir brauchen mehr Studien, um herauszufinden, wie die größere Menge an kurzkettigen Fettsäuren die sportliche Leistung verbessert. Wahrscheinlich ist sie eine zusätzliche Energiequelle für die Muskeln. Die erwähnten Studien zeigen, dass ein bestimmter Stamm von Darmbakterien die Leistung von Mäusen im Laufrad verbessert, indem er das zusätzliche Laktat, das bei körperlicher Aktivität entsteht, als neue Energiequelle nutzt. Mithilfe ihrer faszinierenden Studien identifizierten diese Forscher eine natürliche, mit Mikroben zusammenhängende chemische Umwandlung im Darm, die die sportliche

Leistung verbessert. Die Menge der Gattung *Veillonella* ist nach dem Training im Darm erhöht, und der Pfad, den diese Mikroben nutzen, um Laktat umzuwandeln, wird zugänglicher.

Eine Huhn-oder-Ei-Frage bleibt: Macht das natürliche Mikrobiom der Marathonläufer sie zu besseren Athleten, oder bewirkt das Marathontraining, dass die Zusammensetzung ihres Mikrobioms sich vorteilhaft verändert? Scheimans Gruppe vermutete, dass das laktatreiche Milieu, das durch Sport erzeugt wird, entweder mehr Organismen hervorbringt, die Laktat verstoffwechseln, zum Beispiel *Veillonella*, oder dass es die Fähigkeit der Mikroben verbessert, Laktat zu verstoffwechseln, oder dass beides richtig ist. Die Folge ist auf jeden Fall eine größere Ausdauer. Vielleicht beeinflusst die Ernährung das Mikrobiom mancher Sportler auf ähnliche Weise. Es sieht jedenfalls ganz danach aus, dass eine pflanzliche Kost mit vielen für die Mikroben gut verwertbaren Kohlenhydraten und sehr wenig leicht verwertbarem Zucker die Produktion von kurzkettigen Fettsäuren durch Darmbakterien ankurbelt. Das fördert nicht nur die Gesundheit des Mikrobioms, sondern liefert Menschen mit vielen *Veillonella*-Mikroben im Darm während eines harten Trainings zusätzliche Energie. Diese Ernährungsweise kann Trainierenden und Sportlern aller Art helfen.

Wie das Essen und die Stimmung das Mikrobiom beeinflussen

Wir alle müssen Herausforderungen bewältigen, die das Stressreaktionssystem des Gehirns aktivieren und dadurch auch den Darm und sein Mikrobiom beeinflussen. Wir begegnen aber auch kleineren Stolpersteinen, die bei den meisten Menschen keinen Alarm auslösen, jedoch bei »erhöhter Stresswahrnehmung« die Kampf-oder-Flucht-Reaktion in Gang setzen, was eine Flut von Problemen – über die offenkundigen hinaus – hervorruft. Studien belegen immer wieder, dass das Denken und Fühlen Einfluss auf das Verhalten und den Krankheitsverlauf hat. Unsere Einstellung ist so mächtig, dass sie zahlreiche Folgen haben kann, von den Auswirkungen des Sports, der Ernährung und der Stressbelastung bis zur Länge unseres Lebens. Studien belegen, dass Menschen, die glauben, das Alter gehe unweigerlich mit körperlichem oder geistigem Verfall einher, tatsächlich früher sterben als Menschen mit einer positiveren Einstellung. Eine dieser Studien stellte fest, dass das Sterberisiko bei Menschen, die Stress nicht für sehr schädlich halten, am niedrigsten war, verglichen mit anderen Gruppen in der Studie, sogar verglichen mit jenen, die nur unter sehr geringem Stress standen.[11] Alia Crum, eine Assistenzprofessorin für Psychologie an der Stanford University und Chefin des Stanford Mind & Body Lab, leitete eine Studie, die zu dem Ergebnis kam, dass Finanzangestellte, die auf dem Höhepunkt der Finanzkrise 2008 beobachtet wurden und der Meinung waren, dass Stress ihre Arbeitskraft verbesserte, gesündere physiologische Reaktionen auf Herausforderungen aufwiesen als ihre Kollegen, die glaubten, Stress schwäche sie.[12] Dieselbe Forschergruppe berichtete auch, dass Hotelangestellte, die ihre Arbeit für ein gutes Bewegungstraining hielten, später mehr abnahmen und einen niedrigeren Blutdruck hatten als Angestellte, die ihre Arbeit nicht so einschätzten. In diesen Situationen hatten die Interpretation der Umstände durch das Gehirn und die Einstellung der Angestellten zur Arbeit mehr Einfluss auf das Wohlbefinden als die Arbeit selbst.

Wenn wir vom Verzehr bestimmter Nahrungsmittel positive oder negative Folgen erwarten, kann das ebenfalls unsere Reaktionen auf diese Produkte beeinflussen. In unserem Zeitalter krasser Fake News, die zahllose Webseiten und News-Streams zumüllen, können sich »Nachrichten« über gefährliche Nahrungsmittel schnell verbreiten. Michael Pollan bezeichnete diesen zunehmenden Trend vor fast zwei Jahrzehnten als »unsere nationale Essstörung«.[13] Der emotionale Aspekt unserer Nahrungsauswahl drückt sich in vielen verschiedenen Verhaltensweisen aus. Einige gelten als psychiatrische Störungen, zum Beispiel Orthorexie (die übertriebene Fixierung auf gesunde Nahrungsmittel), Anorexie (Magersucht), Bulimie (Ess-Brech-Sucht) und Phobien, die mit dem Essen zusammenhängen. Andere sind »typisch amerikanische« Diättorheiten, zum Beispiel die Furcht vor Fett oder vor Kohlenhydraten, und viele selbst diagnostizierten, aber nicht bewiesenen Unverträglichkeiten.

Alle diese Probleme, auch die psychiatrischen, haben den hervorstechenden Risikofaktor der »Trait-Angst« (allgemeine Angstneigung) gemeinsam – die unbeirrbare Wahrnehmung der Umwelt als bedrohlich. Sie entwickelt sich in einem frühen Alter und vergrößert das Risiko für zahlreiche andere psychiatrische Störungen. Bei Menschen, deren Neurosen sich um das Essen drehen, lösen diese abnorme unterschwellige Angst und die Hyperreaktivität Stressreaktionen aus, unter denen auch der Darm und sein Mikrobiom leiden. In seinem Artikel schreibt Pollan über Paul Rozin, einen Psychologen an der University of Pennsylvania, der zusammen mit dem französischen Soziologen Claude Fischler die interkulturellen Unterschiede in der Einstellung zum Essen eingehend studiert hat. Rozin und Fischler sind der Meinung, dass unsere verzerrte Denkweise und unsere reflexhaft ängstliche Esskultur ein typisch amerikanisches Problem sind, vor allem ein Problem der Menschen, die auf der sozioökonomischen Leiter weit oben stehen. Eine eher entspannte, sozialere Einstellung zum Essen, die in vielen anderen Kulturen die Norm ist, könnte viel dazu beitragen, unsere ungesunden Gewohnheiten der Völlerei und der Modediäten zu überwinden.[14] Von den vier Bevölkerungsgruppen, die Rozin und Fischler untersuchten – Amerikaner, Franzosen, belgische Flamen und Japaner –, war die Freude am Essen bei den Amerikanern am geringsten. Warum? Weil wir uns wohlfühlen, wenn wir Mahlzeiten als festliche Ereignisse in geselliger Runde einnehmen – nicht im Auto oder vor dem Fernseher. Nervenbahnen im Gehirn lösen hedonistische Lust aus, wenn wir köstliche Speisen in angenehmer Gesellschaft ohne Sorgen oder Schuldgefühle zu uns nehmen.

Eine kulturübergreifende Esstherapie

In meiner Praxis habe ich viele Patienten mit chronischen Verdauungsstörungen erlebt. Ich erinnere mich lebhaft an Kristen, eine sympathische junge Frau, die mit ihrem Vater zu mir kam, um ihre unangenehmen Symptome – Blähungen und Verstopfung – zu behandeln. Kristen studierte an einer Elitehochschule Betriebswirtschaft und Italienisch als Hauptfächer. Im Herbst wollte sie Jura studieren. Das Studium war anstrengend, und Kristen war obendrein in der Schwimmmannschaft ihrer Schule. Obwohl sie in der Oberstufe der Highschool gelegentlich Angstanfälle gehabt hatte, waren ihre Verdauungsbeschwerden erst mitten in ihrem ersten Jahr im College aufgetreten, als sie begonnen hatte, mit ihrem Team hart zu trainieren. Kristen machte sich vor allem Sorgen wegen der Blähungen, die ihren Bauch sichtbar auftrieben, und wegen gelegentlicher Anfälle von Übelkeit. Es war ihr peinlich, wenn das passierte, besonders beim Schwimmtraining und im Freundeskreis.

Bevor sie mich konsultierte, war sie bei mehreren Ärzten und Diätistinnen gewesen, die ihr unterschiedliche Ratschläge gegeben hatten. Unter anderem empfahl man ihr eine glutenfreie Diät oder eine Diät mit wenig FODMAPs (sie ist arm an nützlichen fermentierbaren Ballaststoffen, die in Bohnen und anderen Hülsenfrüchten enthalten sind, und viele Ärzte empfehlen sie, weil sie Blähungen und das Reizdarmsyndrom lindert). Aber keine Diät war für Kristen eine große Hilfe.

Als wir plauderten, erwähnte Kristen, dass sie vor Kurzem aus Florenz zurückgekehrt sei, wo sie ein Semester lang studiert hatte. »Ich liebte Florenz. Ich glaube, das war bisher meine schönste Zeit als Studentin. Und erstaunlicherweise verschwanden alle meine Verdauungsstörungen, als ich dort war. Anfangs traute ich mich nicht, glutenhaltige Speisen zu essen; aber dann kam es mir verrückt vor, in Italien keine Nudeln zu essen. Also gab ich nach und aß nicht nur Nudeln, sondern auch Brot und Pizza und Gemüse aller Art – ohne Blähungen. Es war unglaublich. Nach ein paar Wochen hatte ich keine Angst mehr vor Gluten!«

Ich erklärte Kristen, sie sei nicht die erste Patientin, deren Verdauungsbeschwerden auf Reisen überraschend abgeklungen seien. »Was geschah, als Sie wieder in Amerika waren?«, fragte ich.

»Ich machte mir schon auf dem Flug nach L. A. Sorgen«, gestand sie. »Ich fürchtete, meine Symptome würden zurückkehren – dass ich nur in Italien wie durch Magie ohne böse Folgen essen konnte.« Auf dem Rückflug aß sie vegetarische Lasagne mit einem Brötchen und einem kleinen Nachtisch. Natürlich konnte die Lasagne sich nicht annähernd mit der köstlichen Pasta messen, die sie in Florenz fast täglich gegessen hatte, und das verstärkte ihre Sorge, dass ihre Genesung zu schön war, um wahr zu sein.

Und siehe da – ein paar Wochen nach ihrer Rückkehr kehrten alle ihre alten Symptome zurück, und allmählich stellte sich wieder die zwanghafte Angst vor möglichen Folgen ihres Essverhaltens ein. Alles schien Blähungen und einen aufgetriebenen Bauch hervorzurufen. »Anscheinend haben sie dich in Italien gut verpflegt!«, scherzte ein Mitglied ihres Schwimmteams eines Tages beim Training. Diese Bemerkung war nicht nur beleidigend, sie bestätigte auch Kristens Meinung, ihre Probleme seien für andere ebenso sichtbar wie für sie selbst.

Ich erklärte ihr, was für einen mächtigen Einfluss das Gehirn auf den Darm und seine Mikroben haben kann. Selbst unser kurzes Gespräch habe klar gezeigt, dass sie unter enormem Druck stehe, denn sie musste nicht nur im Studium glänzen, sondern beim Sport an ihre körperlichen Grenzen gehen. In Italien sei sie anscheinend viel entspannter gewesen; sie habe sogar Zeit gehabt, ein Buch zu lesen oder in einem Café mit Freunden einen Cappuccino zu trinken oder ein Gelato zu essen, was sie sich zu Hause nicht erlaubt habe. Hochwertiges italienisches Essen habe vielleicht zu ihrer vorübergehenden Genesung beigetragen; da ihre chronischen Beschwerden aber nicht von bestimmten Nahrungsmitteln abhingen, sei es viel wahrscheinlicher, dass die Hauptschuld nicht beim Essen liege.

Ich vermutete, dass Kristens chronischer Stress und ihre Ängste das Zusammenspiel innerhalb des Gehirn-Darm-Mikrobiom-Netzwerks störten, und besprach mit ihr die Studien zu den negativen Folgen eines extremen Trainings für den Darm, vor allem wenn es mit seelischem Stress einherging. Deshalb empfahl ich ihr eine Konsultation mit unserem Wellness-Coach, um die Möglichkeit einer kurzen Verhaltenstherapie zu besprechen. Ich hoffte, das werde ihr helfen, ihre ums Essen kreisende Angst zu lindern und den Druck zu verringern, unter den sie sich selbst gesetzt hatte. Dann riet ich ihr, weniger hart zu trainieren. Das hieß in ihrem Fall, nur noch in der Schule zu schwimmen, aber nicht zusätzlich im Club.

Erfahrungen mit dem Essen sind selten objektiv. Kristens Geschichte zeigt, welche Emotionen mitspielen, wenn wir davon besessen sind, ständig die gesundheitlichen Wirkungen bestimmter Speisen abzuwägen. Dadurch wird das Essen anstrengend anstatt lustvoll. Zahlreiche Studien belegen die psychischen Einflüsse, die vielleicht auch bei Kristen eine Rolle gespielt haben, und weisen nach, dass ein und dieselben Speisen als schmackhaft, sättigend und wohltuend, aber auch als fade, kärglich und abstoßend wahrgenommen werden können, je nachdem, wie sie vor dem Verzehr beschrieben werden. Forscher haben zudem nachgewiesen, dass die Wahrnehmung uns veranlassen *kann*, gesünder zu essen. Im Jahr 2016 veröffentlichten Kaitlin Woolley und Ayelet Fishbach von der Booth School of Business der University of Chicago eine Studie, in der einige Teilnehmer aufgefordert wurden »zu entscheiden, welche Möhren die schmackhaftesten sind«. Diese Probanden aßen mehr als andere, die ermuntert wurden, »die Möhren auszusuchen, die Ihrer Meinung nach am gesündesten sind und von denen Sie am meisten profitieren werden«.[15] Im Rahmen einer ähnlichen Studie derselben Gruppe verspeisten kleine Kinder mehr Möhren, wenn man ihnen eine Geschichte über eine Person erzählte, die den köstlichen Geschmack genossen hatte; sie aßen jedoch weniger Möhren, wenn sie durch den Verzehr ein bestimmtes Ziel erreichen sollten.

Alia Crum von der Stanford University – die erforscht hat, wie unsere Einstellung zum Stress unsere Reaktionen darauf beeinflusst – leitete eine der größten und umfassendsten Studien, die untersuchten, wie stark eine positive Einstellung zum Essen die Auswahl und den Konsum gesunder Nahrungsmittel beeinflussen kann. Zusammen mit der Menus of Change University Research Collaborative (MCURC) führte Alia Crums Labor eine Studie durch, die DISH (*Delicious Impressions Support Healthy eating* – »Köstliche Eindrücke fördern gesundes Essverhalten«) genannt wurde. Es handelte sich um eine randomisierte und kontrollierte Interventionsstudie in fünf Universitätskantinen überall in den USA. Die Forscher untersuchten, ob verlockende geschmacksbezogene Angaben auf dem Etikett (zum Beispiel »süße, brutzelnde grüne Bohnen und knackige Schalotten«) die Menge des verzehrten Gemüses beeinflussten. Eine zweite Gruppe von Teilnehmern bekam Dosen mit eher gesundheitsbezogenen Angaben (zum Beispiel »leichte und kohlenhydratarme grüne Bohnen«).[16] Im Laufe von 185 Tagen wählten die Probanden 137 842-mal unter 24 Gemüsearten aus. Die geschmacksorientierten Etiketten erhöhten den Gemüseverzehr um fast ein Drittel, verglichen mit den gesundheitsbezogenen Etiketten, und um 14 Prozent im Vergleich mit sachlichen Etiketten (»grüne Bohnen«).

Die Wissenschaftler konnten auch nachweisen, dass die höheren Erwartungen hinsichtlich des Geschmacks die Teilnehmer veranlassten, sich für die geschmacksorientierten Etiketten zu entscheiden. Die »schmackhaften Etiketten« siegten über diejenigen, die nur positive oder kunstvolle Worte oder auch eine Zutatenliste enthielten. Die Autoren kamen zu dem Schluss, dass man die Menge des verzehrten Gemüses vergrößern kann, wenn man die Einstellung der Probanden beeinflusst, indem man den Geschmack, die Aromen und den Biss der Speisen hervorhebt. Das gilt selbst dann, wenn das Gemüse mit weniger gesunden Gerichten konkurriert, die wir aufgrund unserer Konditionierung für leckerer halten.[17]

Wir wissen bereits, dass Angst, Depression und Stress das Gehirn-Darm-Mikrobiom-Netzwerk stören, die Darmwand durchlässiger machen und die Zusammensetzung und Funktion der Mikroben auf verschiedene Weise stören können. Es gibt zwar noch keine Studie, die einen unmittelbaren Einfluss des Denkens auf die Darmbakterien nachgewiesen hat, aber ich zweifle nicht daran, dass unsere Einstellung zum Essen – sowie der damit verbundene Stress und die Angst – erhebliche Auswirkungen auf den Darm haben kann. Der Darm und sein Mikrobiom spiegeln unsere Einstellungen wider.

Gefühle bestimmen mit, was wir essen, und unser Essen beeinflusst unsere Gefühle. Die Ernährung *und* der Geist haben großen Einfluss auf das Darmmikrobiom. Unsere tägliche Kost bestimmt, welche Mikroben davon profitieren, und das GDM-Netzwerk gibt diese metabolische Entscheidung an den ganzen Körper und an das Gehirn weiter. Nahrungsbezogene Ängste und der Zwang, das *richtige* Nahrungsmittel zu wählen – ganz zu schweigen von Stress und Angst im Allgemeinen –, können die Zusammensetzung und Funktion des Mikrobioms verändern, weil das autonome Nervensystem dem Darmmikrobiom Störsignale sendet. Neben vielen anderen noch unbekannten Einflüssen führen diese Störungen dazu, dass die Menge der Laktobazillen und die Vielfalt der Darmbakterien abnehmen.

Schlaf

Trotz des gut belegten Zusammenhangs zwischen der körperlichen und seelischen Gesundheit und dem Schlaf nimmt unsere Gesellschaft Schlafmangel als unvermeidlichen Preis des modernen Lebens hin. 73 Prozent der Highschool-Schüler berichten, dass sie zu wenig schlafen; viele Schichtarbeiter müssen am Arbeitsplatz nachts wach bleiben; und »Macher« behaupten stolz, sie kämen mit ein paar Stunden Schlaf am Tag aus. Wir brauchen ein Erweckungserlebnis, was die Bedeutung des Schlafes anbelangt. Im Jahr 2017 berichteten rund 35 Prozent der Amerikaner, sie schliefen schlecht. Wie falsche Ernährung und Bewegungsmangel geht auch schlechter Schlaf mit erhöhtem Stress und mehr Gereiztheit einher. Zudem vergrößert er das Risiko für das metabolische Syndrom sowie für Herz-Kreislauf-Erkrankungen, Krebs und Infektionen. Der Schlaf spielt eine große Rolle bei der Regulierung des Immunsystems und er hat eine entzündungshemmende Wirkung. Da der Darm etwa 70 Prozent der Immunzellen des Körpers enthält und über Nervenbahnen und Botenstoffe eng mit dem Gehirn verbunden ist, sollte man erwarten, dass das GDM-Netzwerk bei der Regulierung des Schlafs eine wichtige Rolle spielt.

In der Tat ist der Schlaf äußerst wichtig für eine gesunde Darmfunktion. Wenn wir nicht essen oder verdauen, sind die Darmbakterien gezwungen, sich zeitweilig eine andere Energiequelle zu suchen, vor allem die komplexen Zuckermoleküle oder Glycane, aus denen der Schleimüberzug des Darms besteht. Ungesunde Ernährung kann zwar diese Schleimschicht verdünnen und zu einer pathologisch durchlässigen Darmwand führen, aber Schwankungen dieser Barriere zwischen Tag und Nacht sind ebenfalls Teil einer gesunden Darmphysiologie, weil sie eine periodische Kommunikation zwischen den Darmbakterien, dem Darm und anderen Organen ermöglichen.

Wenn wir ruhen, schaltet der Darm von seiner normalen, von vorne nach hinten führenden peristaltischen Bewegung auf Kontraktionen um, die zyklisch und unter hohem Druck ablaufen. Man spricht daher vom migrierenden motorischen Komplex. Während dieser Zeit breiten sich Kontraktionen, die von der Speiseröhre ausgehen und eine hohe Amplitude haben, langsam bis zum Ende des Dünndarms aus und nehmen dabei unverdaute Essensreste, Darmsäfte und Milliarden Darmbakterien mit, die so in den Dickdarm gefegt werden. Eine der vielen Funktionen dieser motorischen Welle, die während des Fastens alle 90 Minuten einsetzt, besteht darin, die Menge der Mikroben im proximalen Dünndarm (in dem Teil, der dem Magen am nächsten ist) gering zu halten, ohne dass die Mikrobenmenge im Dickdarm sich ändert. Dadurch wird eine Dünndarmfehlbesiedlung verhindert.

Schon 350 v. Chr. schrieb Aristoteles in seinem Buch *Über Schlaf und Schlaflosigkeit*, der Schlaf werde von Einflüssen herbeigeführt, die ihren Ursprung im Magen während des Verdauungsprozesses hätten, und er könne auch von einer erhöhten Körpertemperatur ausgelöst werden. Aristoteles besaß zwar keine wissenschaftlichen Erkenntnisse über die komplexen Interaktionen zwischen dem Immunsystem, Entzündungen und den Gehirnfunktionen, die den Schlaf steuern, aber er beschrieb bereits eine einschläfernde Reaktion bei fiebernden Patienten. Das war die erste vorwissenschaftliche Beschreibung des Wechselspiels zwischen dem Schlaf und dem Immunsystem. Diese Interaktionen sind im täglichen Leben und in der Volksheilkunde wohlbekannt. Wer von einer Krankheit erschöpft ist, fällt mitunter in einen erholsamen Schlaf. Immerhin ist der Schlaf »die beste Medizin«.

Anfang des 20. Jahrhunderts nahmen die Wissenschaftler an, ein Molekül namens Hypnotoxin nehme im Wachzustand zu, führe den Schlaf herbei und werde dann während des Schlafs beseitigt. Später stellte sich heraus, dass dieses vermeintlich schlafffördernde Molekül Teil einer Bakterienzellwand (eines Lipopolysaccharids oder LPS) ist, das möglicherweise im Magen-Darm-Trakt entsteht. Somit war Aristoteles der Erste, der an das Gehirn-Darm-Mikrobiom-Netzwerk glaubte. Diese Verbindungen in der Zellwand von Mikroben aktivieren das Immunsystem und setzen Substanzen frei, die den Schlaf regulieren, darunter die Zytokine, die »Soldaten des Immunsystems«. Bei Tieren ist nachgewiesen, dass diese Substanzen zur homöostatischen Regulierung des Tiefschlafs beitragen.[18*]

Wie ich in Kapitel 1 erklärt habe, nehmen der Zytokin- und der LPS-Blutspiegel nicht nur während einer Infektion zu, sondern auch bei metabolischer Endotoxämie, der nichtinfektiösen, niedriggradigen Aktivierung des Immunsystems, einer Reaktion auf ungesunde Ernährung und der damit zusammenhängenden Schwächung der Darmbarriere. Heute wissen wir mehr über die Interaktionen zwischen dem Darmmikrobiom und dem Immunsystem des Darms sowie über die kreisförmige Beziehung zwischen schlechtem Schlaf, dem Darmmikrobiom und chronischen Krankheiten.

Christoph Thaiss, ein Assistenzprofessor für Mikrobiologie am Pen Institute of Immunology der Perelman School of Medicine, das zur University of Pennsylvania gehört, berichtete von einer Studie, die er mit Eran Elinav vom Weizmann-Institut in Tel Aviv nach seiner Promotion durchführte. Sie kam zu dem Ergebnis, dass es sehr wichtig ist, *wann* ein Mensch (oder eine Maus) innerhalb eines Tages (nachts oder tagsüber) Nahrung zu sich nimmt, weil dadurch die mikrobielle Ökologie und die Darmgesundheit beeinflusst werden.[19] Wenn die Nahrungsaufnahme rhythmisch erfolgte – das heißt, wenn die Probanden ihren Tag-Nacht-Rhythmus berücksichtigten (wenn die Menschen also am Tag und die Mäuse nachts etwas verspeisten), nahm bei etwa 15 Prozent der Mikrobenarten im Darm eines Individuums deren Menge im Laufe eines Tages zu oder ab, während die anderen 85 Prozent ziemlich konstant blieben. Diese Schwankungen der Mikroben-

* Im Schlaf durchläuft das Gehirn fünf verschiedene Stadien.
Eines dieser Stadien ist der REM-Schlaf (REM steht für *rapid eye movements*, »schnelle Augenbewegungen«). Typisch für den REM-Schlaf sind neben den schnellen Augenbewegungen auch unregelmäßiges Atmen, eine erhöhte Herzfrequenz, ein erhöhter Blutdruck, ein erhöhter Sauerstoffverbrauch und eine Gehirnaktivität, die der Aktivität im Wachszustand und während der sexuellen Erregung ähnelt. Mangel an REM-Schlaf kann eines der frühsten Anzeichen für die Parkinson-Krankheit sein.
Im Tiefschlaf oder Nicht-REM-Schlaf dominieren Deltawellen das EEG. Während dieser Schlafphase können wir träumen oder schlafwandeln und sie gilt als wichtig für die Gedächtniskonsolidierung.

population am Tag und in der Nacht – die den rhythmischen biologischen Abläufen in der Leber und im Darm ähneln – werden von der inneren Uhr im suprachiasmatischen Nukleus des Gehirns beeinflusst, wie wir in Kapitel 3 gesehen haben. Gleichzeitig verändern sich die Interaktionen zwischen dem Darmmikrobiom und den Genexpressionsmustern in den Darmzellen. Die Darmbakterien sind somit wichtig für die Anpassung der Stoffwechselvorgänge im ganzen Körper an den Tag-Nacht-Zyklus.

Die Forscher konnten nachweisen, dass die Störung des normalen Tag-Nacht-Rhythmus bei Mäusen eine Dysbiose auslöst, eine abnorme Zusammensetzung des Mikrobioms. Um herauszufinden, ob der Schlaf-Wach-Zyklus das menschliche Darmmikrobiom auf ähnliche Weise beeinflusst, studierten die Wissenschaftler den Jetlag bei Menschen, die zwischen Ländern mit einem Zeitunterschied von acht bis zehn Stunden hin- und herflogen. Sie sammelten Stuhlproben von zwei gesunden Spendern, die bereit waren, sich dieser Zeitverschiebung zu unterziehen, und untersuchten die relativen Mikrobenmengen einen Tag vor dem Abflug, einen Tag nach der Landung und zwei Wochen später, als die Reisenden sich vom Jetlag erholt hatten.

Wie die Forscher vermutet hatten, zeigte sich bei den Mikrobiomen der beiden Reisenden eine vom Jetlag hervorgerufene Veränderung der Zusammensetzung. Die relative Menge des Stammes Firmicutes, den mehrere Studien mit einem erhöhten Risiko für Fettleibigkeit und Stoffwechselstörungen in Verbindung gebracht haben, hatte zugenommen. Aber dieser Wandel wurde schnell rückgängig gemacht, nachdem die Probanden sich von ihrem Jetlag erholt hatten. Um herauszufinden, ob diese Veränderung des Mikrobioms die Probanden anfälliger für Stoffwechselstörungen machte, implantierten die Wissenschaftler die Stuhlproben in keimfreie Mäuse. Danach kam es bei den Tieren zu einer Gewichtszunahme und einem höheren Blutzuckerspiegel (nachgewiesen mit einem Glukosetoleranztest, der die Reaktion des Körpers auf Zuckerkonsum misst und manchmal verwendet wird, um einen Diabetes Typ 2 aufzuspüren). Diese Stoffwechselstörungen wurden behoben, als man den Mäusen Stuhlproben der Probanden nach ihrer Genesung vom Jetlag implantierte.

Diese Befunde sowie die Studien, die die schädlichen Wirkungen des Schlafmangels auf das Immunsystem nachweisen, einschließlich des erhöhten Risikos für zahlreiche Krankheiten, beweisen, dass guter Schlaf für eine normale Funktion des GDM-Systems und für unsere langfristige Gesundheit ebenso wichtig ist wie Bewegung, gesunde Ernährung und eine positive Einstellung zum Essen. Im nächsten Kapitel werde ich die neuesten Forschungsergebnisse zur tiefgreifenden Beziehung zwischen dem Darm und der inneren Uhr genauer erläutern und aufzeigen, dass wir nicht nur darauf achten müssen, *was* wir essen, sondern auch darauf, *wann* wir essen.

KAPITEL 7

DIE HEILUNG DES DARMMIKROBIOMS

Die drastisch veränderte Ernährung in der westlichen Welt begann mit der beschleunigten Industrialisierung der Landwirtschaft nach dem Zweiten Weltkrieg und hat heute ihren Höhepunkt erreicht. Billige, stark verarbeitete und verpackte Produkte mit viel tierischem Fett, raffiniertem Zucker und »leeren« Kalorien sind rund um die Uhr verfügbar und gehen mit einer zunehmend sitzenden Lebensweise einher. Das alles bewirkt, dass viele chronische Krankheiten auf dem Vormarsch sind. Es gibt eindeutige Beweise dafür, dass vor allem Darmstörungen zu den Hauptursachen dieser Gesundheitskrise gehören. Aber es gibt auch eine gute Nachricht: Wir können diesen verheerenden Trend umkehren, wenn wir das Richtige zur richtigen Zeit essen.

Selbst extrem gesundheitsbewusste Menschen müssen erst noch lernen, dass unsere heutigen Diättrends die neuesten Erkenntnisse über gesunde Ernährung nicht vollständig berücksichtigen. Viele konzentrieren sich immer noch auf Makro- und Mikronährstoffe: Kohlenhydrate, Eiweiß, Fett, Vitamine und Mineralien. Meine Patienten sind keine

Ausnahme; aber auch ich diskutiere oft mit meinem Wander- und Laufpartner Rich über Ernährung. In seinen Zwanzigerjahren war er Mitglied der amerikanischen Olympiamannschaft der Turner und ist seit seiner Jugend ein aktiver Bergsteiger. Heute ist er Anfang siebzig und immer noch erstaunlich aktiv. Viele Vierzigjährige würden ihn um seinen athletischen Körperbau beneiden. Vor nicht allzu langer Zeit wurde er Vegetarier. Dazu entschloss er sich, nachdem er *Game Changers* gesehen hatte. Er sagt, seine Ernährungsumstellung habe seine Kraft und seine sportliche Leistung nicht geschmälert. Doch als später Konvertit zu einer überwiegend pflanzlichen Kost macht er sich Sorgen, ob er genügend Eiweiß (Protein) zu sich nimmt, und wählt seine Lebensmittel im Wesentlichen danach aus.

Ich erkläre ihm und meinen Patienten mit ähnlichen Bedenken oft, dass eine ausreichende Eiweißzufuhr für die meisten Menschen kein Problem ist, nicht einmal für Vegetarier. Überall auf der Welt konsumieren die Menschen etwa 30 Prozent mehr Eiweiß, als Experten empfehlen. Das sind 0,4 Gramm Eiweiß am Tag je 500 Gramm Körpergewicht oder knapp 60 Gramm reines Eiweiß für einen 67,5 Kilo schweren Menschen. Vergessen Sie nicht, dass der Eiweißgehalt sehr unterschiedlich ist und dass kein natürliches Nahrungsmittel aus reinem Eiweiß besteht. Nordamerikaner und Europäer konsumieren etwa das Doppelte der empfohlenen Menge.[1]

Die empfohlene Tagesmenge basiert auf der Idee der ausgeglichenen Stickstoffbilanz: Die verzehrte Eiweißmenge sollte der Menge entsprechen, die durch Urin, Haut und Haar verloren geht. Die meisten Menschen in den Industrieländern, auch mein Freund Rich, brauchen nicht zu befürchten, dass sie nicht genug Eiweiß zu sich nehmen, und sie müssen auch kein Geld für Proteinriegel, Proteinshakes und Nahrungsergänzungsmittel ausgeben. Leider ist die Lage in den Entwicklungsländern ganz anders. Dort sind Unterernährung und Eiweißmangel echte Probleme mit ernsten Folgen für die Gesundheit.

Interessant ist, dass es nicht auf die Gesamtmenge des Proteins ankommt, sondern auf die Quelle. Eine neuere Studie, die Jiaqi Huang und Demetrius Albanes vom amerikanischen Krebsinstitut leiteten, beobachtete die Teilnehmer 16 Jahre lang und fand eine geringere Sterblichkeit bei denjenigen, die einen größeren Teil ihres täglichen Proteins (durchschnittlich 15 Gramm am Tag) mit Pflanzen abdeckten.[2] An der Studie beteiligten sich 237036 Männer und 179068 Frauen, die durchschnittlich 62 Jahre alt waren. Ein höherer Verzehr von pflanzlichem Eiweiß ging mit einer geringeren Gesamtsterblichkeit einher; diese war um jeweils etwa 12 bis 14 Prozent geringer, wenn Probanden zehn Gramm (oder 1000 Kalorien) mehr pflanzliches Eiweiß zu sich nahmen. Der Nutzen war auffallend bei den Herz-Kreislauf-Erkrankungen und Schlaganfällen bei beiden Geschlechtern und unabhängig von mehreren Risikofaktoren. Wenn drei Prozent der Energie aus tierischem Eiweiß durch pflanzliches Eiweiß ersetzt wurden, ging die Gesamtsterblichkeit bei beiden Geschlechtern um zehn Prozent zurück. Die Sterblichkeit sank am deutlichsten, wenn das Protein in Eiern und im roten Fleisch durch pflanzliches Eiweiß ersetzt wurde: bei Männern um 24 Prozent und bei Frauen um 21 Prozent. Aber die geringere Sterberate ist nicht der einzige Grund dafür, dass ich meinem Freund Rich rate, sich nicht mehr vor Eiweißmangel zu fürchten. Eine revolutionäre neue Sicht fragt heute, *wen* wir füttern, wenn wir essen.

Denken Sie an Ihre Mikroben. Makro- und Mikronährstoffe (Fett, Eiweiß, Kohlenhydrate, Vitamine und Mineralien) sind für die Mehrzahl der gesunden Menschen lebenswichtig und werden im Dünndarm schnell und effektiv resorbiert. Sie gelangen nicht zu den Darmbakterien, die im dunklen, sauerstofffreien Milieu des Dickdarms leben. Obwohl die Zahl der Mikroben auch im Dünndarm zunimmt – vom Zwölffingerdarm zum Leerdarm und zum Krummdarm –, leben die meisten Mikroben im Dickdarm.

Bis vor Kurzem hat die Ernährungsforschung sich hauptsächlich auf die Nährstoffresorption im Dünndarm konzentriert, während die Mikroben im Dickdarm weitgehend ignoriert wurden. Deshalb haben wir noch unlängst empfohlen, mehr Nahrungsmittel zu essen, die wenig Kalorien, aber reichlich unverdauliche Bestandteile enthalten, zum Beispiel die Ballaststoffe in den meisten Früchten und Gemüsen. Diese Ballaststoffe können die Enzyme im Dünndarm nicht zerlegen, und sie können daher nicht rasch resorbiert werden. Also legen sie den langen Weg in den stärker bevölkerten und mikrobiell vielfältiger besiedelten Dickdarm zurück. Diese neue Essstrategie – Priorität für die Mikroben – nützt nicht nur der Gesundheit des Darms und des Mikrobioms, sondern, wie die Netzwerkanalyse uns zeigt, auch der gesunden Funktion aller Organe, einschließlich des Gehirns.

Dieser nicht resorbierbare Teil unserer Nahrung ist von Geburt an äußerst wichtig für unsere Gesundheit. Viele Experten empfehlen jungen Müttern, ihre Kinder zu stillen, weil Muttermilch nützliche Fette und Kalorien enthält. Genau genommen ist aber der nicht resorbierbare Teil der Milch für das sich entwickelnde Gehirn-Darm-Mikrobiom-Netzwerk des Säuglings am wichtigsten.[3] Bestimmte komplexe Kohlenhydrate, die Humanen Milch-Oligosaccharide (HMO), sind zu groß, um im Dünndarm resorbiert zu werden. Babys verfügen nicht einmal über die Enzyme, die notwendig wären, um Oligosaccharide zu verdauen, weil diese ausschließlich für das in Entwicklung befindliche mikrobielle Ökosystem im Dickdarm des Kindes bestimmt sind.[4] Dort haben sie eine sehr wichtige Aufgabe: Sie koordinieren die Zusammenstellung eines gesunden Mikrobioms. J. Bruce German, der verstorbene Ernährungswissenschaftler der University of California in Davis, sagte einmal zu Michael Pollan: »Die Muttermilch ... sagt uns, dass die natürliche Selektion, wenn sie ein Nahrungsmittel erschafft, damit nicht nur das Kind füttern will, sondern auch seine Mikroben.«[5]

Welche Kost ist für unsere Darmbakterien optimal? Die Ernährungswissenschaft entwickelt sich zwar ständig weiter, aber eine Metaanalyse, die kürzlich im *British Medical Journal* veröffentlicht wurde, liefert nützliche Erkenntnisse. Die Autoren der Studie verglichen die Ergebnisse von 14 beliebten Diäten bei Menschen, die übergewichtig waren oder ein Risiko für Herz-Kreislauf-Erkrankungen aufwiesen. Sie teilten die Diäten in drei Gruppen ein: Low Fat (fettarm; zum Beispiel die Ornish-Diät), Low Carb (wenig Kohlenhydrate; Atkins, South Beach, Zonendiät) und Moderate Makronährstoffe (darunter Biggest Loser, Jenny Craig, Weight Watchers und Mittelmeerkost). Dann prüften sie nach sechs und nach zwölf Monaten die Resultate.[6] Die meisten Diäten verbesserten die Risikofaktoren für Herz-Kreislauf-Erkrankungen deutlich. Vor allem senkten sie an der Sechs-Monate-Marke den Blutdruck und führten zu einer mäßigen Gewichtsabnahme. Bei der Prüfung nach zwölf Monaten waren diese Wirkungen jedoch bei allen beliebten Diäten fast verschwunden, *außer* bei der Mittelmeerkost. Die meisten positiven Wirkungen einer Diät schwinden mit der Zeit dahin, weil die Menschen sich immer weniger an sie halten; doch das war bei der Mittelmeerkost nicht der Fall. Nur diese überwiegend pflanzliche Ernährungsweise, die sowohl Menschen als auch ihre Mikrobiome sättigt, wies nach zwölf Monaten statistisch signifikante Unterschiede auf, was die Gewichtsabnahme und die Senkung des Risikos für Herz-Kreislauf-Erkrankungen anbelangt. Unter anderem sank die Menge des »schlechten« LDL-Cholesterins.

Anstatt sich Sorgen über Eiweiß, Kohlenhydrate und Fett zu machen, sollten wir uns auf die lange Zeit vernachlässigten Bedürfnisse unserer unsichtbaren Mikrobenpopulation konzentrieren. Für Erwachsene bedeutet das, nicht resorbierbare pflanzliche Ballaststoffe, Polyphenole, pflanzliche entzündungshemmende Verbindungen und andere große Moleküle zu konsumieren, die Teil einer überwiegend pflanzlichen Kost sind. Sie alle können nur verstoffwechselt, also in kleinere Moleküle zerlegt werden, wenn die biochemische Maschinerie der verschiedenen Darmbakterien am Ende des Dünndarms und vor allem im Dickdarm gesund ist. Dieser Prozess bringt Hunderttausende Metaboliten hervor, die jeden Teil des GDM-Netzwerks unterstützen und direkt auf die Nerven-, Immun- und endokrinen Zellen des Darms sowie auf die Nervenbahnen des Vagus zwischen Darm und Gehirn einwirken. Diese Moleküle können lokal den Darm beeinflussen oder resorbiert werden und dann mit dem Blutstrom das Gehirn und andere Organe erreichen. Viele dieser Metaboliten sind identifiziert worden, und intensive Forschungen sind im Gange, um riesige Datenbanken mit biochemischen Informationen über diese Moleküle zusammenzustellen in der Hoffnung, neue Krankheitsmechanismen und Therapien für Fettleibigkeit, Depression, Alzheimer, Parkinson und andere Störungen zu finden.

Die doppelte Evolution unserer Ernährung und des Gehirn-Darm-Mikrobiom-Netzwerks

So wie die Art und das Ausmaß unserer heutigen Stressbelastung in den letzten 75 Jahren unser uraltes Kampf-oder-Flucht-Reaktionssystem gestört haben, hat sich in der Evolution unseres GDM-Netzwerks ein ähnliches Problem ausgebildet. Unsere Essgewohnheiten und das GDM-Netzwerk haben sich gemeinsam entwickelt. Bis vor Kurzem hat sich unsere Ernährung so langsam verändert, dass der Verdauungstrakt und das Gehirn genügend Zeit hatten, ihre Struktur und ihre Funktion anzupassen. »Genügend Zeit« bedeutet in diesem Fall etwa 10 000 bis 30 000 Jahre. Die genetischen Anpassungen folgten langsam, aber sicher dem Kurs der Evolution, von der Nahrung der frühesten hominiden Jäger und Sammler vor Millionen Jahren bis zur Verwendung des Feuers zum Kochen vor mehreren 100 000 Jahren und zur landwirtschaftlichen Revolution, die im Neolithikum (in der Jungsteinzeit) vor 12 000 Jahren begann, als aus Jägern und Sammlern Landwirte wurden. Die Evolution unseres Körpers und unserer Bakterien verlief mehr oder weniger im Einklang miteinander, bis uns die Industrialisierung im 19. Jahrhundert die erste Welle der Fabrikprodukte bescherte.[7]

Vor mindestens zwei Millionen Jahren entwickelte sich unter den frühen Hominiden in Afrika die Kultur der Jäger und Sammler. Wie ihre nichtmenschlichen Primatenvettern hatten diese frühen Ahnen ein kleines Gehirn (das weniger Energie brauchte) und einen großen Darm mit Billionen von Mikroben, der es ihnen ermöglichte, große Mengen von ansonsten unverdaulichen Nahrungsmittelbestandteilen zu zerlegen und zu resorbieren. Ihr Verdauungssystem war optimal an ihre Umwelt angepasst und gewann Energie sowohl aus Pflanzenfasern als auch aus dem Rest der Pflanzen und aus Fleisch. Diese Allesfresser verspeisten auch eine Menge tierisches Eiweiß. Sie töteten Tiere, anstatt das Fleisch zu essen, das andere Raubtiere zurückließen. Aber sie verzehrten auch Gräser, Knollen, Früchte, Samenkerne und Nüsse. Die Untersuchung einer fast 800 000 Jahre alten menschlichen Siedlung in Israel förderte Überreste von 55 verschiedenen Nahrungspflanzen zutage, aber sie zeigte auch, dass Fisch zum Menü gehörte.[8]

Vor rund 300 000 bis 800 000 Jahren begannen die Menschen, ihr Essen zu kochen. Das war eine so große Revolution, dass John B. Furness, ein Professor der University of Melbourne und Pionier beim Studium des enterischen Nervensystems und des Darm-Konnektoms, den Begriff *Cucinivore* prägte, um zwischen den neuen Ernährungsgewohnheiten jener Ära und der omnivoren Ernährung davor zu unterscheiden.[9] Einige dieser vorjungsteinzeitlichen Jäger-Sammler-Gesellschaften existieren heute noch, unter anderem die San (früher Buschmänner genannt) in Südafrika, die Sentinelesen der Adamanen-Inseln im Golf von Bengalen, die Hadza in Ostafrika und die Yanomami am oberen Orinoco.

Das Kochen veränderte nicht nur die Art und Weise des Essens und damit das soziale Verhalten – die Menschen versammelten sich um den Herd –, es änderte auch die Struktur und die Funktion der GDM-Achse drastisch. »Verarbeitete Lebensmittel«, vor allem wenn sie Emulgatoren, Fruktose, künstliche Süßstoffe und Glutenzusätze enthalten, gelten zwar als moderne Sünden, doch ursprünglich bezog sich dieser Begriff auf die Zeit, in der die Menschen anfingen, Nahrungsmittel zu kochen und aufzubewahren. Das erste verarbeitete Essen war eine der revolutionärsten Erfindungen des Menschen. Davor mussten die Jäger und Sammler fast ständig herumstreifen, um sich genug Kalorien zu beschaffen. Seit die Menschen kochten, konnten sie mehr Kalorien in kürzerer Zeit konsumieren, weil die Nahrung leichter zu kauen, zu verdauen und im Dünndarm zu resorbieren war. Die größere Energiezufuhr bewirkte, dass das Gehirn sich schneller entwickelte, während der Dickdarm kleiner wurde, weil er jetzt keine großen Mengen Rohkost mehr fermentieren und in resorbierbare Kalorien umwandeln musste.

Als die Menschen Nahrung verarbeiten und konservieren konnten, wurden einige wichtige Nährstoffquellen leichter verfügbar. Das offensichtlichste Beispiel ist das Getreide, das wir vor mindestens 10 000 Jahren anzubauen begannen, sodass es zu einem Grundnahrungsmittel wurde.

Obwohl die Menschen schon vor mindestens 45 000 Jahren die Vorläufer des Getreides in der Natur sammelten, konnten sie damit ihren steigenden Energiebedarf nicht decken. Allen Säugetieren fehlen nämlich die Enzyme, die notwendig sind, um rohe Getreidestärke abzubauen. Viele Leute haben noch nie von Einkorn, Dinkel, Bulgur, Farro, Emmer, Buchweizen und Khorasan-Weizen gehört, und die meisten essen selten Gerichte aus Hirse oder Sorghum. Verglichen mit modernen Getreidearten, enthalten diese alten Gräser größere, komplexere Zuckermoleküle – Kohlenhydrate, die das Mikrobiom resorbieren kann – und weniger einfache Kohlenhydrate, die der Dünndarm mühelos aufnimmt.[10] Um Nahrung längere Zeit zu lagern, lernten die Menschen, die Fermentierung zu steuern, also den anaeroben (sauerstofflosen) Prozess, den nützliche Bakterien in der Nahrung in Gang setzen, indem sie die Vermehrung von Fäulnisbakterien verhindern. Diese alte Methode des Konservierens hatte zudem unerwartete gesundheitliche Vorteile: Sie förderte die natürlichen, nützlichen Bakterien in der Nahrung sowie die Vielfalt und Menge der Darmbakterien. Das Darmmikrobiom passte sich den natürlich fermentierten Nahrungsmitteln an – und das ist heute noch ein starkes Argument für den Verzehr natürlich fermentierter (vergorener) Nahrungsmittel.

Die meisten Tiere haben wegen ihrer genetisch festgelegten Physiologie nur eine kleine Nahrungsauswahl. Kühe müssen eiweißarme, faserige Pflanzen fressen. Katzen sind Fleischfresser, die nur Fleisch fressen können (sie kauen zwar auch Gras, aber wahrscheinlich für die Darmreinigung oder wegen seines Gehalts an Folsäure). Koalas fressen nur Eukalyptusblätter. Menschen können hingegen viele verschiedene Energiequellen nutzen, indem sie ihre Nahrungsauswahl durch Konservieren und Kochen vergrößern. Am wichtigsten ist vielleicht, dass das gemeinsame Kochen und Essen sowie die Gespräche während der Mahlzeiten die sozialen Interaktionen, die Zusammenarbeit und die Entwicklung des Gehirns förderten. Auch Kristen wies auf diesen Nutzen der Mittelmeerkost hin, die sie in Florenz zu sich nahm und die ihren Darm geheilt hatte.

Aber in den letzten 75 Jahren haben wir andere Konservierungsmethoden entwickelt, die dazu führten, dass wir immer mehr stark verarbeitete Nahrungsmittel essen, die mit Zucker (einschließlich neuer Zuckerarten wie Glukose-Fruktose-Sirup), Konservierungsstoffen, künstlichen Aromastoffen, Emulgatoren und zusätzlichem Gluten beladen sind, um nur wenige zu nennen. Diese Veränderungen gingen mit neuen Koch- und Konservierungsmethoden einher. Dazu gehören das Sterilisieren durch Hitze und Mikrowellen, das Kühlen und Einfrieren sowie die Strahlenbehandlung. Das alles beeinflusst die Menge der Mikroben im Essen.

Die alten Getreidesorten enthielten nützliche Bakterien und Kohlenhydrate, die für das Darmmikrobiom verfügbar sind (*microbiota-accessible carbohydrates* oder kurz MACs). Erst gestern – vom Standpunkt der Evolution aus betrachtet – begannen wir, diese Getreide genetisch zu verändern und stark zu verarbeiten, um aus ihnen eine Handelsware zu machen. Dadurch haben wir ihre Vielfalt drastisch verringert und den größten Teil ihrer nicht verdaulichen Ballaststoffe und Mikronährstoffe entfernt. Diese stark verarbeiteten Getreidearten, die unsere Vorfahren gar nicht als solche erkannt hätten, decken heute in modernen Gesellschaften etwa 70 Prozent der Nahrungsenergie. In der typischen amerikanischen Kost stammen ungefähr 78 Prozent der gesamten Nahrungsenergie (etwa 1000 Kalorien am Tag) von moderat oder stark verarbeiteten Nahrungsmitteln, und wir verwenden dafür immer weniger Pflanzenarten.

Dieser abrupte Wandel unserer Ernährungsweise, verbunden mit der allmählichen strukturellen Veränderung unseres GDM-Netzwerks – der Verdauungstrakt und der Dickdarm wurden kürzer –, führte dazu, dass unser Körper auf unser Essen nicht mehr gesund reagiert. Die Gesamtgröße des menschlichen Verdauungstrakts im Verhältnis zum Körpergewicht beträgt nur noch rund die Hälfte der Größe bei anderen Säugetieren.[11] Wichtiger noch: Der Dickdarm macht nur 20 Prozent des Gesamtvolumens des Verdauungskanals aus. Bei unseren Primatenvettern waren es rund 50 Prozent, sodass sie durch das Fermentieren von Pflanzenfasern und ihre Zerlegung in resorbierbare kurzkettige Fettsäuren erheblich mehr Energie erzeugen konnten.[12] Der heutige Enddarm oder »Hinterdarm« des Menschen – das Ende des Dünndarms und der gesamte Dickdarm – ist nur noch für 6 bis 9 Prozent der Energiegewinnung verantwortlich, verglichen mit bis zu 50 Prozent bei anderen Säugetieren, zum Beispiel bei Pferden.

Letztlich verdanken wir es diesem Wandel, dass die Billionen Mikroben im Dickdarm für die Energiegewinnung aus dem Essen unerheblich geworden sind. Diese drastische Veränderung – durch die der proximale (der zum Rumpf gelegene) Dünndarmabschnitt der Hauptenergielieferant des Körpers wurde – hatte erhebliche Folgen für die Zusammensetzung und Vielfalt des Darmmikrobioms, das sich schnell an die neue Ernährung anpasste. Die Veränderungen des Darms und seines Mikrobioms waren eindeutig eine adaptive evolutionäre Entwicklung als Reaktion auf die Erfindung des Kochens. Durch die Einführung hoch verarbeiteter Nahrungsmittel haben wir diese Anpassung jedoch überfordert und müssen nun den Preis dafür zahlen. Wegen unserer relativ neuen Ernährungsgewohnheiten haben wir einen Punkt erreicht, an dem das, was einst gut für unsere Vorfahren war, für uns nicht mehr gut ist.

Die Veränderungen dieser Netzwerkdynamik in jüngerer Zeit sind mit den Veränderungen vergleichbar, die ein großer Damm dem Ökosystem eines Flusses aufzwingt. Vor dem Bau des Hoover-Damms teilten sich Menschen und Unternehmen entlang des Flusses Colorado von den Rocky Mountains in Colorado bis zum Flussdelta in Nordwestmexiko das Wasser, die Fische und die Energie. Die US-Regierung baute den Damm, um die westlichen Bundesstaaten mit Strom zu versorgen. Doch die schwächere Strömung flussabwärts hat den Ertrag der Landwirtschaft im Colorado-Tal von Arizona, Kalifornien und Mexiko verringert und die Dörfer, die davon abhingen, in Armut gestürzt. Ähnlich verhält es sich mit der stark verarbeiteten Kost, die zum größten Teil im Dünndarm resorbiert wird, und mit dem Rinnsal aus unverdauten Nahrungsbestandteilen, das ins »Delta« des Dickdarms gelangt, aber nicht sehr viele Mikroben ernähren kann. Das gesamte Ökosystem leidet. Unsere Mikroben müssen sich einer anderen Quelle für große Moleküle zuwenden, zum Beispiel den Zuckermolekülen in der Schleimschicht des Darms. Dadurch wird die Darmwand dünner und überall im GDM-Netzwerk treten Störungen auf.

Die Verarbeitung von Nahrungsmitteln in unserer Frühzeit und die dadurch bewirkte allmähliche Vergrößerung unserer Nahrungsauswahl trugen erheblich zu unserer biologischen und kulturellen Entwicklung bei; aber die beispiellose und drastische Veränderung der Nahrungsmittelversorgung, die wir der beschleunigten Industrialisierung der Landwirtschaft verdanken, hat uns eben die Gesundheitskrise beschert, in der wir uns heute befinden. Die Frage, die mir oft gestellt wird, lautet nun: Gibt es einen Weg zurück zur Gesundheit?

Was sollen wir essen?

Gestützt auf zahlreiche wissenschaftliche und klinische Erkenntnisse, habe ich einen einfachen Ernährungsplan erstellt, der Ihnen zeigt, was Sie essen sollen, um das Gleichgewicht im Darm wiederherzustellen und gesünder zu werden. Meine Empfehlungen hier und in Kapitel 10 basieren auf dem »Index der gesunden Nahrungsmittel«, wie ich ihn nenne. Er gibt an, wie groß der Anteil der Nahrungsmittel, die das Mikrobiom positiv beeinflussen, an der Gesamtkost ist. Je mehr Polyphenole, Ballaststoffe, Phytonährstoffe und komplexe entzündungshemmende Moleküle wir zu uns nehmen, desto geringer ist der Kaloriengehalt dieser Kost und desto höher ist sein Gesundheitsindex. Eine Kost aus Nahrungsmitteln mit hohem Index liefert obendrein genügend Vitamine und andere Mikronährstoffe neben gesunden pflanzlichen Proteinen, Ölen und Fetten.

Drei Kugeln Eis mit Karamellsoße enthalten 750 Kalorien aus Zucker (45 Prozent) und Fett (49 Prozent), die der Dünndarm schnell resorbiert und die den Blutzucker- und Insulinspiegel in die Höhe schnellen lassen. Für die Darmbakterien bleibt nichts mehr übrig. Ein gemischter Salat mit Bohnen, Nüssen und Avocado (ohne Käse oder fettes Dressing) liefert hingegen einige für den Dünndarm resorbierbare Nährstoffe, zum Beispiel Vitamine, während der größte Teil des Salats im Ende des Dünndarms und im Dickdarm landet, wo die Darmbakterien ihn in resorbierbare, gesundheitsfördernde Moleküle zerlegen. Der Index der Eiscreme ist annähernd null, der des Salats ist hoch. Solange wir nach der besten Ernährung für unsere Mikroben streben, bleiben wir gesund. Behandeln Sie Ihre Mikroben gut, und sie werden es Ihnen danken.

Ballaststoffe

Als ich in den 70er-Jahren Medizin studierte, lernten wir, dass der Nutzen der Ballaststoffe bei Verdauungsstörungen hauptsächlich darauf zurückzuführen sei, dass sie den Darm füllen und mit Wasser versorgen, sodass Abfallprodukte schneller abtransportiert und leichter entleert werden. In den 1960er- und 1970er-Jahren dokumentierten Denis Burkitt und Hugh Trowell die höhere Ballaststoffzufuhr der Afrikaner im Vergleich mit den Bewohnern westlicher Länder (60 bis 140 Gramm am Tag gegenüber rund 20 Gramm) und bestätigten die Erfahrung, dass diese Faserstoffe ein brauchbares Mittel sind, um Verstopfung zu heilen.[14] Die Autoren berichteten, dass Afrikaner auf dem Land bis zu fünfmal mehr Stuhlmasse entleerten, den Darminhalt mehr als doppelt so schnell transportierten und drei- bis siebenmal mehr Ballaststoffe konsumierten als die Menschen im Westen, und das alles ohne erhörten BMI. Mangels einer guten biologischen Erklärung für den gesundheitlichen Nutzen einer ballaststoffreichen Kost wiesen sie auf das Fehlen von Zivilisationskrankheiten wie Diabetes, Herz-Kreislauf-Erkrankungen und Dickdarmkrebs bei Afrikanern hin. Heute ist klar, dass die Vorteile der Ballaststoffe weit über die Regulierung des Stuhlgangs hinausgehen. Im Gegensatz zu früheren Annahmen, sind Ballaststoffe keine einheitliche Gruppe von Pflanzen und Pflanzenmolekülen und nicht alle werden von Mikroben fermentiert.* Es ist vielleicht besser, diese Gruppe komplexer Kohlenhydrate, die gesund für das Darmmikrobiom sind, als MACs zu bezeichnen, als Kohlenhydrate, die für das Darmmikrobiom verfügbar sind und die ein wertvoller Bestandteil der alten Getreidearten sind. (Ein Big Mac gehört nicht dazu!) MACs sind komplexe Kohlenhydrate im Obst und im Gemüse, aber auch in der Schleimschicht der Darmwand. Sie lassen sich nicht von Enzymen abbauen und nicht im

* Unter Ballaststoffen verstehen wir Hunderte von Arten komplexer zuckerähnlicher Moleküle. Man teilt sie in lösliche und nicht lösliche Arten ein. Lösliche Ballaststoffe – zum Beispiel die Fructooligosaccharide (FOS) im Knoblauch sowie in Zwiebeln, Zichorienwurzeln, Artischocken und Spargel – sind kürzere zuckerähnliche Moleküle, die in Wasser löslich sind und im letzten Teil des Dünndarms und im ersten Teil des Dickdarms fermentiert werden. Unlösliche Ballaststoffe, beispielsweise die Zellulose in grünem Gemüse wie Grünkohl, Rosenkohl, grünen Erbsen und Haferkleie, werden teilweise in der zweiten Hälfte des Dickdarms von Mikroben fermentiert. Dort verläuft die Darmpassage langsamer und die Bakteriendichte ist viel höher.

ersten Teil des Dünndarms resorbieren, daher sind sie eine sehr wichtige Nahrung für das Mikrobiom.

Interessant ist, dass ein Ballaststoff, der für einen Menschen ein MAC ist, bei einem anderen nicht diese Funktion ausübt. Entscheidend ist die Zusammensetzung des mikrobiellen Ökosystems, der *Enterotyp*. Die Mikroben eines bestimmten Menschen verfügen vielleicht über die Enzyme, die notwendig sind, um ein bestimmtes Fasermolekül zu zerlegen, während dieser Bakterienstamm einem anderen Menschen fehlt.[15]

Und was für unsere prähistorischen Vorfahren ein MAC gewesen sein mag, ist vielleicht für Menschen in Industrieländern keines mehr, weil sie die Bakterienstämme verloren haben, die es abbauen. Beispielsweise können Kleinkinder auf der ganzen Welt Laktose im Dünndarm zerlegen und resorbieren. Für die meisten Erwachsenen gilt das nicht, weil sie diese Fähigkeit nach und nach verlieren. Mit anderen Worten, die »Laktoseintoleranz«, die heute als häufige Störung gilt und mit der man unspezifische Darmstörungen erklärt, etwa Blähungen und Magenbeschwerden, ist in Wahrheit eine natürliche physiologische Veränderung. Manche Volksgruppen – Inuit und einige Nordeuropäer – bilden eine Ausnahmen von dieser Regel, da sie Milch immer in großen Mengen konsumiert haben und deshalb die Laktase produzieren, die notwendig ist, um Laktose abzubauen und zu resorbieren. Japaner haben Mikrobiome, die eine besondere Art von Ballaststoffen abbauen können, nämlich solche aus Meeresmikroben, die sich von Rotalgen und Meeresalgen ernähren. Deshalb sind die Japaner die einzigen Menschen, für die Meeresalgen MACs sind.[16]

Angesichts dieser Unterschiede und weil wir nicht wissen, welche Ballaststoffe für ein Individuum nützlich oder unverträglich sind, rate ich meinen Patienten, viele verschiedene Obst- und Gemüsesorten zu essen. Ihr Mikrobiom wird zwar nicht alle effektiv zerlegen, wohl aber einen großen Teil. Mit der Zeit ist es sogar möglich, mithilfe einer abwechslungsreichen Kost, die verschiedene Ballaststoffe in großer Menge enthält, bestimmte Bakterienstämme im Ökosystem des Darms neu anzusiedeln oder zu vermehren. In Zukunft werden wir in der Lage sein, mithilfe von Mikrobiom-Tests herauszufinden, welche mikrobiellen Pfade einem Individuum zur Verfügung stehen, um MACs in nützliche Metaboliten zu zerlegen, und welche Nahrungsbestandteile ein bestimmtes Individuum nicht hinreichend verarbeiten kann.

Obwohl unsere Darmbakterien heute wenig Energie aus unverdaulichen Kohlenhydraten gewinnen können, bleiben sie wichtig für unsere allgemeine systemische Gesundheit. Da sie sich schnell an unsere modernen Ernährungsgewohnheiten anpassen, beeinflussen sie die Signale der Darmbakterien ans Immunsystem, an den Stoffwechsel und an das Gehirn. Ein großer Teil der Energie, die das Darmmikrobiom benötigt, stammt aus komplexen pflanzlichen Molekülen, die aus vielen verschiedenen, miteinander verbundenen einfachen Zuckermolekülen (Monosacchariden) bestehen. Wie diese Energie gewonnen wird, hängt von der symbiotischen Zusammenarbeit vieler Mikroorganismen in einem komplexen mikrobiellen Ökosystem im Darm ab. Verschiedene Mikroben, jeweils ausgerüstet mit einer speziellen Enzymkollektion – Glykosidasen und Polysaccharid-Lyasen –, können die chemischen Bindungen zwischen diesen Zuckermolekülen auflösen, sodass daraus verwertbare Oligosaccharide oder Monosaccharide entstehen. Diese werden dann von anderen Mikroben konsumiert und in resorbierbare kurzkettige Fettsäuren zerlegt, zum Beispiel in Butyrat, Acetat und Propionat. Wie in jedem Ökosystem wetteifern die Mikroben um den Zugang zu der Energie und dem Kohlenstoff, die in diesen Molekülen gebunden sind. Wenn der Zugang zu dieser Energiequelle dauerhaft eingeschränkt oder versperrt ist, nimmt die Menge bestimmter Bakterienstämme ab oder sie werden ausgelöscht. Genau in diesem Szenario befinden wir uns heute.

In einem Artikel in *Cell Metabolism* erläuterten Erica und Justin Sonnenburg 2014 die Komplexität und die Funktion dieses mikrobiellen Nahrungsnetzes, das aus Tausenden verschiedener Mikrobenstämme besteht, die synergistisch zusammenarbeiten, um jedes Stück Nahrung zu verarbeiten und zu nutzen, das sie erreicht.[17] Die enorme Bedeutung eines intakten Darmmikrobioms für die Gesundheit des Menschen wird offenkundig, wenn man diese eindrucksvolle Zahl mit der kleinen Zahl von Enzymen vergleicht, die unsere eigenen Zellen produzieren und die Ballaststoffe abbauen. Denken Sie daran, dass Millionen Mikrobengene die Blaupause für die Produktion dieser Enzyme enthalten, die es den

Mikroben ermöglichen, aus Substanzen, die ansonsten Abfall wären, Tausende von nützlichen Metaboliten zu bilden. Dieses innere Ökosystem ist erst seit wenigen Jahrzehnten bekannt, aber es ist vielleicht der wichtigste Aspekt unserer Ernährung.

Zum Glück ist die Liste der MACs, die in Nahrungspflanzen enthalten sind, lang. Es ist wichtig, ein sehr vielfältiges Mikrobiom zu haben, um so viele gesundheitsfördernde Moleküle wie möglich aus diesen Nahrungsmitteln herauszuholen.[18] Der Verzehr von Artischocken, Rüben, Brokkoli, Linsen, Zwiebeln und anderen Pflanzen liefert uns große Mengen der MACs, die Galactooligosaccharide (GOS) heißen. Sie vergrößern den relativen Anteil der Bifidobakterienstämme im Mikrobiom. Wenn Sie regelmäßig Cashews, weiße Bohnen, Hafer und Süßkartoffeln essen, versorgen Sie Ihr Darmmikrobiom mit (verdauungs-) resistenter Stärke und die Menge der Gattungen *Ruminococcus* und *Bacteroides* nimmt zu. Spargel, Lauch, Bananen, Knoblauch, Chicorée und Artischocken enthalten eine Menge Fructane (große Moleküle, die aus vielen Fruktosemolekülen bestehen, zum Beispiel das präbiotische Inulin und die Fructooligosaccharide (FOS). Diese Nahrungsmittel sind Futter für *Bacteroides* und *Faecalibacterien*, die auch für ihre optimale Verdauung sorgen. Wenn Sie gerne Äpfel, Aprikosen, Kirschen, Orangen und Möhren essen, liefern Sie Ihren Darmbakterien Pektin, das von Stämmen wie *Eubacterium* und von den Mikroorganismen, die auf Fructane spezialisiert sind, abgebaut wird.

Wenn Sie ein besonders vielfältiges Mikrobiom aufbauen und behalten wollen, ein Mikrobiom, das die größte Zahl von Stämmen aller oben genannten Mikroben enthält, müssen Sie viele verschiedene Pflanzen essen. Es genügt *nicht*, täglich eine Kapsel mit Milliarden von koloniebildenden Einheiten (KbU) zu schlucken.

Polyphenole

MACs sind nicht die einzigen Nahrungsbestandteile, die die Gesundheit des Darms fördern und im Obst und Gemüse enthalten sind. Neben Mikronährstoffen wie Vitaminen und Mineralien und neben den Ballaststoffen gibt es noch viele große Pflanzenmoleküle, die man Polyphenole nennt und zu denen Verbindungen mit exotisch klingenden

Namen gehören, zum Beispiel Flavonoide, Anthocynaine, Ellagitannine und Quercetin. Diese Verbindungen sind zwar strukturell verschieden, werden aber alle im Dünndarm schlecht resorbiert; sie benötigen daher die Hilfe der Darmbakterien, um ihr gesundheitsförderndes Potenzial zu erschließen.

Der Darm profitiert auf vielerlei Weise von Polyphenolen. Einige von ihnen sind Präbiotika, also Futter für die Mikroben. Andere unterdrücken krank machende Mikroben im Darm. Die meisten werden zu Metaboliten abgebaut, die verschiedene Zellen im Darm-Konnektom unterstützen oder ins Blut gelangen und mehrere Organe stärken, auch das Gehirn. Wegen ihrer einschüchternden Zahl und Vielfalt befasse ich mich hier nur mit einigen der wichtigsten.

Menschen, die regelmäßig Beeren, rote Weintrauben, rote Äpfel, Pflaumen und Rotkohl essen und Rotwein in moderaten Mengen trinken, nehmen viele *Anthocyanine* zu sich, eine Gruppe von Molekülen, die zur Familie der Flavonoide gehören. Sie tragen nicht nur zum köstlichen Geschmack dieser Nahrungsmittel bei, sondern färben sie auch lebhaft rot, blau und violett. Ihr gesundheitlicher Nutzen wird – fälschlicherweise – meist ihrer antioxidativen Wirkung zugeschrieben (mehr dazu unten); aber Anthocyanine und andere Polyphenole entfalten ihre gesundheitlichen Wirkungen durch das Darmmikrobiom, obwohl sie in geringer Menge auch ins Blut und in den ganzen Körper gelangen.[19] Wenn Patienten mit einer Ileostomie – einem künstlichen Darmausgang am Ende des Dünndarms nach der operativen Entfernung des Dickdarms – Himbeeren, Heidelbeeren, Preiselbeeren und Weintrauben essen, bleibt ein großer Teil der konsumierten Anthocyanine in der Dünndarmflüssigkeit; sie passieren also den Dünndarm, ohne resorbiert zu werden. Heute wissen wir, dass der größte Teil der Anthocyanine intakt in den Dickdarm gelangt, wo bestimmte Mikroben sie in kleinere Moleküle zerlegen, bevor sie resorbiert werden.

Die große Familie der *Flavonoide* – sie besteht aus mehreren Tausend typischen Molekülen – umfasst auch die *Catechine*, Phenolverbindungen in Früchten und Beeren sowie in noch größerer Menge im Kakao, im Grüntee (etwas weniger im Schwarztee) und in Zwiebeln. *Isoflavone*, eine andere Flavonoidgruppe, sind nur in Hülsenfrüchten in großen

Mengen enthalten, zum Beispiel in Sojabohnen. Orangen, Zitronen und andere Zitrusfrüchte enthalten eine andere Gruppe, *Flavanone* genannt. Diese Moleküle sind so variantenreich, dass eine Untersuchung spanischer Zitrusfruchtsäfte – zum Beispiel süße Orangen, Mandarinen, Zitronen und Grapefruit – 58 Arten von Flavonoiden und verwandten Phenolverbindungen zutage förderte.

Neuere Studien zu Anthocyaninen und Flavanonen werfen ein neues Licht auf die komplexen Transformationen, die sich abspielen, wenn diese Verbindungen den Magen-Darm-Trakt passieren. Nur winzige Mengen werden im Dünndarm aufgenommen; der größte Teil der konsumierten Anthocyanine erreicht den Dickdarm, wo Bakterien sie verarbeiten. Dabei entstehen zahlreiche kleine Moleküle, die Ziele im Darm ansteuern und auch ans Blut abgegeben werden, das sie zu Organen im ganzen Körper transportiert.[20] Neuere Studien belegen, dass das Blut viel mehr Metaboliten der Anthocyanine und Flavanone enthält, als man früher glaubte.[21] Diese Entdeckung zeigt nicht nur, wie wichtig Phenolverbindungen sind, die im Darm entstehen, sondern sie widerlegt auch die Behauptung mancher Hersteller von Ergänzungsmitteln, Polyphenole seien vor allem Antioxidantien, die der Dünndarm mühelos resorbieren und an ihre Ziele im Körper weiterleiten könne.

Wenn ich einen Vortrag halte, fragt mich jemand aus dem Publikum unweigerlich: »Meinen Sie Antioxidantien, wenn Sie von Polyphenolen sprechen?« Zweifellos wird der Begriff *Antioxidans* – der fälschlicherweise für die Moleküle verwendet wird, die den nützlichen Wirkungen bestimmter Pflanzen zugrunde liegen – von Ernährungsberatern und Diätaposteln viel zu nachlässig gebraucht, was bei Laien große Verwirrung auslöst. Die populäre Begründung für die Einnahme von Antioxidantien lautet: Sie schützen irgendwie Lipide, Proteine und die DNA vor Oxidation.

»In Wirklichkeit ist der Körper durchaus imstande, seinen Redoxstatus [das Gleichgewicht zwischen Oxidantien und Antioxidantien] aufrechtzuerhalten, und heute herrscht die Meinung vor, dass eingenommene Antioxidantien nur einen winzigen Teil des wichtigen Redoxregulationssystems des Körpers ausmachen«, erklärte mein Freund Daniele Del Rio, außerordentlicher Professor an der Universität Parma in Italien und Leiter des Instituts für Höhere Studien über Nahrung und Ernährung dieser Hochschule sowie wissenschaftlicher Direktor des Aufklärungsprogramms über Ernährungsfragen des Global Centre for Nutrition and Health in Cambridge. »Vergeuden Sie also kein Geld für Kapseln mit Antioxidantien! Polyphenole sind wegen ihrer Struktur zwar chemisch betrachtet Antioxidantien, aber man glaubt heute, dass ihr Beitrag zu unserer Gesundheit auf ganz anderen Mechanismen beruht, die mit ihren antioxidativen Eigenschaften überhaupt nichts zu tun haben.«

Trotz dieser neuen Details über das Schicksal der Polyphenole im Darm sind die alten Ideen über Antioxidantien nicht auszurotten. Del Rio sagte mir: »Im Gegensatz zu den Polyphenolen entfalten andere Moleküle echte antioxidative Wirkungen, wenn wir sie zu uns nehmen. Dazu gehören Tocopherole (Vitamin E), Carotinoide (die dem Gemüse und den Früchten ihre gelbe, orange und rote Farbe geben) und Vitamin C. Sie werden im oberen Darmtrakt viel effektiver resorbiert."

Es wird jedoch immer deutlicher, dass der Nährwert und der gesundheitliche Nutzen des Obstes, des Gemüses und der aus ihnen gewonnenen Produkte – unter anderem MACs und Polyphenolverbindungen wie Flavonoide, Phenolsäuren und Tannine – äußerst wichtig sind. Etwa 7,8 Millionen Menschen starben 2013 in der Welt vorzeitig, weil sie weniger als 800 Gramm Obst und Gemüse am Tag verzehrten.[22] Um die empfohlene Tagesmenge einschätzen zu können, stellen Sie sich am besten einen Servierteller mit Spinat (50 g), Brokkoli und Blumenkohl (je 85 g), Pilzen (100 g), Süßkartoffeln (225 g), Heidelbeeren und Erdbeeren (je 85 g) und einer halben Orange (85 g) vor.

Interessant ist, dass der Konsum von Flavonoiden je nach Land und geografischer Region erheblich schwankt, weil die Ernährungsweisen und die Bewertungsmethoden sehr unterschiedlich sind. Die Hauptquellen für Polyphenole in den USA und in Europa sind Kaffee, Tee und Obst. Die durchschnittliche Zufuhr von Flavonoiden liegt weltweit zwischen 250 bis mehr als 1500 Milligramm am Tag, einschließlich der Menge, die grüner und schwarzer Tee liefern. Weniger überraschend ist vielleicht, dass der Konsum von Flavonoiden in den USA im Mittel einer der niedrigsten der Welt ist; er schwankt zwischen 250 und 400

Milligramm am Tag. Tee ist unsere wichtigste Quelle – als ob wir noch mehr Beweise dafür bräuchten, dass wir uns zu einseitig ernähren und zu wenig Obst und Gemüse essen.

Am höchsten ist die verzehrte Menge im Iran (1650 Milligramm am Tag), gefolgt von Großbritannien (mehr als 1000 Milligramm); am niedrigsten ist sie in Brasilien und Mexiko (unter 150 Milligramm). Bevölkerungsgruppen, die viel Tee trinken, vor allem Schwarztee, nehmen am meisten Flavonoide zu sich. In Europa ist ein zunehmendes Gefälle zwischen dem Norden und dem Süden zu beobachten. Obwohl in den Mittelmeerländern reichlich Obst, Gemüse, Olivenöl und Rotwein konsumiert werden, ist die Zufuhr von Flavonoiden in diesen Ländern niedriger als in anderen Ländern, wo viel mehr Tee getrunken wird. In vielerlei Hinsicht überrascht es nicht, dass die USA ganz unten auf der Liste stehen – ein Rekord, der unseren winzigen Konsum von Ballaststoffen widerspiegelt. Wir neigen eher dazu, ein Ergänzungsmittel, eine Tablette oder ein anderes Produkt des medizinisch-pharmazeutischen Industriekomplexes einzunehmen, anstatt die natürlichen Heilkräfte der Darmbakterien zu nutzen.

Wir müssen einen anderen Weg gehen, da mehrere bekannte Nahrungsmittel Polyphenole in großen Mengen enthalten. Neben den bereits erwähnten sind das grüner Tee, Rotwein und einige Gewürze, zum Beispiel Gewürznelken, Zimt, Gelbwurz (Kurkuma), schwarzer Pfeffer und Oregano.

Grüner Tee

Menschen trinken seit Jahrtausenden Tee. Der erste unmittelbare Beweis dafür (Teeblätter im Grab des Kaisers Jing) stammt aus dem China des 2. Jahrhunderts v. Chr. Teetrinken ist nicht nur eine angenehme soziale Aktivität, die sowohl beruhigt als auch kräftigt, sondern es hat auch viele gesundheitliche Vorteile; unter anderem lindert es Depressionen.[23] Grüner und schwarzer Tee werden aus den Blättern der *Camellia sinensis* zubereitet. Die Produktion des schwarzen Tees erfordert eine starke Oxidation der Blätter, während der grüne Tee kaum oxidiert ist. Beide Teesorten sind gute Quellen für Flavonoide, deren Art und Menge jedoch unterschiedlich ist. Grüner Tee enthält viel mehr Epigallocatechin-

3-Gallat (EGCG) und schwarzer Tee ist reicher an Theaflavinen und Thearubiginen.

Viele Studien mit Zellen und mit Tieren kamen zu dem Schluss, dass grüner Tee nicht nur ein Entzündungshemmer und ein Antioxidans ist, sondern auch Herz-Kreislauf-Erkrankungen[24] vorbeugen kann und vielleicht auch das Nervensystem schützt.[25] Diese Behauptungen wurden zwar nie durch wohldurchdachte klinische Studien mit Menschen bewiesen, aber vor Kurzem sammelte eine Beobachtungsstudie Daten von 13 000 Menschen, die am Chinese Longitudinal Healthy Longevity Survey teilnahmen, die Informationen über die Gesundheit und Lebensqualität älterer Menschen (ab 65 Jahren) in 22 chinesischen Provinzen zwischen 2005 und 2014 liefert.[26] Diese Analyse zeigte, dass der regelmäßige und häufige Genuss von grünem Tee Depressionssymptome deutlich lindert, vor allem bei Männern.

Drei gut untersuchte Bestandteile des grünen Tees könnten für seine gesundheitsfördernden Eigenschaften verantwortlich sein. Catechine – besonders das oben erwähnte Polyphenol Epigallocatechin-3-Gallat (EGCG) – machen bis zu 42 Prozent des Trockengewichts des grünen Tees aus; die Aminosäure L-Theanin stellt drei und das Koffein fünf Prozent. Diese drei Bestandteile, allein oder kombiniert, machen uns nachweislich ruhiger *und* wacher und verbessern obendrein das Gedächtnis. EGCG und L-Theanin beruhigen nachweislich das Stressreaktionssystem des Gehirns und tragen erheblich dazu bei, der Neuroinflammation (Entzündung der Nerven und des Gehirns) und dem kognitiven Abbau bei älteren Menschen vorzubeugen.[27]

EGCG ist noch faszinierender. Wie die meisten Polyphenole ist dieses Molekül zu groß, um im Dünndarm effektiv resorbiert zu werden. Wenn das nicht resorbierte EGCG das distale (ferne) Ende des Dünndarms, auch Ileum genannt, und den Dickdarm erreicht, fördert es die Vermehrung von nützlichen Darmbakterien, unterdrückt potenziell schädliche Mikroben und steigert die Vielfalt der Darmflora.[28] Zudem zerlegen die Bakterien die Polyphenole in kleinere Moleküle, die dann am Ende des Dünndarms und im Dickdarm resorbiert werden. Man glaubt, dass die berichteten positiven Wirkungen des Tees auf das Gehirn und den Körper auf diese Metaboliten zurückzuführen sind.

Rotwein

Trotz der gut dokumentierten negativen Wirkungen eines regelmäßigen hohen Alkoholkonsums gibt es zahlreiche epidemiologische Studien, die belegen, dass mäßiger Weingenuss vor einigen chronischen Krankheiten schützt, zum Beispiel vor Stoffwechselstörungen und neurodegenerativen Störungen.

Sicherlich ist es bei Beobachtungsstudien schwierig, zwischen der entspannenden Wirkung des Alkohols und den gesundheitlichen Vorteilen der mit dem Weintrinken verbundenen Geselligkeit zu unterscheiden. Dennoch (trotz fehlender kontrollierter Interventionsstudien) schreiben Wissenschaftler den gesundheitlichen Nutzen des Weins – vor allem des Rotweins – meist seinem Polyphenolgehalt zu. Die Menge der Polyphenole schwankt zwar erheblich, aber man schätzt, dass Weißwein 150 bis 400 und junger Rotwein 900 bis 1400 Milligramm dieser Verbindungen je Liter enthält. Ein knapper halber Liter Rotwein könnte also bereits Ihren Tagesbedarf an Polyphenolen decken.[29]

Rotwein enthält eine einzigartige Kombination von Polyphenolen, vor allem Flavonoide wie Catechin und Epicatechin, Tannine, Anthocyanine und Flavonole, sowie Stilbene (unter anderem Resveratrol) und Ellagitannine. Anders als Alkohol und Zucker, die der Dünndarm schnell und vollständig aufnimmt und die (oft unerwünschte) Kalorien enthalten, wirken die Polyphenole auf die Darmflora am Ende des Dünndarms und im Dickdarm ein. Eine neuere Analyse von klinischen Studien, die zwischen 2006 und 2018 veröffentlicht wurden, untersuchte die Wirkungen der Polyphenole im Rotwein auf nützliche Bakterien. Mehrere dieser Studien berichteten von einer Zunahme der Mikrobenmetaboliten im Stuhl, im Urin, im Blutplasma und in der Dünndarmflüssigkeit und bestätigten damit, dass Darmbakterien die Polyphenole im Rotwein modulieren. Zudem gibt es eine ganze Menge Hinweise darauf, dass Weinpolyphenole ähnlich wie Grüntee die Menge der nützlichen Bakterien vergrößert und die Vermehrung der schädlichen hemmt.[30] Allerdings gilt für den Abbau, die Resorption und die Zirkulation dieser Moleküle das Gleiche wie für die Ballaststoffe: Sie sind individuell sehr unterschiedlich, je nachdem, wie das Mikrobiom eines Menschen zusammengesetzt ist.

Eine Studie von Tim Spector und seiner Forschergruppe im King's College in London macht diesen Zusammenhang deutlicher. Die Wissenschaftler analysierten Daten, die drei Gruppen von Rotweintrinkern geliefert hatten, und wiesen nach, dass Rotwein die Vielfalt des Darmmikrobioms vergrößert, sogar bei denjenigen, die ihn nur alle zwei Wochen einmal trinken.[31] Im Mikrobiom von Weißweintrinkern waren die nützlichen Wirkungen weniger ausgeprägt.

Was ist die Alternative für Menschen, die gar keinen Wein trinken wollen? Spectors Studie berichtete, dass die Menge des Mikroorganismus *Barnesiella*, der zum Stamm Bacteroidetes gehört und bei Rotweintrinkern erhöht war, sich im Darm von Ratten, die Schwarze Himbeeren fraßen, *verdoppelte*. Das hatte eine frühere Studie belegt. Übrigens enthalten Himbeeren nachweislich *vier Mal* so viele Polyphenole wie Rotwein.

Gewürze

Gewürze werden auf der ganzen Welt seit Langem verwendet, um Gerichten einen einzigartigen Geschmack und Farbton zu verleihen. Die meisten indischen und anderen asiatischen Speisen währen ohne ihre typischen Gewürze undenkbar. Aber Gewürze wie Ingwer, Gelbwurz, Fenchel, Senf, Kreuzkümmel und Kardamom (die alle zur Familie der *Apiaceae* gehören) werden in der traditionellen asiatischen Heilkunst auch seit langer Zeit als Arzneien benutzt. Gelbwurz verleiht nicht nur dem Curry seinen typischen Farbton und Geschmack, sondern gilt in der traditionellen indischen Medizin auch als wirksames Mittel gegen zahlreiche scheinbar isolierte Symptome und Krankheiten einschließlich Asthma, Allergien, Husten, Magersucht und Leberstörungen. Mit Ingwer, der vor mehr als 2000 Jahren aus Indien ins Römische Reich exportiert wurde, werden ebenfalls viele Krankheiten behandelt, unter anderem Erkältungen, Übelkeit, Arthritis, Migräne und Bluthochdruck. Man nimmt an, dass Inder und Chinesen den Ingwer seit mehr als 5000 Jahren als Tonikum anbauen. Im Mittelalter galt er als medizinisch derart wertvoll, dass ein Pfund Ingwer so viel wie ein Schaf kostete!

Die Beliebtheit dieser asiatischen Gewürze hat dank der Naturmedizin und der alternativen Heilkunde wieder zugenommen. Zudem gibt es zahlreiche Studien über ihre nützliche Wirkung als »Antioxidantien« in der Krebstherapie und zur Behandlung von Entzündungen, Depressionen und chronischer Übelkeit. Interessant ist, dass viele dieser Krankheiten zu den Netzwerkerkrankungen gehören, die zur heutigen Krise der öffentlichen Gesundheit geführt haben und mit einer chronischen Aktivierung des Immunsystems zusammenhängen.

Olivenöl

Der gesundheitliche Nutzen des Olivenöls – hier ist nur »natives Olivenöl extra« (NOE) gemeint – bei zahlreichen Stoffwechselstörungen und Herz-Kreislauf-Erkrankungen wurde in vorklinischen und klinischen Studien nachgewiesen. NOE ist eine der wichtigsten gesundheitsfördernden Zutaten der Mittelmeerkost. Es gibt mindestens zwei Bestandteile, denen der Nutzen des Olivenöls zu verdanken ist: die große Menge an einfach ungesättigten Fettsäuren (vor allem Ölsäure) und der hohe Gehalt an Polyphenolen (besonders Oleuropein und Hydroxytyrosol).

Polyphenole entfalten ihre gesundheitliche Wirkung mit der Unterstützung des Darmmikrobioms.[33] Studien lassen darauf schließen, dass das auch für Ölsäuren gilt. Ölsäure ist die vorherrschende Fettsäure im Olivenöl – sie stellt 73 Prozent des gesamten Ölgehalts –, während elf Prozent mehrfach ungesättigt sind, zum Beispiel die Omega-6- und die Omega-3-Fettsäuren. Einfach ungesättigte Fettsäuren (engl. MUFA) vertragen ziemlich viel Hitze und machen dadurch das NOE zu einem gesunden Öl in der Küche. Früher glaubte man, der hohe MUFA-Gehalt sei für die schützende Wirkung des Öls verantwortlich; doch neuere Studien deuten darauf hin, dass sein Nutzen vor allem auf die Polyphenole und die Vitamine A und E zurückzuführen sind. Bis zu 30 verschiedene Polyphenolmoleküle wurden in verschiedenen Oliven nachgewiesen. Die Phenolmenge im NOE liegt zwischen 50 und 800 Milligramm je Kilogramm und die Menge der Polyphenole hängt vom Anbaugebiet der Oliven, vom Klima, von der Reife der Oliven bei der Ernte und vom Extraktionsverfahren ab. Der Phenolanteil des Olivenöls kann je nach der Olivensorte sehr unterschiedlich sein. Es ist daher schwierig herauszufinden, welches Olivenöl man am besten kauft, um vom Aroma und den Polyphenolen optimal zu profitieren.

Vor ein paar Jahren lernte ich mehr über Olivenöl kennen, als ich meinen Freund Marco Cavalieri besuchte, den Eigentümer der Le Corti Dei Farfensi in Fermo an der malerischen italienischen Adriaküste. Neben seinen Weinen erzeugt Marco auch NOE aus verschiedenen Olivensorten von 800 Jahre alten Olivenbäumen, darunter Sargano, Carboncella, Ascolana, Coratina, Frantoio und Moraiolo. (Ein 800 Jahre alter Baum mag Ihnen alt vorkommen, aber für einen Olivenbaum ist er beinahe ein Schössling. Olivenbäume begannen im südöstlichen Mittelmeerraum vor mehr als 6000 Jahren zu wachsen, und sie waren für die alten Griechen, Römer, Perser und Phönizier eine wichtige Handelsware.) Wenn die Oliven geerntet werden, sind sie noch nicht ganz reif, aber ihr Polyphenolgehalt ist am höchsten. Geerntete Oliven werden in luftdichten Stahlbehältern aufbewahrt, um sie vor Oxidation und Licht zu schützen. Die Oliven, aus denen man Öl extrahiert, werden zu einem lokalen Betrieb gebracht, wo sie schon wenige Stunden nach der Ernte kalt gepresst werden. Das frische Öl hat ein einzigartiges Aroma und einen ebenso einmaligen Duft. Zuerst brennt es beinahe im Mund. Neben seinem Geschmack und seinen gesundheitlichen Vorzügen tragen die Polyphenole auch zu seiner enormen Widerstandskraft gegen Oxidation bei; sie ist stärker als bei anderen Speiseölen.

Als ich den gesundheitlichen Nutzen der Mittelmeerkost erforschte, wurde mir klar, dass der hohe Polyphenolgehalt das NOE zu einer Arznei macht, produziert von der Natur und verfeinert von menschlicher Expertise und Tradition. Wie jede Medizin spielen der Gehalt an aktiven Bestandteilen und die Qualität der Verarbeitung eine wichtige Rolle, was die Wirksamkeit des Öls anbelangt. Anstatt sich vom dunklen Aussehen vieler teurer, als NOE angepriesener Olivenöle beeindrucken zu lassen, lohnt es sich daher zu untersuchen, wo die Oliven angebaut und wie sie verarbeitet wurden. Das kann etwas aufwendig sein, weil die meisten Produzenten auf dem Etikett den Polyphenolgehalt nicht angeben. Weil es so schwierig ist, den Polyphenolgehalt ausfindig zu machen, sollten Verbraucher ihn nach dem Geschmack des Öls beurteilen. Ein scharfes Aroma ist meist ein Zeichen für einen hohen Polyphenolgehalt.

Omega-3-Fettsäuren

Studien belegen, dass die zwei wichtigsten mehrfach ungesättigten Fettsäuren (PUFAs), die Omega-3-Fettsäuren Eicosapentaensäure (EPA) und Docosahexaensäure (DHA), viele positive Wirkungen haben. Unter anderem helfen sie, Herzkrankheiten und Krebs zu verhüten, und unterstützen die Therapie bei rheumatoider Arthritis, Depression und kognitivem Abbau.[34] Die meisten dieser gesunden Fettsäuren werden zwar im Dünndarm resorbiert, aber es gibt Hinweise darauf, dass eine kleine Menge von ihnen in den Dickdarm gelangt, wo sie die Vielfalt des Mikrobioms steigern und die relativen Häufigkeiten der Bakterienstämme verändert.

Zu den Nahrungsmitteln mit dem höchsten PUFA-Gehalt gehören wilder Lachs und kleine Fische wie Makrelen, Heringe, Sardinen, Anchovis; Leinsamen, Samen und Walnüsse sowie einige andere Nahrungsmittel, zum Beispiel Sojabohnen, Austern und Kabeljauleber. PUFAs machen auch einen großen Teil des Fettes bei nicht domestizierten Tieren aus, beispielsweise bei Wild und Bisons, und Weiderinder enthalten ebenfalls mehr davon als Rinder aus der konventionellen Landwirtschaft. Obwohl diese Nahrungsmittel eine Menge PUFAs enthalten, werden auch Fischölkapseln mit PUFAs und »Functional Food« angeboten, verbunden mit Versprechen, dass sie gesundheitliche Vorteile haben. Doch wie bei anderen Ergänzungsmitteln konnten kontrollierte klinische Studien mit Omega-3-Kapseln keine eindeutigen gesundheitlichen Wirkungen nachweisen.

Wann sollen wir essen?

Noch etwas können wir vom Essverhalten unserer Vorfahren lernen. Die Frühmenschen kannten beispielsweise keine drei regelmäßigen, übergroßen Mahlzeiten, die sich nach der Uhrzeit richteten, und sie verspeisten erst recht keine Snacks zu jeder Tages- und Nachtzeit. Sie saßen auch nicht im Sessel und ließen sich Essen in ihre Höhle liefern. Essen zum Mitnehmen und an die Tür geliefertes Essen sind zwar bequem und sicher – perfekt in einer Epidemie –, aber sie nehmen uns auch den letzten Grund, uns körperlich zu bewegen, um essen zu können.

In der Jungsteinzeit verbrachten die Menschen den größten Teil ihrer Zeit mit Jagen, Fischen und Sammeln. Zwischen den Mahlzeiten lagen unterschiedlich lange Perioden ohne Nahrungsaufnahme, aber oft mit intensiver Bewegung. Ich bekam aus erster Hand einen Eindruck von diesem Rhythmus, als ich Anfang der 1970er-Jahre während einer Dokumentarfilmexpedition mehrere Wochen lang in einem Dorf der Yanomami im Amazonas-Regenwald lebte. Der Tag dieser fitten Dorfbewohner war vollgepackt mit Aktivitäten. Sie waren so sehr damit beschäftigt, Nahrung zu suchen, dass sie wenig Zeit zum Essen hatten! Die Frauen, die meist ihre kleinen Kinder bei sich trugen, verließen am frühen Morgen das Dorf und kehrten erst am Spätnachmittag zurück – mit den Knollen, Früchten und Beeren, die sie gesammelt hatten. Die Männer machten auch Streifzüge und liefen tagelang durch den Wald, um zu jagen; oder sie manövrierten ihre Einbäume geschickt durch die Stromschnellen des oberen Orinocos. Am frühen Abend versammelten sich alle wieder, um bei Sonnenuntergang schlafen zu gehen. Bei Sonnenaufgang wachten sie auf und gingen erneut ihrer Arbeit nach. Im Grunde praktizierten sie zeitlich beschränkte Nahrungsaufnahme, denn sie fasteten bis zu zehn oder zwölf Stunden hintereinander, während sie jagten oder schliefen.

Zahlreiche präklinische Studien belegen inzwischen, dass regelmäßiges Fasten bei leerem Verdauungstrakt adaptive Reaktionen auslöst, die die Widerstandsfähigkeit des Gehirn-Körper-Netzwerks stärken und uns vor einigen chronischen Krankheiten und vorzeitigem Tod schützen. Neuerdings wird das »Intervallfasten« immer beliebter – ein Sammelbegriff für Ernährungsweisen mit reduzierter Kalorienzufuhr und/oder längeren Fastenperioden. Theoretisch nutzen sie geschickt die Praxis des Fastens, die für unsere Ahnen eine Notwendigkeit war.[35]

Fasten – nicht unbedingt der totale Verzicht auf Nahrung, sondern eher die verringerte täglich Nahrungsaufnahme – löst adaptive Reaktionen in den Zellen und zwischen den Organen aus, die die Signalpfade des Körpers verbessern. Deren Degeneration hängt mit Stoffwechselkrankheiten und mit der Alterung zusammen. Fasten stabilisiert die Stoffwechselpfade, die Glukose verwerten, und sorgt dafür, dass die Zellen sensitiv auf das blutzuckersenkende Hormon Insulin reagieren; zudem unterdrückt es die systemische Reaktion des Immunsystems. Es kommt zu einer Ketogenese. Während des Fastens, bei einer kohlenhydratarmen Diät, beim Hungern oder bei langer, intensiver körperlicher Anstrengung, wenn keine oder nur eine geringe Menge Glukose zur Verfügung steht, sind die Zellen gezwungen, ihren Stoffwechsel von der Glukose, ihrer Hauptenergiequelle, auf Ketonkörper (Ketone) umzustellen. Diese Ketone bildet die Leber aus Fettsäuren, die aus dem Körperfett stammen, auch aus dem Gehirn, als alternative Energiequelle. Sobald sie ihre Ziele erreicht haben, werden sie in den Mitochondrien zur Energiegewinnung oxidiert. Gleichzeitig aktivieren die Zellen Pfade, die die Verteidigungsmechanismen des Körpers gegen oxidativen und metabolischen Stress stärken, und die Pfade, die geschädigte Moleküle beseitigen oder reparieren. Aber Ketonkörper werden während des Fastens nicht nur als Energiequelle verwendet; sie sind zugleich mächtige Signalmoleküle, die auf die Zell- und Organfunktion einwirken. Man glaubt, dass die sorgfältig organisierten systemischen und zellulären Reaktionen, die beim Fasten aktiviert werden, sich fortsetzen können, selbst wenn wir wieder zu essen beginnen; sie steigern dann immer noch die mentale und körperliche Leistungsfähigkeit und die Widerstandskraft gegen Krankheiten.

Leider setzen viele der heutigen Methoden des Intervallfastens mehr Achtsamkeit und Ausdauer voraus, als die meisten Menschen im täglichen Leben aufbringen können und wollen. Zu diesen populären Methoden gehören sowohl das 5:2-Fasten, bei dem der Nahrungskonsum an zwei Tagen in der Woche auf 25 Prozent des Kalorienbedarfs reduziert wird, als auch die Scheinfastendiät *(fasting-mimicking diet oder FMD)*, eine fettreiche, kalorienarme Diät, die hilft, einen dem Fasten ähnlichen physiologischen Zustand zu bewahren, ohne dass man tatsächlich fasten muss.[36] Wie ich in Kapitel 5 ausgeführt habe, gibt es auch eine andere ketogene Diät, die zur Ketose führt, indem sie die verzehrte Kohlenhydratmenge drastisch einschränkt und die Kohlenhydrate oft durch tierisches Fett und rotes Fleisch ersetzt. Wie ich bereits erwähnt habe, befürworte ich keine regelmäßige ketogene Diät – mit sehr wenigen

Ausnahmen, zum Beispiel zur Behandlung therapieresistenter Krampfanfälle –, weil sie unseren Bedürfnissen und der Gesundheit des Darmmikrobioms total zuwiderläuft.

Ich habe viele Patienten und Bekannte getroffen, die diese Fastendiäten aufgegeben haben, und Studien bestätigen, dass es schwierig ist, sie durchzuhalten. In den wenigen klinischen Studien mit diesen Diäten haben 25 bis 40 Prozent der ausgeschiedenen Teilnehmer angegeben, sie hätten keine Lust mehr gehabt zu fasten. Das kann zu einem »Jo-Jo-Effekt« führen, bei dem positive Schritte hin zu einem normalen Gewicht und zu einem gesünderen Stoffwechsel von Rückfällen zunichtegemacht werden, sodass der Zustand nach der Diät bisweilen schlimmer ist als zu ihrem Beginn.

Präklinische Studien mit Mäusen verzeichnen immer wieder positive Wirkungen des Intervallfastens auf die Lebensspanne und zahlreiche Krankheiten, einschließlich Fettleibigkeit, Diabetes, Herz-Kreislauf-Erkrankungen, Krebs und neurodegenerative Gehirnkrankheiten, während klinische Studien mit Menschen nicht immer die gleichen eindrucksvollen Ergebnisse zeitigen. Viele dieser Studien belegen die erstaunliche Widerstandkraft des Stoffwechselsystems und deuten darauf hin, dass solche Diäten einen Gewichtsverlust bewirken, der einer kalorienarmen Standarddiät entspricht. Leanne Harris vom Fachbereich Medizin der University of Glasgow leitete beispielsweise eine Metaanalyse, die zwischen dem Intervallfasten und den traditionellen kalorienarmen Diäten in Bezug auf das Körpergewicht und –fett keine signifikanten Unterschiede fand.[37] Andere Studien verglichen mehrere Diäten, die auf dem Intervallfasten basieren, und zeigten, dass sie keine langfristigen nützlichen Wirkungen auf den Stoffwechsel und das Risiko für Herz-Kreislauf-Krankheiten haben.

Zeitlich beschränkte Nahrungsaufnahme und das Darmmikrobiom

Zum Glück führt uns die zeitlich beschränkte Nahrungsaufnahme – oft fälschlich Intervallfasten genannt – nicht nur zu der gesünderen Ernährungsweise unserer Vorfahren zurück, sondern sie ist auch eher praktikabel, weil die tägliche Gesamtkalorienmenge nicht reduziert werden muss. Sie komprimiert einfach die tägliche Essenszeit und berücksichtigt auch den Einfluss der inneren Uhr auf das Mikrobiom.

Noch vor ein paar Jahren galt das Mikrobiom als statische Mikrobengemeinschaft, die früh im Leben programmiert wird und dann bis zum Tod im Wesentlichen unverändert bleibt. Die Forschung hat jedoch herausgefunden, dass es in Wirklichkeit sehr dynamisch ist und seinen täglichen und jahreszeitlichen Rhythmen folgt.[38] Bei Mäusen ist das Wechselspiel zwischen dem Darmmikrobiom, dem Immunsystem und der Leber im Laufe einer 24-Stunden-Periode erstaunlich variabel. Während einer Mahlzeit kommunizieren die Mikroben und der Darm viel häufiger und das hat tiefgreifende Auswirkungen auf die Genexpression im Immunsystem und auf die Zellen im Darm, in der Leber und im Gehirn. Diese Befunde sind ein starkes Indiz dafür, dass das Timing unserer Mahlzeiten einen starken Einfluss auf das Darmmikrobiom und die allgemeine Gesundheit haben kann.

Zwei neuere Studien mit Mäusen im Labor von Satchidananda Panda in der Abteilung für Gastroenterologie des Salk-Instituts für biologische Studien in La Jolla, Kalifornien, berichten von erheblichen Auswirkungen einer zeitlich beschränkten Nahrungsaufnahme auf den Stoffwechsel, auf eine systemische Entzündung und auf das Darmmikrobiom.[39] Forscher verweigerten den Mäusen täglich neun bis fünfzehn Stunden lang jegliches Futter; dann durften die Tiere bis zum Ende des Tages fressen, so viel sie wollten. In einer dieser Studien, die Amandine Chaix vom Salk-Institut leitete, stellten die Wissenschaftler fest, dass der Nutzen der zeitlich beschränkten Nahrungsaufnahme proportional zu dem Zeitraum war, in dem die Mäuse nichts fraßen. Bei weniger als zwölf Stunden ohne Futter war der Nutzen geringer. Zu den positiven Wirkungen gehörte auch der Schutz vor starker Gewichtszunahme, wenn die Tiere eine »westliche Kost« bekamen, die viel Fett und Zucker enthielt – selbst wenn die tägliche Kalorienzufuhr gleich blieb. Die Mäuse durften ihre fett- und zuckerreiche Diät genießen, aber nur innerhalb eines Zeitraums von weniger als zwölf Stunden pro Tag. Die Forscher beobachteten zudem, dass sich im Körper der Tiere weniger Fett ansammelte und dass die damit verbundene Entzündung geringer war. Die Glukosetoleranz verbesserte sich, und die Insulinresistenz ging zurück.

Amir Zarrinpar, der heute das Zarrinpar Lab an der University of California at San Diego leitet, und sein Team entdeckten in einer anderen Studie, dass die normalen tageszyklischen Fluktuationen im Darmmikrobiom bei einer fett- und zuckerreichen Diät zum Erliegen kamen. Wenn die Mäuse jedoch die gleiche Futtermenge im Rahmen einer zeitlich beschränkten Nahrungsaufnahme bekamen, wurden die rhythmischen 24-Stunden-Oszillationen wiederhergestellt,[40] die Mikrobenvielfalt nahm zu, und die Zahl der Mikroben, die mit Fettleibigkeit zusammenhängen, nahm ab. Am erstaunlichsten an diesen Studien ist vielleicht, dass sie im Gegensatz zum Intervallfasten nicht die Kalorienzufuhr reduzierten, sondern die tägliche Futterzeit.

Diese bahnbrechenden Studien haben einen neuen und attraktiven Weg zurück zur Stoffwechselgesundheit aufgezeigt. Eine einfache, zeitlich beschränkte Nahrungsaufnahme ermöglicht es uns, den Kuchen zu essen und trotzdem das Gewicht zu behalten. Sie kümmern sich um das Wohl Ihrer Darmmikroben, indem Sie täglich innerhalb einer Acht-Stunden-Periode eine überwiegend pflanzliche Kost zu sich nehmen und *dann* Ihren Stoffwechsel so umstellen, dass er innerhalb der restlichen sechzehn Stunden Ketone verbrennt und die Hälfte dieser Zeit mit Schlafen verbringt.

Dennoch bleibt – wie bei allen restriktiven Ernährungsweisen – die große Frage: Wie realistisch ist es, diese Ernährungsweise im täglichen Leben durchzuhalten? Menschen auf der ganzen Welt haben ganz unterschiedliche Essgewohnheiten. Argentinier und Spanier essen um 23:00 Uhr, indigene Völker in Äquatornähe, wo die Sonne um 18:00 oder 19:00 Uhr untergeht, essen am Spätnachmittag. Dann gibt es noch Einschränkungen, die der Beruf mit sich bringt: Ein großer Teil der Berufstätigen geht früh zu Bett und wacht um 5:00 Uhr auf, um dann zur Arbeit zu fahren. Viele kommen nicht zeitig genug nach Hause, um ein frühes Abendessen einzunehmen. Schulkinder brauchen ein herzhaftes Frühstück, bevor sie das Haus verlassen, und einen Imbiss, wenn sie nach Hause kommen. Können wir von den Menschen wirklich erwarten, nach einem langen Tag auf ein Glas Wein und eine Käsescheibe vor dem Fernseher zu verzichten? Selbst wenn jemand frei über seine Zeit entscheiden kann, ist es fast für jeden schwer, beim Essen ein rigoroses acht Stunden langes oder noch kürzeres Zeitfenster einzuhalten. Auf den ersten Blick scheint es unmöglich zu sein, diese Praxis mit unseren Lebensrhythmen zu vereinbaren.

Darum habe ich die zeitlich beschränkte Nahrungsaufnahme selbst ausprobiert. Ich wollte mit anderen solidarisch sein. Also nutzte ich die einzigartige Situation, die der Covid-19-Lockdown ausgelöst hatte, verzichtete mit meiner Familie auf unsere üblichen drei Mahlzeiten (Mittelmeerkost) mit Snacks (Obst und Nüsse) und stellte mich auf ein zunehmend restriktives »Verköstigungs-Zeitfenster« um, das zunächst zwölf Stunden und zum Schluss acht Stunden täglich umfasste.

Ich gebe zu, es war nicht einfach. Wir hingen sehr an unserer alten Routine, bei der jeder Tag mit einem nahrhaften Frühstück und der Lektüre der *New York Times* begonnen hatte. Gelegentliche Imbisse hatten uns mit neuer Energie versorgt, und abends vor dem Schlafengehen hatten wir immer ein Glas Rotwein getrunken. An den Wochenenden waren wir meist mit Freunden zum Abendessen ausgegangen und oft waren aus einem Glas Wein zwei geworden. Diese entspannenden, gemütlichen Abende hatten sich in der Regel bis 23:00 Uhr hingezogen.

Darum fingen wir langsam an. Ohne unsere weitgehend pflanzliche Ernährung zu ändern, steigerten wir zwei Wochen lang allmählich unsere tägliche Fastenperiode von zwölf auf die erwünschten sechzehn Stunden. Als wir so weit waren, hielten wir diesen täglichen Acht-Sechzehn-Stunden-Rhythmus vier weitere Wochen lang strikt durch. Denken Sie daran, dass Sie ohnehin acht Stunden lang fasten, während Sie schlafen (das hoffe ich zumindest); die Hälfte der Zeit haben Sie dann bereits hinter sich.

Wir begannen spätestens um 20:00 Uhr mit unserer sechzehnstündigen Fastenperiode, übersprangen unser geliebtes Frühstück und nahmen zwischen Mittag und 13:00 Uhr unsere erste Mahlzeit ein. Unsere forschen einstündigen Morgenspaziergänge hinauf auf den Eagle Rock (einen beliebten Felsgipfel im nahe gelegenen Topanga State Park) setzten wir (mit leerem Magen) fort, um den Abbau unserer Fettreserven als einziger Energiequelle noch mehr zu fördern. Zu unserer Überraschung und im Gegensatz zu einem verbreiteten Irrglauben nahm unsere körperliche Leistungsfähigkeit nicht ab, und wir bemerkten keinerlei Symptome einer Unterzuckerung. Schon nach zwei Wochen fiel mir auf, dass ich jede Woche etwa zwei Pfund Gewicht verlor. Das ging während meines selbst auferlegten Tests mehrere Wochen lang so weiter. Anfangs war es eine große Herausforderung, unsere geschätzte Routine aufzugeben, aber wir gewöhnten uns daran, vor allem deshalb, weil sich ganz natürlich und unerwartet nützliche Gewohnheiten herausbildeten. Wir hörten auf, den ganzen Tag Snacks zu verspeisen (abgesehen vom gelegentlichen Energieriegel) und nach dem Abendessen Wein zu trinken, und wir verzichteten auf weitere 500 Kalorien am Tag, die wir nur wegen der Gaumenfreude gegessen hatten. Unserer traditionellen Mittelmeerkost blieben wir treu.

Nach einer Weile gestatteten wir uns eine vernünftigere Routine. Um die störenden Folgen zu minimieren, die ein strenger 8/16-Tagesplan für das Leben haben kann, empfehle ich, ihn nach einem oder zwei Monaten nur noch an fünf Tagen streng zu befolgen und dann zwei Tage lang wie gewohnt zu essen. Ich finde es am bequemsten, wenn diese zwei Tage auf das Wochenende fallen, damit wir unter die Leute gehen, spät zu Abend essen und ein vollständiges Frühstück einnehmen können.

Jetzt befinde ich mich im zweiten Monat dieses Plans, und meine Frau und ich haben nicht wieder zugenommen. Anstatt weiter zu sinken, hat sich mein Gewicht bei etwa vier Kilo unter dem Ausgangsgewicht stabilisiert, und meine Frau, die nie Gewichtsprobleme hatte, liegt viereinhalb Kilo unter ihrem Anfangsgewicht. Da wir wie immer täglich Sport trieben, verloren wir keine Muskelmasse, wie einige Probanden in einer neueren klinischen Studie berichtet hatten.[41] Und im Gegensatz zu unseren anfänglichen Bedenken waren wir bei unseren Spaziergängen und während des ganzen Tages weniger hungrig und hatten sogar mehr Energie. Unsere Erfahrungen haben mich völlig davon überzeugt, dass ein zeitlich beschränktes Essprogramm sowohl verkraftbar als auch wirksam ist. Viele meiner Freunde und Kollegen bestätigen das. Natürlich war unser Experiment nicht Teil einer kontrollierten Studie, und ich überwachte die biologischen Parameter nicht. Wir könnten also einige Variablen übersehen haben, zum Beispiel Gewichtsabnahme wegen einer weiteren, nicht beabsichtigten Kalorienrestriktion. Aber ich zweifle nicht daran, dass diese Methode ein praktischer und effektiver

Weg zu besserer Stoffwechselgesundheit ist, durch den man obendrein überflüssiges Gewicht abbauen kann.

Aber am wichtigsten ist vielleicht, dass wir mit dieser Methode die Darmmikroben optimal füttern können, anders als mit der ketogenen Diät, die den Darmmikroben wichtige pflanzliche Nährstoffe, Ballaststoffe und Polyphenole vorenthält. Der zeitlich beschränkte Verzehr einer überwiegend pflanzlichen Kost ist jedoch keine neue Diät für eine schnelle Gewichtsabnahme. Um daraus den größten Nutzen zu ziehen, sollten wir uns ein Leben lang so ernähren, regelmäßig aeroben Sport treiben und Stress abbauen, beispielsweise durch Meditation. Die in diesem Buch zitierten Studien haben mich davon überzeugt, dass diese Veränderungen nicht nur für ein normales Körpergewicht, ein vielfältiges Mikrobiom und einen gesunden Stoffwechsel sorgen, sondern auch das Gehirn vor den schädlichen Folgen einer chronischen niedriggradigen Immunaktivierung schützen.

KAPITEL 8

DER SCHLÜSSEL ZUR DARMGESUNDHEIT LIEGT IM BODEN

Im Juli 1962, als ich 12 Jahre alt war, erlaubten mir meine Eltern, die Sommerferien auf dem Bauernhof meines Onkels Ben zu verbringen. Der Hof lag in einem Dorf etwa 40 Minuten nördlich von München. Diese Region gilt seit Langem als die Kornkammer von Süddeutschland. Große Gehöfte erstrecken sich kilometerlang, gesprenkelt von kleinen Städten und Dörfern, die schmale, gewundene Straßen miteinander verbinden. Damals erzeugten diese Bauernhöfe, die sich in Familienbesitz befanden, eine große Vielfalt von landwirtschaftlichen Produkten, von Weizen, Gerste, Zuckerrüben und Kartoffeln bis zu Milch und Fleisch.

Während meines Besuchs hielten wir uns an einen zuverlässigen – und zuverlässig anstrengenden – Tagesplan. Wir standen jeden Morgen um 5:30 Uhr auf, um die Milchkühe mit frischem Gras und Klee zu füttern. Danach frühstückten wir kurz und gingen dann hinaus auf die Felder, um Rüben und Weizen zu ernten. Mittags brachte meine Tante frisch gesammelte Dampfkartoffeln, die wir mit selbst gemachter Butter und selbst gebackenem Brot genossen, während wir neben den Weizenfeldern im Gras saßen. (Trotz der kohlenhydratreichen Kost war niemand in der Familie übergewichtig oder fettleibig und niemand hatte je etwas von Glutensensitivität gehört.) Nach dem Mittagessen machten wir uns sofort wieder an die anstrengende Arbeit auf den Feldern. Nach insgesamt acht Stunden kehrten wir nach Hause zurück, versammelten uns zu einem kurzen Abendessen, gingen zu Bett und schliefen schnell ein.

Obwohl ich diesen Sommer auf dem Hof meines Onkels immer als Höhepunkt meiner Kindheit in Erinnerung behalten werde, hätte ich nicht einmal im Traum daran gedacht, aus beruflichem Interesse in die Landwirtschaft zurückzukehren. Stattdessen beschloss ich, Arzt zu werden, und begann etwa ein Jahrzehnt nach diesen Sommerferien mit einem Medizinstudium an der Ludwig-Maximilian-Universität in München. Während meiner Ausbildung wurde ich Experte im Diagnostizieren von Krankheiten, die ich mit zahlreichen Medikamenten behandelte. Aber ich wurde nie darin ausgebildet, Ernährungsratschläge zu erteilen, außer dass ich empfahl, genügend Eiweiß, Kohlenhydrate und Fett zu essen und gelegentlich einige dieser Makronährstoffe bei bestimmten Krankheiten einzuschränken, zum Beispiel bei chronischen Erkrankungen der Nieren oder der Leber oder bei Zöliakie. Ich lernte aus erster Hand, dass der erfolgreiche Kampf gegen Krankheiten mit den neuesten, wirksamsten Medikamenten oder zumindest mit denjenigen, für die die Pharmaindustrie am lautesten warb, immer das Hauptziel des westlichen Gesundheitssystems war – nicht das Aufspüren und Verhindern der eigentlichen Ursachen. Unter den vielen Medikamenten, die ein Arzt oder eine Ärztin zur Verfügung hat, bleiben Antibiotika die wirksamsten und Erfolg versprechendsten. Sie schützen uns vor lebensbedrohenden Infektionskrankheiten und retten Millionen Menschleben.

Dennoch sehen wir nach und nach eine andere Seite dieser Erfolgsgeschichte, eine Seite, die sich in unserem Darm entfaltet. Der übersteigerte und unnötige Einsatz von Antibiotika, verbunden mit unserer modernen Kost aus hoch verarbeiteten Nahrungsmitteln, hat unserer

Darmgesundheit schwer geschadet und trägt erheblich zur langfristigen globalen Gesundheitskrise bei, die von chronischen Krankheiten ausgelöst und die eigentliche Ursache der derzeitigen Pandemie ist.

Mittlerweile spielt sich in der Umgebung unseres Körpers eine unheimlich ähnliche Geschichte ab. Obwohl sich die Weltbevölkerung in den letzten 75 Jahren mehr als verdoppelt hat, haben Hunger und Unterernährung in vielen Teilen der Welt sogar abgenommen, dank landwirtschaftlicher Innovationen, die es uns ermöglicht haben, mit unserer rasch wachsenden Welt Schritt zu halten.

Doch ohne großes Aufheben haben wir auch unserer natürlichen Umwelt verheerende Schäden zugefügt. Die Gesundheit und die Widerstandskraft unserer Pflanzen, die ständig mit Kunstdünger traktiert werden, haben drastisch abgenommen, sodass die Pflanzen immer anfälliger für Schädlinge und Infektionen werden, die wir dann mit zahlreichen giftigen Spritzmitteln abzuwehren versuchen. Wir verabreichen Tieren, die unter überfüllten und unmenschlichen Bedingungen gehalten werden, Antibiotika, um ihr Wachstum zu fördern. Die Folge ist, dass die Widerstandskraft unseres gesamten landwirtschaftlichen Ökosystems dahinschwindet. Wir sind in einem Teufelskreis gefangen. Wenn unsere Pflanzen und Tiere anfälliger für Virusinfektionen und andere Krankheiten werden, steigern wir den Einsatz von Pestiziden und Antibiotika, um sie am Leben zu erhalten.

Das Obst und Gemüse in den gehobenen Supermärkten der USA hat mit seinen leuchtenden Farben, seiner erstaunlichen Vielfalt und seiner makellosen Haut nie gefälliger ausgesehen, aber es enthält immer weniger Mineralien und pflanzliche Wirkstoffe in den Wurzeln und ähnelt insofern verblüffend den Problemen, die sich in unseren dunklen und sauerstofffreien Därmen zusammenbrauen. So wie dem Mikrobiom eine Schlüsselrolle für unsere Gesundheit zukommt, spielt das mikrobielle Ökosystem, das im Boden lebt und eng mit dem Wurzelsystem einer Pflanze verbunden ist, eine zentrale Rolle für deren Gesundheit. Noch erstaunlicher ist, dass einige der Moleküle, die für das Zusammenspiel zwischen pflanzlicher Nahrung und dem Darm unerlässlich sind, auch eine entscheidende Rolle im anscheinend universellen Kommunikationssystem der Rhizosphäre spielen, also in der schmalen Bodenschicht, die

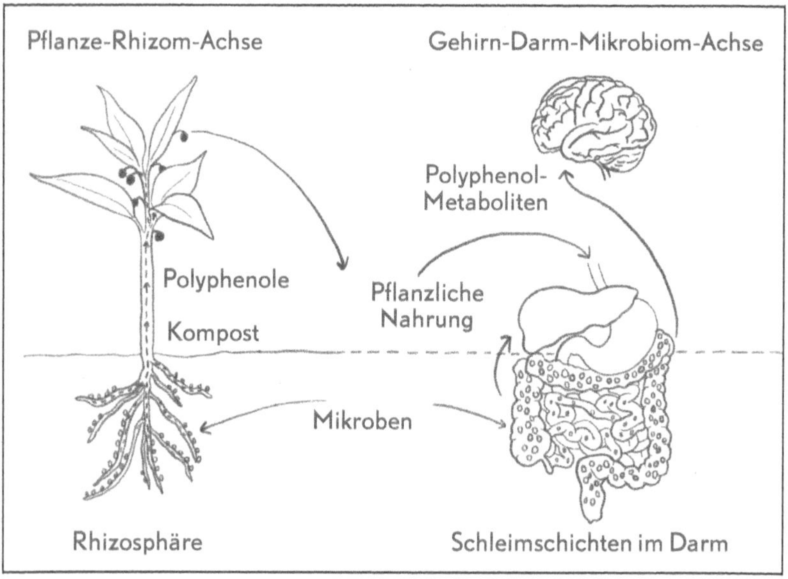

das Wurzelsystem der Pflanze bedeckt und der Lebensraum des Wurzelmikrobioms ist.[1]

Sogar die Zone der Rhizosphäre, die einem Halo ähnelt, ist mit dem äußeren Teil der Darmschleimschicht vergleichbar. In diesem zuckerähnlichen Überzug der Darmwand leben zahlreiche Darmbakterien. Auch Pflanzen bilden und sekretieren eine Flüssigkeit aus hochkomplexen Kohlenhydraten, die die Rhizommikroben anlockt und ernährt. Und so wie die MACs im Essen darüber entscheiden, wie artenreich und vielfältig das Darmmikrobiom ist, halten die Zucker in dieser Wurzelflüssigkeit ein florierendes Ökosystem aus Bodenbakterien am Leben. Die beteiligten Mikroben spiegeln diese Ähnlichkeit in den mikrobiellen Interaktionen mit dem Darm und in der Rhizosphäre wider und nutzen viele der gleichen Gene und Stoffwechselpfade, wenn sie Zuckermoleküle in Energie umwandeln.[2] Das Wurzelmikrobiom enthält mehr mikrobielles Leben pro Volumeneinheit als alles andere im Boden. Diese dichte Population ähnelt derjenigen in unserem Dickdarm.

Die zwei Systeme teilen sich also auch eine ähnliche Bürde. Unter der Attacke der Antibiotika, der Umweltgifte, einer ungesunden Ernährung, der Kunstdünger und der Pestizide hat die Gesundheit unseres Darms und des Bodenmikrobioms schwer gelitten. Die Zerstörung unseres Bodens geschah auf vielerlei Weise, doch eine besonders atemberaubende Illustration ist das Biom der Hochgrasprärie, die einst das üppigste autarke Ökosystem in den Vereinigten Staaten war.[3] Dieses Gebiet, das sich von Ohio und Michigan bis nach Ostdakota, Nebraska und Kansas erstreckt, bestand früher aus zahlreichen Grasarten, die bis zu drei Meter hoch wurden, sowie aus mehrjährigen Pflanzen und Wildblumen. Alle zusammen bedeckten rund 240 Millionen Morgen Prärie.[4] Zwischen 1800 und 1930 besetzten Siedler das, was sie »Große amerikanische Wüste« nannten – wobei sie eines der artenreichsten Biotope auf Erden vollständig übersahen –, und verwandelten es in Ackerland. Dabei zerstörten sie einen großen Teil dieser Grasprärie und löschten die meisten darin lebenden Tiere aus, unter anderem Schlüsselarten wie den amerikanischen Bison und den Präriehund. Noch trauriger war natürlich der Blutzoll, den Menschen für diese Expansion zahlen mussten. Die europäischen Siedler verdrängten nämlich fast alle Indianer oder brachten sie um. Es ist erschreckend, dass diese Tatsache heute immer noch verdrängt wird.

Die landwirtschaftlichen Praktiken zerstörten dann das Land, das die Siedler besetzt hatten, um es zu bebauen. Sie pflügten die Wurzelsysteme des Hochgrases und rotteten dadurch das Präriegras und viele anderen Pflanzenarten fast ganz aus. Umfangreiche Abwasserkanäle veränderten den Wassergehalt des Bodens und die Hydrodynamik, was zu einer fortschreitenden Bodenerosion führte. Dieses Ökosystem bot einst reichlich Nahrung für die Ureinwohner und rund 150 Millionen Bisons, die es in riesigen Herden durchstreiften. Heute hat es nur noch weniger als vier Prozent seiner ursprünglichen Größe. Es wurde fast vollständig durch Monokulturen aus chemisch gedüngtem Weizen ersetzt. Hinzu kommen Mais und Sojabohnen, die man braucht, um die enorme Zahl von Kühen zu füttern.

Ich sprach mit Liz Carlisle über die Gesundheit unseres Bodens. Sie ist Beraterin für Biobauern, Assistenzprofessorin im Programm für Umweltstudien der University of California in Santa Barbara und Autorin der Bücher *Lentil Underground* und *Grain by Grain*. Auf meine Frage, woher ihre Leidenschaft für die Gesundheit unseres Bodens stamme, antwortete sie: »Die Schönheit, die meine Großmutter in den Prärien des westlichen Nebraskas erlebte und die Tragödie, die Gebieten wie diesem zustieß. [Meine Großmutter] war ein Produkt ihrer bäuerlichen Kindheit und tief mit der Natur verbunden. Vieles, was ich an ihr liebte, verdankte sie dieser Verbundenheit. ... Sie erzählte mir freimütig von der menschlichen Tragödie, zu der es kam, weil niemand für den Boden sorgte, und die mit dem Völkermord an den Indianern begann. Alles in allem hat die moderne Landwirtschaft diesen natürlichen, vom Boden abhängigen Ökosystemen drastische Schäden zugefügt. Die Bodenmikrobiome verloren etwa 40 Prozent ihrer Vielfalt, weil der Ackerbau und die Kunstdünger die Humusschicht zerstörten.«

Vor einigen Jahren verschaffte ich mir selbst einen Eindruck von dieser Katastrophe, als ich an einer Konferenz in Lincoln, Nebraska, teilnahm. Ihr Thema waren die Mikrobiome in verschiedenen Lebensräumen: im Boden, im Wasser und im Darm. Ich hörte Vorträge von Experten über die abnehmende mikrobielle Vielfalt im Boden und führte ein aufschlussreiches Gespräch mit einer Gruppe von jungen Indianerinnen aus Norddakota. Neugierig fragte ich sie, ob sie ihre traditionelle Ernährung teilweise beibehalten hätten – Mais, Kürbis, Bohnen, Beeren, Wildreis und gelegentlich Rotwild- oder Bisonfleisch – oder ob die westlichen Fabrikprodukte, die sich immer mehr durchsetzten, diese Kost verdrängt hätten.

»Bei zeremoniellen Anlässen essen wir immer noch einige unserer traditionellen Gerichte«, berichtete eine der Frauen, »aber in unserem Reservat stehen uns viele dieser Nahrungsmittel nicht mehr zur Verfügung. Unser Stamm hat entschieden, dass es lukrativer ist, unser Land großen Ranches als Viehweiden zu verpachten, als mit Bisonfleisch oder traditionellen Produkten unser eigenes Geschäft aufzubauen.«

Diese jungen Frauen erzählten mir, dass das Ökosystem der Prärie, das einst die indigene Bevölkerung ausreichend ernährt hatte, nicht mehr mit dem gewaltigen Komplex der heutigen industriellen Landwirtschaft mithalten kann. Die ökonomische Gleichung ignoriert die versteckten Kosten der modernen Nahrungsmittelproduktion. Zwei Frauen berichteten, man habe bei ihnen ein metabolisches Syndrom diagnostiziert. Das bestätigt wieder einmal die unangenehme Wahrheit, dass das »billige Essen« drastisch teurer wird, wenn man die Kosten für die medizinische Behandlung der Fettleibigkeit und der Stoffwechselstörungen berücksichtigt.

Das Gespräch mit diesen Frauen war nicht die einzige Begegnung, die mir klarmachte, wie sehr wir unser Land und uns selbst missbrauchen. Einige Zeit nach der Konferenz hatte ich ein weiteres aufschlussreiches Erlebnis. Ich reiste mit meiner Frau und meinem Sohn nach Bayern, um meine Verwandten zu treffen und mir den Bauernhof anzuschauen, wo ich in jenem transformativen Sommer vor fast sechs Jahrzehnten gelebt hatte. Als wir ankamen, waren alle Tiere – Kühe, Schweine, Hühner, Gänse – verschwunden. Ich war verblüfft. Sicherheitshalber schaute ich mich auf den Feldern um, die sich kilometerweit um uns herum ausdehnten, so üppig und einladend wie immer. Bald erfuhr ich jedoch von meinem Vetter, dass diese Felder nicht mehr mit Stallmist gedüngt wurden wie in meiner Jugend, sondern mit Kunstdünger. Unter dem ökonomischen Druck hatte sich das Ackerland der Familie in eine Monokultur aus Mais und Wintergerste verwandelt, nur unterbrochen vom Hopfen – großen grünen Kletterpflanzen mit dem Spitznamen »Bayerns grünes Gold«, die seit dem 8. Jahrhundert dort wachsen –, der in jüngerer Zeit zu einem wertvollen Rohstoff für IPA-Biere geworden ist. Mehr noch, all die harte Arbeit, die wir einst auf den Feldern leisten mussten, erledigt mein Vetter heute halbtags mit ausgeklügelten Maschinen; ansonsten arbeitet er in der nahe gelegenen Fabrik von BMW. Mir entging auch nicht, dass mehrere meiner Verwandten, die früher schlank und gesund waren, etliche Pfunde zugenommen hatten, und dass viele von ihnen an Diabetes und am metabolischen Syndrom litten.

Die unnachgiebige Dominanz der industriellen Landwirtschaft führt immer zu den gleichen Kollateralschäden – chronischen Krankheiten –, was die Dringlichkeit dieses globalen Problems unterstreicht. Millionen Jahre lang hat die Evolution gekämpft, um die enge Beziehung zwischen unseren Mikroben und unserem Körper sowie zwischen den Bodenmikrobiomen und den Pflanzenwurzeln zu optimieren. Das ist Grund genug, sozusagen zu unseren Wurzeln zurückzukehren, indem wir essen, was unser Mikrobiom gesund erhält, und dadurch den Darm und die Gesundheit der Pflanzen wiederherstellen.

Polyphenole: Das Gesundheitssystem der Pflanzen

Wie das zirkuläre Gespräch innerhalb des GDM-Netzwerks ist auch die symbiotische Beziehung zwischen Pflanzenwurzeln und dem Bodenmikrobiom äußerst bedeutsam.

Die Pflanzen versorgen den Boden kostenlos mit Zucker, Vitaminen, organischen Säuren und Phytochemikalien (sekundären Pflanzenstoffen), und der Boden stellt ihnen ein nährstoffreiches mikrobielles Milieu zur Verfügung.[5] Ein Beispiel für diesen nützlichen Austausch sind die Polyphenole. Eine ihrer größten Gruppen sind die Flavonoide, die reichlich im grünen Tee, im Obst und Gemüse, in Beeren, in Hülsenfrüchten und Rotwein vorkommen und zu den wichtigsten gesundheitsfördernden Elementen einer pflanzlichen Kost gehören. Flavonoide gibt es überall in der Natur; man schätzt, dass manche Pflanzen mehr als 8000 verschiedene Arten enthalten.

Flavonoide spielen für die Gesundheit der Pflanzen eine wichtige Rolle, weil sie stickstoffbindende Bakterienarten anlocken, die in oder auf Pflanzenwurzeln leben und Stickstoff aus der Luft so umwandeln, dass er zu einem natürlichen Dünger wird. Spezialisierte Bodenmikroben, vor allem die Gattung *Rhizobium*, die im Wurzelmikrobiom von Hülsenfrüchten leben (zum Beispiel Linsen, Erbsen und Klee), wandeln Stickstoff in einen natürlichen Salpeterdünger (in das Aminoradikal NH_2) um. Wenn die Pflanze am Ende der Vegetationszeit stirbt, wird sie von Mikroben zersetzt und gibt Ammonium (NH_4) frei, eine weitere Form des Stickstoffs, die dann benachbarte Pflanzen und Mikroben ernährt. Wenn man diese Pflanzen, die stickstoffbindende Mikroben anlocken, neben anderen Feldfrüchten anbaut, werden diese auf natürliche Weise gedüngt.[6] Dieser regenerative Prozess spielt auch bei der Regulierung des Stickstoffs in der Atmosphäre eine Rolle, der rund 80 Prozent der Atmosphäre ausmacht.

Aber Flavonoide und andere Phytochemikalien haben den Pflanzen noch mehr Vorteile zu bieten. Wenn sie beispielsweise als Wurzelexsudat an den Boden abgegeben werden, tragen andere Arten von Flavonoiden dazu bei, Eisen, Kupfer und Zink in der Rhizosphäre löslich zu machen.[7] Dann können die Pflanzen diese Mineralien absorbieren

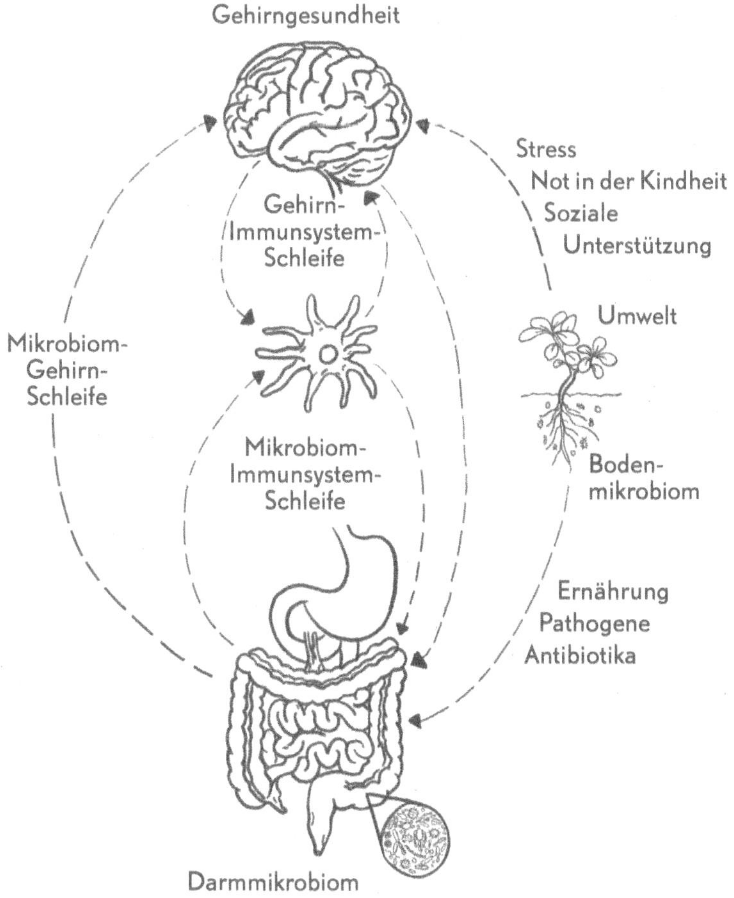

und in essenzielle Mikronährstoffe für *uns* umwandeln, wenn wir sie essen.[8] Außerdem eilen Phytochemikalien in Notfällen zu Hilfe, zum Beispiel wenn Schädlinge, Grasfresser, Nährstoffmängel, Trockenheit oder UV-Strahlen eine Pflanze angreifen.[9] Die bedrohte Pflanze läutet chemische Alarmglocken, und diese aktivieren ein Enzym, das die Produktion von Flavonoiden katalysiert, um die Gefahr abzuwehren. Gleichzeitig schickt die Pflanze ein Notsignal an sein Rhizom und rekrutiert Mikroben, die ihr helfen, ihre natürliche Apotheke aufzustocken.

Pflanzen können das Wurzelmikrobiom heranziehen, um Pflanzenpathogene wie das weit verbreitete *Pseudomonas syringae* zu bekämpfen, das Blätter, Stängel, Knospen und Blüten befallen kann.[10] Wenn die Pflanze *P. syringae* wahrnimmt, schickt sie ihren Wurzeln eine Nachricht und regt die Ausschüttung von Apfelsäure an, die *Bacillus subtilis* anlockt. Dieser Bazillus besiedelt die Wurzeln und regt die Pflanze an, Verbindungen zu produzieren, die das Pathogen bekämpfen. *B. subtilis* findet man auch im menschlichen Darm und früher verwendete die Volksmedizin Kulturen dieses Bazillus, um Magen-Darm-Krankheiten und Krankheiten der Harnwege zu behandeln. Obwohl der Mensch *B. subtilis* vor etwa 75 Jahren durch Antibiotika ersetzte, hilft diese Mikrobe immer noch, Pflanzen gesund zu erhalten.

Dieser produktive Austausch zwischen Pflanzen und dem Bodenmikrobiom geht über die Polyphenole hinaus. Die essenzielle Aminosäure Tryptophan spielt ebenfalls eine wichtige Rolle bei der Interaktion zwischen bestimmten Darmbakterien und den Enterochromaffinzellen, den Serotoninspeichern im Darm.[11] Tryptophan wird zwar von Zellen, die den Darm auskleiden, in mehrere Signalmoleküle zerlegt – unter anderem in Serotonin und Kynurenin –, aber der größte Teil des nicht verdauten Tryptophans im Speisebrei wird von einem Enzym, das nur in bestimmten Darm- und Bodenmikroben vorhanden ist, zu Indolen abgebaut. Indole haben viele Funktionen im Körper und im Gehirn. Einige Angehörige dieser Familie spielen anscheinend eine Rolle bei der ASS, bei der Alzheimer-Krankheit und bei Depressionen. Mein Labor hat vor Kurzem gezeigt, dass ein Indolmetabolit, nämlich Indol-3-Ethansäure, an der Modulierung eines Netzwerks im Gehirn beteiligt ist, das unseren Appetit beeinflusst.[12] So wie ihre Vettern im Darm können bestimmte nützliche Bakterien im Rhizom die gleichen Stoffwechselmechanismen in einer Pflanze einschalten und den gleichen Indolmetabolit – Indol-3-Ethansäure – bilden, der eines der wichtigsten Wachstumshormone der botanischen Welt ist. Als Reaktion auf dieses Hormon wachsen die Wurzeln der Pflanze länger, es bilden sich Seitenwurzeln und mehr Wurzelhaare sprießen. Mit einem größeren Wurzelsystem können Pflanzen mehr Nährstoffe absorbieren und mehr Substanzen in den Boden pumpen, um mehr Mikroben anzulocken und die Produktion von Indol-3-Ethansäure zu fördern.

Das destruktive Duo: Die westliche Ernährung und die industrielle Landwirtschaft

Wir haben erst angefangen, die Idee zu akzeptieren, dass unser Darm und die Gesundheit der Pflanzen den gleichen grundlegenden Prinzipien folgen, bis hinunter zu den Genen und Molekülen im Mikrobiom. Dennoch ist die Erkenntnis alt, dass Bodenbakterien für das Wachstum und Wohlbefinden der Pflanzen eine entscheidende Rolle spielen. Doch wie die ganzheitliche Medizin wurde diese Einsicht im Laufe der Zeit achtlos aufgegeben. Seit der deutsche Chemiker Justus von Liebig Anfang des 19. Jahrhunderts die Wirksamkeit von Kunstdüngern entdeckte, herrscht die Überzeugung vor, dass wir immer mehr Nahrungsmittel erzeugen können, indem wir das Pflanzenwachstum mit Volldüngern – eine Mischung der Makronährstoffe Stickstoff, Phosphat und Kalium – fördern.[13] (Übrigens verwendet nun auch mein Vetter NPK-Dünger auf seinem Bauernhof in Deutschland.) Später, im Verlaufe der raschen Industrialisierung, spielte Liebigs Konzept eine wichtige Rolle in der dritten landwirtschaftlichen Revolution, auch grüne Revolution genannt, die die Ernteerträge dank neuer landwirtschaftlicher Methoden steigerte, um den Hunger in der Welt zu bekämpfen.[14] Das wurde durch Hochleistungsgetreidesorten möglich, aber auch dank des massiven Einsatzes von zahlreichen neuen Agrochemikalien – von NPK-Düngern in enormen Mengen bis zu Chemikalien, die man synthetisierte, um Insekten, Unkräuter, Pilze und Würmer zu töten. Zusammen mit Bewässerung, Mechanisierung und neuen Anbaumethoden wurden diese Praktiken als Gesamtpaket angepriesen, um die traditionelle Landwirtschaft abzulösen.

Was die globale Nahrungsmittelproduktion anbelangt, kann man nicht bestreiten, dass dieser Ansatz äußerst erfolgreich war. Seit 1960 hat sich die weltweite Produktion von Weizen und anderen Getreidearten verdreifacht und man erwartet, dass sie bis zur Mitte des 21.

Jahrhunderts weiterwächst. Anstatt die industrielle Landwirtschaft auf die biologischen Grundsätze der Ökologie und der Wissenschaft vom Mikrobiom zu stützen, »sorgte Liebigs fortdauernder Einfluss dafür, dass die Agrarwissenschaft zu einem spezialisierten Zweig der angewandten Chemie erblühte«, wie David Montgomery, Professor für Geomorphologie an der University of Washington, und Anne Biklé, Biologin und Umweltplanerin, in ihrem Buch *The Hidden Half of Nature: The Microbial Roots of Life and Health* schrieben.[15] Der Kollateralschaden, den dieser moderne, reduktionistische Umgang mit einem komplexen System anrichtet, zeigt sich heute in weitreichenden Folgen für die Gesundheit unserer Pflanzen, unserer Böden und unseres Körpers.

Wie die Gesundheit des Darms und des Menschen ist auch die optimale Gesundheit der Pflanzen mit einer simplen, billigen Chemikalienmischung nicht herstellbar. Es gibt nichts, was auf magische Weise Pflanzen wachsen lassen und immer mehr gesunde Nahrung liefern könnte. Nein, das ausgeklügelte Rezept für die Ernährung unserer Pflanzen liefert die Natur im Wurzelmikrobiom und in den zahllosen nützlichen Mikroben – Bakterien und Pilze –, die in unmittelbarer Nähe der Pflanzenwurzeln leben. Dieses Mikrobiom versorgt die Wurzeln einer Pflanze mit vielen seiner eigenen Metaboliten und hilft ihr zudem, Mineralien, andere Nährstoffe und verschiedene nützliche Verbindungen aus dem Boden zu absorbieren. Lange bevor Liebigs Entdeckung die Agrochemie ins Leben rief, kümmerten sich die Pflanzen selbst um ihr Wachstum und ihre Gesundheit, und zwar auf ganzheitliche und sehr fortschrittliche Weise, und dadurch erreichten sie viel mehr, als wir heute mit Chemikalien erreichen können.

Die westliche Ernährung liefert uns leicht verdauliche Nahrung, die reich an Kalorien, aber arm an Mikronährstoffen ist, und beraubt zugleich die Darmbakterien der Nahrung, die sie bevorzugen. Auf genau die gleiche Weise sorgen nährstoffarme Kunstdünger für mehr Wachstum und größere Pflanzen, während sie die Mikroben in der Rhizosphäre aushungern. »Wir bekommen also große, fette, ertragreiche Feldfrüchte, die äußerlich gut aussehen«, erklären Biklé und Montgomery, »aber innen arm an Mineralien und Phytochemikalien sind.«[16] Erst jetzt dämmert uns, dass unsere Einstellung zum Darm und zum

Boden sowohl die komplexe wechselseitige Kommunikation zwischen den Wirten (allen Pflanzen, Tiere und Menschen) als auch die Billionen von Mikrobenarten und ihre kollektive Weisheit in rund 20 Millionen Genen schwer geschädigt hat. Trotz unserer enormen wissenschaftlichen Erkenntnisse haben wir erst ein Tausendstel dieser genetischen Intelligenz entschlüsselt. Die NPK-Dünger, die heute das Wachstum auf unseren Feldern fördern, versorgen unsere Pflanzen nicht mit den Myriaden von Molekülen, die sie brauchen, um Krankheiten abzuwehren, Verletzungen zu heilen und Schädlinge und Pathogene in Schach zu halten. Wir haben unsere Ernährung so verändert, dass ihr wichtige gesundheitsfördernde Stoffe fehlen, und wir konzentrieren uns fälschlicherweise auf das Wachstum unserer Pflanzen, ohne uns um ihre innere Gesundheit zu kümmern. Beide Irrtümer zusammen haben dazu geführt, dass immer mehr Menschen übergewichtig oder fettleibig sind und an Stoffwechselstörungen leiden. Die Folge ist, dass wir einen steigenden Teil unserer Wirtschaftsleistung aufwenden müssen, um die Medikamente und medizinischen Therapien zu bezahlen, die uns am Leben erhalten.[17]

Eine »neue« Bewegung: Die regenerative biologische Landwirtschaft

Der biologische Landbau war eine der ersten Methoden, Feldfrüchte anzubauen. Heute ist er Teil einer Bewegung, die sich für Biokost einsetzt und die Rückkehr zu einem Landbau, der nur natürliche Düngemittel und Schädlingsbekämpfungsmittel verwendet und zu einer natürlichen Verarbeitung von Nahrungsmitteln auffordert. Diese Bewegung entstand Ende der 1940er-Jahre, nahm Ende der 1960er-Jahre Fahrt auf und ist heute so populär, dass viele Lebensmittelkonzerne und Restaurants sie für ihre Werbung nutzen.[18] Doch obwohl die Bezeichnung »Bioprodukt« ziemlich strengen Regeln unterworfen ist, gibt es immer noch Schlupflöcher, die Bauern und die Agrarwirtschaft nutzen können. Deshalb bekommen die Verbraucher nicht immer das, was sie erwarten.

In den USA gibt es beispielsweise vier verschiedene Kategorien von Bioprodukten. »100% organic« bedeutet, dass alle Zutaten aus biologischem Landbau stammen. »Organic« heißt, dass mindestens 95 Prozent der Zutaten aus biologischer Produktion stammen. Die dritte Kategorie – »Made with Organic Ingredients« – setzt voraus, dass mindestens 70 Prozent der Zutaten die Bezeichnung »bio« verdienen. Die vierte Kategorie – »Less Than 70% Organic Ingredients« – verlangt, dass drei der biologisch erzeugten Bestandteile auf dem Etikett erwähnt werden müssen. Das ist sicherlich verwirrend, aber das Wort »natural« bedeutet, dass das Produkt und seine Verarbeitung *nicht* natürlich sind![19]

Die Biokostbewegung führt uns zwar in die richtige Richtung, weil sie uns mit Obst und Gemüse versorgt, das weniger mit Pestiziden belastet ist und mehr Nährstoffe enthält; doch sie vernachlässigt meist das Problem der Bodenzerstörung. Aber es gibt inzwischen auch eine Bewegung, die die Gesundheit des Bodens berücksichtigt. Ich wurde auf sie aufmerksam, als ich mich mit einigen ihrer Vertreter unterhielt, unter anderem mit Yvon Chouinard, dem Gründer von Patagonia, einer Firma, die Outdoor-Kleidung herstellt, und mit der Umweltaktivistin Liz Carlisle.

»Der Begriff *regenerative Biolandwirtschaft* ist ziemlich neu«, erklärte mir Liz. Sie arbeitet mit Bauern zusammen, die versuchen, die ökologische Integrität ihres Landes wiederherzustellen. »Aber im Grunde ist es eine Neubelebung sehr alter Praktiken, die indigene Völker auf der ganzen Welt seit Jahrtausenden kennen.«

Die Rückkehr der regenerativen Landwirtschaft wurde Ende der 1980er-Jahre vom Rodale-Institut eingeführt, einer gemeinnützigen Einrichtung, die den Biolandbau unterstützt. Robert Rodale ist der Ansicht, dass jedes gut geführte natürliche System produktiv sein und seine Kapazität auch in Zukunft ausbauen kann, ohne sich auf teure und potenziell schädliche Chemikalien zu stützen. Kurz gesagt, der Bauernhof könnte ein autarkes Ökosystem sein.[20]

Dieses Konzept des ganzheitlichen Landbaus fand erst 2014 Zugang zum Mainstream. Das Rodale-Institut veröffentlichte einen Bericht, der nachwies, dass es nicht nur für Menschen und das Land, sondern auch für unseren Planeten gesünder ist, gegen den Klimawandel anzukämpfen. Der Bericht kommt zu dem Schluss: »Wir könnten mehr als 100 Prozent unserer heutigen jährlichen CO_2-Emissionen binden, wenn wir uns auf allgemein bekannte und preiswerte Methoden des organischen Landbaus umstellen würden.«[21] Liz Carlisle erläutert: »Im Kontext der heutigen industriellen Landwirtschaft bedeuten regenerative biologische Methoden im Wesentlichen, dass die Bauern sich zu etwas bekehren, was eher wie ein gesunder indigener Landbau aussieht.«

Nachdem ich erkannt hatte, wie tief und komplex die Beziehung zwischen dem Boden und der Darmgesundheit ist, wurde mir klar, wie meine Kindheitserlebnisse auf dem Bauernhof meines Onkels und die drastischen Veränderungen, die danach kamen, mit den Interaktionen zwischen den Bauern, dem Boden und den produzierten Nahrungsmitteln zusammenhingen. Am wichtigsten war die Erkenntnis, dass die synthetischen Chemikalien, die die moderne Landwirtschaft braucht, verblüffend ähnliche Auswirkungen auf unser Essen haben wie synthetische Medikamente und verarbeitete Zutaten auf unsere Gesundheit. Heute ist klarer denn je, dass wir nicht nur darauf achten müssen, *was* und *wann* wir essen, sondern auch darauf, *wie* unsere Nahrungsmittel angebaut werden. Zum Glück ändert sich das öffentliche Bewusstsein und ist dank bahnbrechender Aktivisten und Unternehmer, von denen ich einige im nächsten Kapitel vorstellen werde, zu einer starken Strömung geworden. Diese Menschen haben verstanden, wie groß das Problem ist, und arbeiten intensiv daran, unseren Körper, das Land und den Planeten zu heilen.

KAPITEL 9

ES GIBT NUR EINE GESUNDHEIT

Obwohl unser Gesundheitssystem an der Sichtweise und an den kommerziellen Interessen der Medizintechnik- und Pharmaunternehmen festhält, wird es nie eine schnelle Lösung für unsere Probleme geben. Antidepressiva alleine werden nicht verhindern, dass die Zahl der depressiven Menschen wächst. Die noch unentdeckte Arznei, die das Fortschreiten der Alzheimer-Krankheit verlangsamen soll, wird die eigentlichen Risikofaktoren für den frühen kognitiven Abbau nicht beseitigen. Beliebte Diäten wie die Low-FODMAP- und die Keto-Diät bringen manchen Patienten einen kurzzeitigen Nutzen, untergraben aber auch die Gesundheit des Darmmikrobioms. Ergänzungsmittel mit Polyphenolen, Vitaminen und Probiotika in Megadosen können den schweren Mangel an Phytochemikalien in unseren industriell angebauten Pflanzen nicht beheben. Nicht einmal ein neuer Impfstoff gegen Covid-19 wird verhindern, dass anfällige Bevölkerungsgruppen immer häufiger an pandemischen Krankheiten leiden werden, die Tiere aus der industriellen Landwirtschaft auf Menschen übertragen. Die größten Bedrohungen

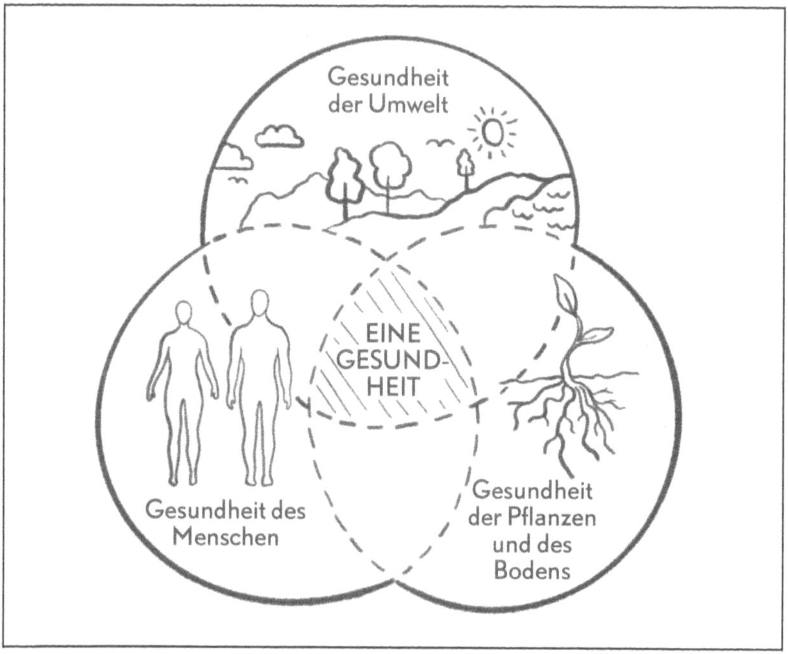

der öffentlichen Gesundheit, mit denen wir derzeit konfrontiert sind – chronische Krankheiten, geschädigte Pflanzen und Böden, der Klimawandel und pandemische Infektionskrankheiten –, sind Teil eines größeren, aus dem Gleichgewicht geratenen Netzwerks.

Um diese Probleme über das Flickwerk der Medikamente, Chemikalien und Ergänzungsmittel hinaus nachhaltig zu lösen, müssen wir unseren Planeten endlich als systembasiertes Netzwerk betrachten, in dem alles mit allem verbunden ist.

Wir haben erst angefangen, die unsichtbaren und weitgehend ignorierten mikrobiellen Populationen zu verstehen, die mithilfe von unzähligen Molekülen in einer universellen biologischen Sprache kommunizieren, entlang der verschiedenartigen Pfade dieses globalen Netzwerks – vom Boden zu den Pflanzen, von den Pflanzen zu den Menschen und Tieren, vom Darm zum Mikrobiom und zum Gehirn, von den Tieren zurück zur Umwelt. Wir müssen diese komplexen Beziehungen verstehen, um die Gesundheit unseres Organismus, der Gemeinwesen und des Ökosystems auf jeder Ebene zu bewahren. Meiner

Meinung nach sollte der Gedanke, dass es nur *eine* Gesundheit gibt – das ganzheitliche Denkmodell einer Bewegung, die im Laufe der Geschichte die Verbindung zwischen der Gesundheit von Tieren und Menschen erforscht hat und die neuerdings auch die Umwelt berücksichtigt –, so erweitert werden, dass sie auch Menschen, Nahrungsmittel, Mikrobiome und die Gesundheit der Tiere, der Pflanzen und der Umwelt aus einem multidisziplinären Blickwinkel betrachtet und anerkennt, dass sie alle unmerklich miteinander verbunden sind.

Obwohl sich diese Idee philosophisch und spirituell anhört, ist sie in diesem Kontext nicht theoretisch. Eine Arbeit, die eine Forschergruppe unter der Leitung von Professor Jianming Xu vom Fachbereich für Umwelt- und Ressourcenwissenschaften der Zhejiang-Universität in Hangzhou, China, im Juni 2020 in *Microbiome* veröffentlichte, nutzte eine komplexe Netzwerkanalyse, um nachzuweisen, dass ein ausgedehntes, weltweites mikrobielles Kommunikationssystem existiert, das die Verdauungstrakte der Tiere, mehrere Pflanzenteile (einschließlich des Rhizoms), den Boden und das Wasser (Süßwasser und Salzwasser) miteinander verbindet. Die Wissenschaftler fanden heraus, dass verschiedene, scheinbar voneinander getrennte mikrobielle Ökosysteme miteinander verbunden sind und miteinander kommunizieren.[1]

Forscher analysierten die verfügbaren Daten zu den Mikrobiomen von 23 595 Proben und 12 646 exakten Gensequenzvarianten aus 14 Lebensräumen in der Datenbank des Earth-Microbiome-Project,[2] einer Initiative, die Rob Knight von der University of California in San Diego gegründet hat. Er war einer der Koautoren dieser Studie. Das 2010 gegründete Projekt sammelt natürliche Proben und analysiert Mikrobengemeinschaften in verschiedenen Lebensräumen und an verschiedenen Orten der Welt. Im Rahmen der Studie fand eine Netzwerkanalyse, die nebeneinander existierende Populationen untersuchte, unter den Mikrobiomen dieser unterschiedlichen Lebensräume acht verschiedene Elemente aus miteinander verbundenen Mustern. Die Mikrobiome sammelten sich in zwei Gruppen an, die vor allem durch die Mikrobiome auf den Oberflächen von Pflanzen und Tieren – zum Beispiel auf der Haut und im Pelz – miteinander verbunden waren. Frühere Studien haben zwar große Unterschiede zwischen den Mikrobiomen in unterschiedlichen Lebensräumen gefunden, doch weitere Forschungen entdeckten sich überlappende Verbindungen zwischen Subnetzwerken, die darauf schließen lassen, dass die mikrobiellen Muster unter verschiedenen Umweltbedingungen einander ähnlich sind.

Diese Technik wird häufig benutzt, um die komplexen Wechselwirkungen innerhalb der Struktur und der Funktion individueller Mikrobengemeinschaften zu beschreiben, die bestimmen, welche Rolle das Darmmikrobiom im Stoffwechsel und bei den kognitiven Funktionen spielt, wie in Kapitel 4 dargelegt. Jetzt wurde sie jedoch zum ersten Mal angewandt, um miteinander verbundene Muster *zwischen* Mikrobiomen in derart umfangreichen Lebensräumen und in einer derartigen Größenordnung aufzuspüren.

Wir wissen aus anderen wissenschaftlichen Forschungen, dass die Vielfalt der Stämme und Arten in den vergangenen 75 Jahren auf allen Ebenen abgenommen hat und dass die Diskrepanz zwischen den Veränderungen der Umwelt und den biologischen Veränderungen die Stabilität, die Resilienz und die Effektivität des planetaren Netzwerks geschwächt hat.[3] Diese sich verschlimmernde Situation wird auf mancherlei Weise sichtbar: im drastischen Rückgang der Biodiversität auf der makroskopischen und mikroskopischen Ebene, in der Zunahme chronischer Krankheiten und in der größeren Anfälligkeit für Pandemien.

Paradoxerweise hat das SARS-CoV-2-Virus, das die Covid-19-Pandemie ausgelöst hat, die Komplexität unseres planetaren Netzwerks besser verstanden als die meisten Ärzte, Wissenschaftler und Politiker. Das Virus erkennt Grenzen, Länder, politische Einstellungen und die separaten Organsysteme der medizinischen Fachrichtungen nicht an. Es weiß genau, wie es die anfälligsten Menschen findet und infiziert, also diejenigen, die an chronischen, nicht übertragbaren Krankheiten leiden, deren Mitursache eine falsche Ernährungs- und Lebensweise ist. Es weiß auch, wie verwundbar die industrielle Fleischproduktion die Tiere und die Arbeiter, die unter menschenunwürdigen Bedingungen eng zusammenleben müssen, gemacht hat. Und es weiß, dass das unablässige Eindringen des Menschen in natürliche Lebensräume, zum Beispiel in die Regenwälder Afrikas und Südamerikas, die Chance der Viren, von den schwer geschädigten Lebensräumen der Tiere auf den menschlichen

Körper überzuspringen, vergrößert hat. Dieses Virus scheint sogar seinen eigenen moralischen Kompass zu haben und zu wissen, was in unserer modernen Welt nicht stimmt – vor allem, was die zunehmende Minderwertigkeit unserer Nahrung, die wirtschaftliche Ungleichheit und die Bevorzugung profitorientierter Großkonzerne anbelangt.

Die Idee, dass es nur *eine* Gesundheit gibt, ist zwar seit Langem anerkannt,[4] aber ihr Potenzial, sinnvolle Veränderungen einzuleiten, gerät heute immer deutlicher ins Blickfeld.[5] Im Jahr 2019 veröffentlichte die EAT*-*Lancet*-Kommission, eine Gruppe von 37 führenden Wissenschatlern aus verschiedenen Disziplinen und 16 Ländern mit den Co-Vorsitzenden Johan Rockström, Professor für Umweltwissenschaft, Co-Direktor des Stockholmer Resilienz-Zentrums und Direktor des Instituts für Klimafolgenforschung in Potsdam, und Walter C. Willett, Professor für Epidemiologie und Ernährung am T.-H.-Chan-Institut für öffentliche Gesundheit des Fachbereichs Medizin der Universität Harvard und Professor für Medizin an der Universität Harvard, in *Lancet* einen der umfassendsten Berichte, die auf diesem Ansatz basieren. Die Studie untersuchte die komplexen Zusammenhänge zwischen gesunder Ernährung, nachhaltigen Ernährungssystemen und planetarer Gesundheit.[6] Willett erklärte mir dazu: »Diese Kommission wurde zusammengestellt ... um die Frage zu beantworten, ob und wie wir in der Lage sein könnten, im Jahr 2050 rund zehn Milliarden Menschen sowohl gesund als auch nachhaltig zu ernähren.« Den Autoren zufolge liefern die Ergebnisse »zum ersten Mal in der Geschichte die wissenschaftlichen Vorgaben«, die wir einhalten müssen, um dieses Ziel zu erreichen.

Während die oben erwähnte Studie unter der Leitung von Jianming Xu die enorme Bedeutung der Mikrobiome für die Verknüpfung scheinbar isolierter Systeme auf diesem Planeten enthüllte, ist dieser Bericht ein aufschlussreicher Hinweis auf die wechselseitigen Beziehungen zwischen der Nahrung, der Gesundheit, der Umwelt und dem Planeten. Obwohl einige Aspekte des Berichts kritisiert werden – vor allem wegen der Auswirkungen, die Veränderungen des Ernährungssystems auf die

---

* EAT steht für *expertise, authority* und *trust* – drei Faktoren, die Google nutzt, um zu messen, wie vertrauenswürdig eine Marke oder eine Webseite ist.

traditionelle Landwirtschaft und die Essgewohnheiten hätten –, erklärt er mit großer Autorität und Genauigkeit die untrennbaren Zusammenhänge zwischen den modernen Ernährungssystemen, den schlechten Nahrungsmitteln, den Umweltschäden und unserer Gesundheit. Ebenfalls wichtig ist die Bemerkung am Ende des Textes: Ein Wandel ist möglich.

Die Kommission berichtete, dass die Produktion und der Konsum von Nahrungsmitteln im Anthropozän – im jetzigen Zeitalter, in dem Aktivitäten des Menschen den größten Einfluss auf das Klima und die Umwelt haben – eine der größten Bedrohungen für die Gesundheit und die Umwelt im 21. Jahrhundert seien, nicht nur weil die Welt mit einer Epidemie von nicht übertragbaren Krankheiten konfrontiert ist, die mit Fettleibigkeit und Stoffwechselstörungen (derzeit überschattet von der noch drängenderen Corona-Pandemie) zusammenhängen, sondern auch, weil viele Umweltsysteme und -prozesse über die sicheren Grenzen hinausgestoßen wurden. Störungen in der Nahrungsmittelversorgung und im Konsum haben dazu geführt, dass heute 2,1 Milliarden Erwachsene übergewichtig oder fettleibig sind und dass die Zahl der Diabetiker auf der Welt sich in den vergangenen 30 Jahren verdoppelt hat, während gleichzeitig mehr als 820 Millionen Menschen unterernährt, 151 Millionen Kinder unterentwickelt, 51 Millionen Kinder akut mangelernährt sind und mehr als zwei Milliarden Menschen an Mikronährstoffmängeln leiden.

Mittlerweile ist die Nahrungsmittelproduktion die Hauptursache des globalen Umweltwandels. Die Landwirtschaft besetzt rund 40 Prozent des Landes auf der Welt, und die Nahrungsmittelproduktion ist für bis zu 30 Prozent der Emission von Treibhausgasen verantwortlich. Zudem beansprucht sie 70 Prozent des Süßwasserverbrauchs für sich. Die Umwandlung natürlicher Ökosysteme in Ackerland und Weideland ist der Hauptgrund für die drohende Ausrottung zahlreicher Arten. Die übermäßige Verwendung und der Missbrauch von Stickstoff- und Phosphatdüngern führen zu dichtem Algenwachstum, der dem Wasser Sauerstoff raubt und in Seen und Küstenzonen gewaltige »tote Zonen« hervorruft. Etwa 60 Prozent des Fischbestands werden ausgebeutet, und mehr als 30 Prozent werden überfischt. Die sich rasch ausbreitende Aquakultur, die

Fische und andere Meeresprodukte verarbeitet, kann die Ökosysteme der Küsten, das Süßwasser und die Landökosysteme schädigen.

Damit wir uns gesund und nachhaltig ernähren können, empfiehlt die EAT-Kommission eine »Win-win-Ernährung« (bei der alle gewinnen und niemand verliert). Es müsse einen *safe operating space* (»sicheren Handlungsraum«) für Ernährungssysteme geben, der sich danach richten solle, wie viele Produkte aus bestimmten Nahrungsgruppen wir täglich brauchen, um die Menschen und die Umwelt gesund zu erhalten – zum Beispiel 100 bis 300 Gramm Obst am Tag.

Willett erklärte: »Wir haben eine Menge Hinweise darauf, was gesunde Ernährung ist. Wenn wir nur die Gesundheit betrachten, dann weist sie uns in die Richtung einer hauptsächlich pflanzlichen Kost, nicht unbedingt ganz vegetarisch oder vegan, aber überwiegend pflanzlich. Erstaunlich ist, dass die neuen wissenschaftlichen Befunde in vielen Disziplinen – der Epidemiologie, der Erforschung des Mikrobioms und des Stoffwechsels, der Neurowissenschaft und schließlich auch der Pflanzen- und Bodenwissenschaft – sich einander annähern. Alle bestätigen die Vorteile dieser Ernährungsweise.«

Es gibt eine überraschende Alternative, wenn Sie nicht ganz auf Fleisch verzichten und Ihre traditionellen Essgewohnheiten nicht drastisch ändern wollen. Die neuen pflanzlichen Fleischersatzprodukte und ihre explosionsartig steigende Beliebtheit in den letzten fünf Jahren, vor allem bei jungen Leuten, zeigen, dass ein so drastischer Wandel nicht nur in den USA möglich ist, sondern sogar in Ländern wie Brasilien und Argentinien, in denen der tägliche Rindfleischverzehr Teil der nationalen Identität ist. Beispielsweise hat sich die Zahl der Vegetarier in Brasilien im Laufe von sechs Jahren verdoppelt. Davon profitiert die boomende pflanzlich orientierte Industrie, die sich bemüht, Fleischverarbeitungsbetriebe zu ersetzen und gleichzeitig die verheerenden Folgen der Abholzung des Amazonas-Regenwaldes einzuschränken, die Platz für Viehfarmen und Sojaplantagen schaffen soll. Im Gegensatz zu anderen Fleischersatzprodukten wie zum Beispiel Tofu überzeugen die neuen pflanzlichen Burger selbst leidenschaftliche Fleischliebhaber. Darren Seifer, ein Analyst bei NPD Market Research, berichtet, dass 90 Prozent der Kunden, die diese Produkte kaufen, Fleischesser sind, die glauben, die pflanzlichen Produkte seien gesünder und besser für die Umwelt.

Es dürfte klar sein, dass es gut für unseren Planeten ist, wenn wir die umweltschädliche Rindfleischproduktion einschränken und stattdessen Pflanzen essen. Der Beyond-Burger hat beispielsweise 18 Zutaten, einschließlich aufgereinigtes Erbseneiweiß, Kokos- und Rapsöl, Reisprotein, Kartoffelstärke und Rübensaft zum Färben. Aber es muss erst noch nachgewiesen werden, dass die Vorteile dieser stark verarbeiteten Nahrungsmittel für die Umwelt mit einem gesundheitlichen Nutzen für Menschen einhergehen. Verglichen mit einer Rindfleischfrikadelle enthalten die Burger von Impossible Foods und Beyond Meat Eiweiß und Gesamtfett in ähnlichen Mengen und kein Cholesterin. Im Gegensatz zum echten Fleisch enthalten diese pflanzlichen Produkte auch Ballaststoffe. Studien, die untersuchen, welche Folgen der Verzehr von Rindfleisch- und pflanzlichen Burgern auf den Stoffwechsel hat, sind derzeit im Gange. Frank Hu, der Leiter der ernährungswissenschaftlichen Abteilung des T.-H.-Chan-Instituts für öffentliche Gesundheit der Universität Harvard, meint, dass wir Fleischersatzprodukte als »Übergangsprodukte« für Menschen betrachten sollten, die versuchen, sich gesünder zu ernähren. Er weist aber auch warnend darauf hin, dass die Qualität der Ernährung nicht verbessert wird, wenn wir Hamburger durch pflanzliche Burger ersetzen und danach Pommes frites essen und stark gezuckerte Limonade trinken. Im August 2021 veröffentlichten Hu und eine Gruppe von Gesundheits- und Klimaexperten im *JAMA* einen Bericht, der untersuchte, ob pflanzliches Ersatzfleisch Teil einer »gesunden, kohlenstoffarmen Kost« sein kann.[7] Hu betonte, dass die Sterblichkeit und das Risiko für chronische Krankheiten nachweislich sinken, wenn wir rotes Fleisch durch Nüsse, Hülsenfrüchte und andere Pflanzen ersetzen, dass es jedoch nicht möglich ist, daraus auf den gleichen gesundheitlichen Nutzen von verarbeiteten Burgern aus aufgereinigtem Soja- oder Erbsenprotein zu schließen.[8]

Als ich fragte, wie viele Menschen unsere Erde verkraften könne, wenn alle anfingen, eine Keto-Diät zu konsumieren, die auf Fleisch basiert, antwortete Willett ohne Zögern: »200 Millionen Menschen. Das bedeutet, dass rund 7,2 Milliarden Menschen sich einen anderen Planeten suchen müssten.«

Zum Schluss heißt es in dem Bericht, die weltweite Umstellung auf eine gesunde Ernährungsweise bis 2050 erfordere eine erhebliche Veränderung unserer Essgewohnheiten. Zum Beispiel müssten wir unseren Verzehr ungesunder Nahrungsmittel um 50 Prozent reduzieren und den Konsum gesunder Nahrungsmittel um mehr als 100 Prozent steigern. Außerdem sollte eine nachhaltige Nahrungsmittelproduktion für etwa zehn Milliarden Menschen kein weiteres Land beanspruchen, die Biodiversität schützen, den Wasserverbrauch senken und verantwortlich mit dem Wasser umgehen, die Stickstoff- und Phosphatvergiftung erheblich verringern, die CO_2-Emissionen auf null senken und die Distickstoffoxid- und Methanemissionen nicht weiter steigern.

Diese ehrgeizigen Empfehlungen gehen mit einer eindringlichen Warnung einher: Wenn die derzeitigen Ernährungstrends sich nicht vor 2050 umkehren oder abschwächen, werden die Folgen für die Gesundheit der Menschen, wie Willett es ausdrückt, »sehr direkt und schwer sein«. Die globale Belastung mit nicht übertragbaren Krankheiten wird sich verschlimmern, und die Auswirkungen der Nahrungsmittelproduktion auf die Emission von Treibhausgasen, auf die Vergiftung mit Stickstoff und Phosphat, auf die Biodiversität und auf das Wasser und das Land werden die Stabilität der Erde noch stärker bedrohen. Willett warnt uns: »Fast alle Menschen müssen sich anstrengen und ihr Leben ändern, und die Politik muss sich auf der nationalen und globalen Ebene ändern. Das ist eine enorme Herausforderung. Es ist möglich, die Welt mit gesunder und nachhaltiger Nahrung zu versorgen. Aber wir haben wenig Raum für Irrtümer. Wir müssen schnell und entschieden handeln, was die Produktion und den Konsum unserer Nahrung und unsere gesamte Lebensweise anbelangt.«

Auch aus einem ökonomischen Blickwinkel ist dieser Plan vorteilhaft. Die Umstellung auf eine gesunde Kost könnte unsere derzeitige Gesundheitskrise wirksam bekämpfen, die Krankheitskosten drastisch verringern und etwa 10,8 bis 11,6 Millionen Todesfälle im Jahr verhindern. Das wäre eine Reduzierung um 19,0 bis 23,6 Prozent – mehr als jede pharmazeutische Innovation jemals erreichen könnte.

Wie immer stellen sich hier sehr wichtige Fragen. Sind die Menschen bereit, ihre Ernährungsgewohnheiten so drastisch zu ändern? Oder wird sich erst dann etwas ändern, wenn die Katastrophen sich häufen? Werden wir die Gesundheitskosten und die Forschungsbudgets einfach weiter erhöhen, um mit nicht übertragbaren Krankheiten und wiederkehrenden Pandemien von Fall zu Fall fertigzuwerden? Ohne diese Fragen sofort beantworten zu können, haben viele prominente Unternehmen, Farmer und Köche – echte Revolutionäre – begonnen, die Dinge in die eigene Hand zu nehmen, weil sie erkannt haben, dass mit unserer Nahrungsproduktion und unserer Ernährung etwas gründlich schiefgegangen ist. Gemeinsam beweisen sie, dass es möglich ist, schmackhafte, nährstoffreiche Nahrungsmittel anzubauen und zu produzieren, die keine Chemikalien enthalten und der Umwelt nicht schaden. Viele von ihnen haben zudem sehr erfolgreiche und profitable Unternehmen gegründet, die diese Grundsätze beachten. Diese Führungskräfte, unter ihnen Yvon Chouinard, der Eigentümer von Patagonia, Emmanuel Faber, der französische Chef von Danone, und die Köche und Ernährungsaktivisten Dan Barber und Norbert Niederkofler, zeigen uns, wie wir unsere Gesundheit auf der persönlichen und öffentlichen Ebene zurückgewinnen können. Trotz ihrer völlig unterschiedlichen Werdegänge, Berufe und Motive teilen sie eine fundamentale Philosophie und den Glauben an *eine* Gesundheit. Sie haben mit praktischen Schritten begonnen, um unser Ernährungssystem radikal umzuwandeln.

Die Revolutionäre

Immer wenn ich Yvon Chouinard, den Gründer und Eigentümer der legendären Firma Patagonia, als einen der Anführer der Bewegung »Eine Gesundheit« vorstelle, werde ich gefragt: »Ist Patagonia nicht die teure Firma für Outdoor-Kleidung?«

Chouinard hat darauf eine einfache Antwort: »Da ich gerne im Freien bin, sehe ich eine Chance, unseren Heimatplaneten und seine Geschöpfe – auch uns – vor den zerstörerischen Gewohnheiten, die wir uns zugelegt haben, zu retten. Patagonia Provisions [die Abteilung seines Unternehmens, die verantwortungsbewusst produzierte Nahrungsmittel verkauft] ist mehr als ein Unternehmen unter vielen. Es widmet sich dem Überleben der Menschheit.«[9]

Ich traf Chouinard zum ersten Mal bei einem Vortrag in Jackson, Wyoming, wo er im Sommer und Herbst lebt. Wir saßen in seinem gemütlichen bescheidenen Haus mit atemberaubendem Blick auf die schneebedeckte Teton-Bergkette. Er sprach offen und gewandt über seine Philosophie: »Mit diesem Planeten ist alles in Ordnung. Er ist vollkommen; aber wir sind natürlich dabei, ihn zu zerstören. Dennoch finden wir alle Antworten in der Natur. Ich denke, daran habe ich immer geglaubt.«

Chouinard bemüht sich voller Leidenschaft, die moderne industrielle Landwirtschaft in eine regenerative und biologisch orientierte umzuformen und auf diese Weise die Lösungen zu nutzen, die die Natur schon bereithält. »Der regenerative Biolandbau bringt große Erträge und baut einen gesünderen Boden auf, der mehr Treibhausgase aufnehmen und speichern kann«, schrieb er kürzlich in einem Artikel. »Frei laufende Büffel bringen das Präriegrasland zurück, das zu den wichtigen Kohlenstoff-Speichersystemen der Erde gehört.[10] Muscheln, die an Seilen wachsen, erzeugen köstliches Eiweiß und säubern gleichzeitig das Wasser, in dem sie wachsen. Lokale und selektive Fischfangmethoden ermöglichen es uns, Fischpopulationen zu verwerten, die wirklich nachhaltig sind, ohne den weniger zahlreichen Arten zu schaden.« Wie diese Beispiele zeigen, sind die alten Methoden oft die besten Methoden. Das wird umso deutlicher, je mehr wir die Ärmel hochkrempeln und die Welt der Nahrung erforschen. Der Biolandbau verzichtet vor allem auf alle schädlichen Chemikalien, »aber mit regenerativen, biologischen Methoden können wir [auch] nahrhaftere und schmackhaftere Nahrungsmittel anbauen, Mutterboden heranbilden und Kohlenstoff aus der Atmosphäre entfernen.«

Chouinard sprach wortgewandt und unnachgiebig über seine Mission als Pionier eines neuen Umgangs mit unserer Gesundheit *und* der Umwelt mithilfe neuer Anbaumethoden. »*Das* ist die Revolution, deren Teil ich sein möchte!«

Es ist ungewöhnlich, das Wort Revolution von einem Giganten der Geschäftswelt zu hören. Allerdings ist Chouinard ein ungewöhnlicher Unternehmer und, in seinen eigenen Worten, ein »Geschäftsmann wider Willen«. Sein populärstes Buch ist *Let My People Go Surfing: The Education of a Reluctant Businessman.*[11]

Als ich ihn fragte, ob er jemals gebeten worden sei, in der Harvard Business School über sein phänomenal erfolgreiches Geschäftsmodell zu sprechen, antwortete er: »Ja, ich habe in Harvard vor einer Gruppe von MBA-Studenten einen Vortrag gehalten und einer von ihnen kam hinterher zu mir und sagte: ›Wissen Sie, mir hat Ihr Vortrag wirklich gefallen und ich glaube Ihnen alles, was Sie sagten; aber es ist das genaue Gegenteil dessen, was man uns in Harvard beibringt.‹« In der Tat versteht Chouinard sich eher als Sozialist denn als Kapitalist und will immer tun, was moralisch richtig und wichtig ist. Was seiner Firma den größten Profit einbringen würde, kümmert ihn nicht.

Der achtzigjährige Chouinard versichert, dass er seine Pläne weitgehend mithilfe eines Programms bei Patagonia verwirklichen will, das seit seiner Gründung im Jahr 1985 mehr als 100 Millionen Dollar Fördergelder an Basisorganisationen und innovative Start-ups vergeben hat, die neue Methoden der verantwortungsbewussten, regenerativen, biologischen Nahrungsmittelproduktion entwickeln. Neben vielen anderen Projekten unterstützt Chouinard auch die Entwicklung selektiv gezüchteter körnertragender Sorten der langwurzligen mehrjährigen Graugrünen Quecke (*Thinopyrum intermedium*, einer wilden Verwandten des Weizens), die unter dem Markennamen Kernza angeboten werden. Aus den Körnern werden mehrere spezielle Biere gebraut, zum Beispiel Patagonia Long Root Ale. Chouinard fördert den Verzehr von nachhaltigem und human erzeugtem Fleisch aus Lachs und Bison, und er leitet viele Bildungs- und Marketingkampagnen.

Dank solcher Investitionen ist er zu einem wichtigen Mitspieler in einem ganzen Ökosystem aus gleichgesinnten Leuten und Unternehmen auf der ganzen Welt geworden. Sie bauen erfolgreich gesunde Nahrungspflanzen auf nachhaltige Weise an. Beispielsweise übernahm Emmanuel Faber, der visionäre Chef des internationalen Nahrungsmittelkonzerns Danone, der für seine Milchprodukte und sein abgefülltes Wasser bekannt ist, die gewaltige Aufgabe, ein multinationales Unternehmen mit einem Umsatz von 30 Milliarden Dollar und mehr als 100 000 Angestellten in eine Art gemeinnützige Gesellschaft, *B Corporation* oder *B Corp* genannt, umzuwandeln.* (Patagonia war das erste Unternehmen in Kalifornien, das sich im Januar 2012 für diese Unternehmensform entschied.[12]) Der B-Corp-Status wurde 2006 in den USA eingeführt. Zertifiziert werden gewinnorientierte Unternehmen, zu deren Zielen Nachhaltigkeit, Transparenz, soziale Verantwortung sowie das Wohl der Belegschaft und der Tiere gehören und die ihrer gesetzlichen Rechenschaftspflicht nachkommen. Die Unternehmen verpflichten sich unter anderem, zweimal im Jahr einen Fragebogen auszufüllen, der Auskunft über die Folgen ihrer Tätigkeiten auf die Gesellschaft und die Umwelt gibt, umfassende soziale und ökologische Standards einzuhalten und ihren Umweltverträglichkeitsbericht zu veröffentlichen.[13]

»Wir müssen als Unternehmen und als Industrie Vertrauen zurückgewinnen«, erklärte Faber in einem Interview. »Ich glaube, das B-Corp-Zertifikat ist eine fantastische Möglichkeit, allen zu sagen, dass dies das Ethos der Menschen hinter dem Markennahmen ist. Für uns besteht der Zweck dieses Unternehmens nicht darin, den Aktionären Geld auszuzahlen. Der Zweck ist umfassender.«

Faber spricht mit großem Ernst über eine vollständige Umwandlung der Nahrungsmittelproduktion bei Danone. Sie solle bei der Produktion von Feldfrüchten und bei der Tierhaltung auf Chemikalien verzichten und sich dabei auf gründliche Kenntnisse des Bodens, der Ökologie und des Klimas stützen. Im September 2019 gab er die Gründung eines Konsortiums aus 19 Unternehmen bekannt, die sich verpflichteten, die Biodiversität des Planeten durch nachhaltige Landwirtschaft und geringere Entwaldung zu schützen.[14]

---

* Während ich dieses Buch schrieb, wurde Faber als CEO von Danone abgelöst. Er hatte diese Position seit 1997 inne. Sein charismatischer Führungsstil und seine großen Leistungen – er machte Danone zur größten gemeinnützigen Gesellschaft der Welt – hielten Aktionärsvertreter nicht davon ab, ihn seiner einflussreichen Führungsaufgabe zu entbinden. Es war ein Sieg für die Fonds, die Danone zu einer radikalen Umgestaltung gedrängt hatten, um die »chronische Underperformance«, wie sie es nannten, zu beenden.

»Wenn wir uns das Ernährungssystem der letzten fünfzig Jahre ansehen, dann haben wir nach Skaleneffekten gestrebt«, erklärte er mir. »Wir bemühten uns um Vereinfachung und Globalisierung und konzentrierten uns auf einige wenige Lösungen. ... Wir haben auf jeden Fall die Kosten je Kalorie gesenkt. Aber jetzt ist die unerwartete Folge, dass wir von nur neun Pflanzen, neun Sorten abhängig sind, um 70 Prozent unserer Nahrungsmittel zu produzieren. Das ist ein enormes Risiko für das Ökosystem, weil wir zu sehr von einigen wenigen Pflanzen abhängig sind. Und wir wissen, dass diese Arten sich nicht anpassen können.«

Faber unterstützt die Empfehlung der EAT-*Lancet*-Kommission, weniger Fleisch zu essen und unsere Ernährung drastisch umzustellen, damit unser Planet und wir gesund bleiben. In manchen Fällen bedeutet das, auch weniger Milchprodukte zu essen – das größte Geschäft für Danone – und weitgehend oder ganz auf Zucker zu verzichten, den die Firma traditionell in großen Mengen verwendet. Um diese Probleme zu lösen, hat Danone sich auf Joghurt und fermentierte Produkte aus Pflanzen umgestellt und den Zuckerverbrauch drastisch eingeschränkt. Faber lehnt auch eine genetische Modifizierung von Nahrungsmitteln ab und hat versprochen, dass das Unternehmen im Jahr 2016 gentechnikfrei wird. Faber will nicht aufhören, wenn die ganze Danone-AG eine zertifizierte B Corp ist. Seine Vorstellung von der Umwandlung des Kapitalismus ist noch radikaler: »Das ist ein grundlegendes Element einer Firma, die ein Ziel hat, das größer ist als sie selbst: dem Interesse eines größeren Ökosystems zu dienen.«

Chouinard und Faber sind von dem brennenden Ehrgeiz erfüllt, ihre Unternehmen und die Welt zu verändern. Andere Aktivisten bringen die Bewegung im Privatleben voran. Der Bestsellerautor Dan Barber, ein visionärer Koch, stellt die Lust am Essen entschuldigend in den Mittelpunkt seiner Aktivitäten: »Ich glaube, dass die Bewegung rund um gutes Essen deshalb weiterwächst, weil ... sie in der Genusssucht wurzelt. Wir können die amerikanische Esskultur und unsere geringe Wertschätzung für gutes Essen beklagen – aber eines ist uns mehr wert als allen anderen: eine Kultur, die nach Lust giert und bereit ist, sich dafür anzustrengen und ein klein wenig Geld dafür auszugeben. Das wird diese Bewegung meiner Meinung nach auch in Zukunft berücksichtigen.«

Ich stimme völlig mit Barber überein, auch aus einem wissenschaftlichen Blickwinkel. Wie ich in Kapitel 6 erklärt habe, bewegen uns zwei ausgewogene biologische Triebe zum Essen. Der eine ist der Bedarf des Stoffwechsels – im Gehirn und im Körper –, der andere, wie Barber instinktiv erkannt hat, ist die Lust. Die Lust ist eine gewaltige Triebfeder unseres Essverhaltens. Dieses Thema ist von großem wissenschaftlichen und kommerziellen Interesse sowohl für Nahrungsmittelfirmen, die ihren Produkten Geschmackstoffe zusetzen, damit wir immer Appetit auf sie haben, als auch für Pharmaunternehmen, die unbedingt eine Tablette herstellen wollen, die die Esslust hemmt. Aber der Lustaspekt unserer biologischen Triebe kann auch entscheidend dazu beitragen, dass wir gesündere, schmackhafte Nahrungsmittel essen.

Mit Michael Mazourek gründete und leitet Dan Barber die Row 7 Seed Company, die Biosaatgut verkauft. Barber erläutert am Beispiel einer aromatischen Möhre den komplexen landwirtschaftlichen Prozess, der sich hinter den Kulissen abspielt und für diejenigen gesunden und wohlschmeckenden Mahlzeiten notwendig ist, die bewirken, dass wir mehr davon haben wollen. Diese Möhre »muss als Saat anfangen, wahrscheinlich mit Samen, die über viele, viele Jahre oder Generationen hinweg sorgsam und bewusst ausgesucht wurden. Wahrscheinlich hat ein örtlicher Bauer sie angebaut und sie ist wahrscheinlich ziemlich bald, nachdem sie aus dem Boden gezogen wurde, zu Ihnen gelangt. Übrigens war dieser Boden … echter Boden, Sie bekommen etwas derart Wohlschmeckendes nicht aus einer Hydrokultur. Man brauchte also dafür einen Boden, in dem es von Leben wimmelte, der viele Nährstoffe enthielt, biologisch divers und enorm fruchtbar war. Daher kommt nämlich das Aroma. Boden ist nicht in einem Vakuum fruchtbar. Das ist er nur, wenn der ganze Bauernhof mitspielt. Zum Beispiel machen eine gute Blütenbestäubung und zahlreiche Vögel die Umwelt robust und stark. Und die Nährstoffdichte dieser Möhre, nun, die muss sehr hoch sein, weil die Flavonoide und andere Polyphenole entscheidend für das Aroma sind. Die köstliche Möhre, die Sie eben geschmeckt haben, war also eine Nährstoffbombe, die sowohl nährstoffreich ist als auch gut schmeckt.«

Doch Barber ist mit seiner Analogie noch nicht zu Ende; er hat erst angefangen. »Ich halte diese Möhre für eine politische Möhre. Es ist eine Möhre, die von vielen Problemen begleitet wird und dadurch zu einem Prisma wird, das Licht auf Entscheidungen wirft, die bestimmen, wie die Welt genutzt wird. Der Geschmack spielt also eine sehr wichtige Rolle dabei, wie wir über die Zukunft unserer Ernährung denken.«

Etwa 9700 Kilometer östlich von Barbers Restaurants im Staat New York, hoch oben in den Dolomiten in Italien, lebt ein anderer gleichgesinnter Koch. Ich traf Norbert Niederkofler Anfang 2020 im berühmten Restaurant St. Hubertus im Hotel Rosa Alpina in San Cassiano. Zusammen mit Chouinard war ich eingeladen worden, auf der Ethical Chef Days Conference von CARE zu sprechen, die Niederkofler und sein Geschäftspartner Paolo Ferretti gegründet haben. Bei dieser jährlichen Veranstaltung treffen sich Köche, andere Ernährungsexperten und Manager von Wein- und Nahrungsmittelfirmen aus der ganzen Welt, die das gleiche Ziel haben: für eine ethische und nachhaltige Kochkunst zu werben, die den verantwortungsbewussten Umgang mit Rohstoffen, die harte Arbeit der Bauern und Züchter sowie das Recyceln von Abfällen anerkennt.

Ich teilte Niederkofler mit, dass wir uns vor etwa fünfzig Jahren schon einmal getroffen hatten, als er eine kulinarische Attraktion in einem erstklassigen Restaurant an einem See in der Nähe meiner bayerischen Heimatstadt war. Was für ein Zufall, dass wir uns ein halbes Jahrhundert später erneut trafen, nachdem wir beide durch die Welt gereist waren, nur um uns bei derselben Philosophie zu begegnen, er aus einem gastronomischen Blickwinkel und ich aus dem Blickwinkel der Gesundheit.

St. Hubertus wurde 1996 gegründet und begann als kleines Restaurant in der Pizzeria des Hotels, in dem Niederkofler der Chefkoch war. Vier Jahre später erhielt es einen Michelin-Stern, den ersten, den ein Lokal in den Dolomiten je erhalten hatte. »Wir ließen Produkte aus der ganzen Welt einfliegen – aus Australien ebenso wie aus Alaska und Norwegen«, erinnerte sich Niederkofler. »Weil das Restaurant für seine Fischgerichte berühmt war, ließen wir jede Woche 150 Kilo frische Meeresfische kommen.« Als das Restaurant 2007 seinen zweiten Stern bekam, »wurde mir langsam klar, dass es nicht mehr sinnvoll war, Menschen aus der ganzen

Welt in die Berge zu holen, um ihnen das gleiche Essen zu servieren, das sie in New York und Los Angeles, in Tokio und Australien ebenfalls bekommen«.

Niederkofler begann, »den Berg zu kochen«, wie er es ausdrückt. Dafür suchte er die ganze Umgebung ab. »Viele Journalisten und sogar die Leute von Michelin warnten mich: Wenn ich so weitermachte, würde ich meinen zweiten Stern verlieren. Aber ich wusste, dass ich nicht weitermachen konnte wie bisher. Wir hatten uns einfach nicht um die Welt und die Umwelt gekümmert. Alles, was ich lernte, als ich bei den Hopi lebte, überzeugte mich davon, dass dies der völlig falsche Weg war.«

Niederkoflers neue Küche richtet sich nach den Jahreszeiten in den Dolomiten, und die Speisen werden nach den jahrhundertealten Traditionen der örtlichen Bauern zubereitet. Er hat tiefen Respekt vor der Umwelt und vor engen sozialen Kontakten, und er hat sogar mit etwa 50 Bauern eine lokale Lieferkette gegründet. Er besucht diese Bauern auf ihren Höfen. »Wer die Kultur achtet, versteht, warum sie es in der alten Zeit so gemacht haben. ... Dann kann man den Gästen richtig gute und ehrliche Geschichten über das Essen erzählen.« Beim Kochen verzichtet Niederkofler auf Oliven und Zitrusfrüchte, weil diese oben in den Dolomiten nicht wachsen. Seine Speisekarten werden auf Papier aus Apfelmark gedruckt. Er verwendet niemals Gemüse aus Gewächshäusern und lässt keinen Abfall zurück.[15] »Die Natur gibt uns genau das, was der Körper und der Geist brauchen, und zwar in den Farben jeder Jahreszeit«, sagt er. »Die Natur entscheidet [über unseren Speisezettel], weil sie uns ihre Produkte liefert, wenn sie bereit sind.«

Im Jahr 2017 erhielt St. Hubertus einen dritten Michelin-Stern.

Wenn wir die Richtung unseres Ernährungssystems ändern wollen, müssen wir natürlich den Klimawandel bremsen oder umkehren und anders mit unserer Gesundheit umgehen. Es setzt enorme Anstrengungen voraus, um diesen Wandel zu erreichen. Dafür sind die vereinten Bemühungen engagierter Menschen in allen Industrien und Bevölkerungsgruppen notwendig – Verbraucher, Patienten, Wissenschaftler, Unternehmer, Nahrungsmittelproduzenten und Politiker inbegriffen. Es steht mehr denn je auf dem Spiel, und unsere Aufgabe war nie dringlicher. Wir müssen die öffentliche Gesundheitskrise, künftige Pandemien (die mit Sicherheit kommen werden), den katastrophalen Klimawandel und deren verheerende Folgen für Milliarden von Menschen auf der ganzen Welt bekämpfen. Keine dieser Bemühungen wird erfolgreich sein, wenn die Menschen ihre Einstellungen nicht grundlegend ändern.

Im Lebensmittelgeschäft müssen wir unbedingt darauf achten, wie und wo ein Nahrungsmittel produziert wurde, welche Folgen die Produktion auf die Landarbeiter, die Umwelt und das Klima hat und welchen Nutzen das Produkt für das Darmmikrobiom und letztlich für den ganzen Körper und das Gehirn hat. Wir müssen die komplexen Netzwerke des Lebens auf den verschiedenen Ebenen ganzheitlich betrachten, von den mikrobiellen Netzwerken im Darm und im Boden bis zum Gehirn-Darm-Mikrobiom-Netzwerk und letztlich bis zum gesamten planetaren Netzwerk. Wenn Ihnen ein globaler Wandel hin zu einem gesunden Ernährungssystem unmöglich erscheint, dann denken Sie daran, dass diese vereinten Bemühungen uns die Möglichkeit bieten, bis in die Achtziger- und Neunzigerjahre hinein zu leben, ohne auf die medizinisch-pharmazeutische Industrie angewiesen zu sein, und dass wir auf diese Weise das größere Ökosystem unseres Planeten, dessen integraler Bestandteil wir sind, bewahren können.

KAPITEL 10

EIN NEUES PARADIGMA DER GESUNDEN ERNÄHRUNG

Nachdem ich die umfangreichen Vorzüge einer weitgehend pflanzlichen Kost im Detail erläutert habe, möchte ich dieses Wissen im letzten Kapitel in der Küche praktisch anwenden.

Wenn wir uns hauptsächlich auf die Nährstoffe konzentrieren, die für die Gesundheit des Darms und des Mikrobioms wichtig sind, versorgen wir unseren Körper automatisch mit hochwertigen Makro- und Mikronährstoffen in ausreichender Menge. Wenn wir unsere Mikroben mit einem vielfältigen Menü aus pflanzlichen Ballaststoffen und Polyphenolen füttern, brauchen wir nicht zu befürchten, dass wir zu wenig Eiweiß, Vitamine und Mineralien aufnehmen. Und wenn wir hauptsächlich Nahrungsmittel essen, die gut für den Darm sind, nehmen wir gleichzeitig weniger ungesunde Nahrungsmittel und weniger Kalorien zu uns.

Nachfolgend finden Sie eine Auswahl von Rezepten für jede Mahlzeit des Tages. Einige erfordern ein wenig mehr Aufwand, andere sind schnell zubereitet, zum Beispiel Bowl Food und Smoothies. Beigefügt ist jeweils eine Tabelle, die die Mahlzeit anhand unterschiedlicher Kriterien bewertet, die wir in Kochbüchern und auf Lebensmitteletiketten finden. Jedem Gericht habe ich einen Gesunde-Kost-Index (GKI) zugewiesen, bezogen auf eine Portion. Der GKI basiert auf dem Gehalt an Kohlenhydraten, die für das Mikrobiom verfügbar sind (MACs oder Ballaststoffe), Polyphenolen, Omega-3-Fettsäuren (alle in Gramm) und Kalorien. Der GKI wird wie folgt berechnet: [MACs + Polyphenole + Omega-3-Fettsäuren] x 100 ÷ [Kalorien + resorbierbare Kohlenhydrate (Gesamtkohlenhydrate – MACs)]. Eine Liste mit den Makronährstoffen Gesamtfett, Eiweiß und Gesamtkohlenhydrate sowie Details über den Gehalt an einzelnen Polyphenolen jedes Gerichts finden Sie auf meiner Webseite emeranmayer.com. Stellen Sie sich eine Standardmahlzeit vor: Käseburger, Pommes frites und Cola. Der GKI beträgt 0,62, etwa gleich viel wie ein Prime-Rib-Steak (Hochrippensteak) mit einer gebackenen Kartoffel (0,73). Vergleichen Sie das mit dem GKI der ersten Rezepte in diesem Kapitel: Wildreis mit Pilzen (2,74) und Marokkanischer Linsen- und Kichererbsen-Eintopf (3,04). Und vergessen Sie nicht, dass der gesundheitliche Nutzen einer überwiegend pflanzlichen Kost nicht nur von der Gesamtmenge der Pflanzen abhängt, sondern auch von deren Vielfalt. Je vielfältiger ein Gericht ist, desto mehr Darmbakterien und Bakterienarten profitieren davon. Weitere detaillierte Informationen über den Nährstoffgehalt dieser Rezepte finden Sie auf meiner Webseite.

Sobald Sie verstanden haben, wie wir die gesundheitsfördernden Wirkungen unseres Essens messen können, sind Sie in der Lage, die Rezepte nach Ihrem Geschmack abzuändern und sich vielleicht sogar neue auszudenken. Neben Vollweizennudeln gibt es zum Beispiel viele Arten von Nudeln, die keinen Weizen enthalten, aber reichlich Ballaststoffe, und die zudem einen niedrigen glykämischen Index haben und nachhaltig erzeugt wurden. Kleine Fische – beispielsweise Makrelen, Sardinen oder Anchovis – können Sie durch Fische ersetzen, die auf der Nahrungsmittelkette des Meeres weiter oben stehen, oder Sie nehmen einfach nachhaltig produzierten Wildlachs.

Einige Rezepte stammen von Orsha Magyar, der Geschäftsführerin und Gründerin von NeuroTrition Inc., von Annie Gupta und von Chef AJ; mehrere wurden aus modifizierten öffentlich verfügbaren Rezepten, zum Bespiel von Patagonia Provisions ausgewählt. Diese werden am Ende jedes Rezeptes und auf der Seite »Zutaten« angegeben.

Außerdem habe ich beispielhafte Menüpläne zusammengestellt, die für Sie eine Anleitung sein können. Aber mir ist klar, dass die Umstellung auf eine zeitlich beschränkte Nahrungsaufnahme bisweilen schwierig ist, weil alte Gewohnheiten geändert werden müssen. Gestützt auf meine eigene Erfahrung und auf Diskussionen mit vielen Menschen, die sich erfolgreich auf einen Plan umgestellt haben, der die Nahrungsaufnahme auf ein Acht-Stunden-Fenster einschränkt, bin ich der Meinung, dass diese Umstellung am besten gelingt, wenn Sie nach 20:00 oder 21:00 Uhr nichts mehr essen und die erste Mahlzeit am folgenden Tag erst um 12:00 oder 13:00 Uhr einnehmen. Wenn Sie lieber um 18:00 Uhr zu Abend essen und am nächsten Tag um 10:00 Uhr einen Brunch einnehmen wollen, ist das auch in Ordnung. Wichtig ist, dass die zeitlich beschränkte Nahrungsaufnahme zu Ihrem Leben und zu den Anforderungen Ihres Berufs passt. In der Regel essen Sie jedoch zwei Mahlzeiten am Tag und bei Bedarf gesunde Snacks in Form von Obst, Gemüse oder ballaststoff- und nährstoffreiche Riegel zwischen den Mahlzeiten. Die größte Herausforderung besteht für viele Menschen darin, nach dem Abendessen auf Snacks und Getränke zu verzichten. Um langfristig bei der Stange zu bleiben und gelegentlich besondere Mahlzeiten mit Freunden und Angehörigen zu genießen, empfehle ich Ihnen, an den Wochenenden zu Ihrem gewohnten Zeitplan zurückzukehren, nachdem Sie den ersten Monat mit zeitlich beschränkter Nahrungsaufnahme geschafft haben.

Denken Sie immer daran, dass dieses Essverhalten keine zeitweilige Diät zum Abnehmen ist, die bald vom neuesten Trend abgelöst wird. Unsere westliche Ernährungsweise macht uns nicht nur dick, sondern sie ist auch eine der Hauptursachen der öffentlichen Gesundheitskrise. Das wahre Problem sind nicht die überflüssigen Pfunde, sondern die langfristigen Folgen der Stoffwechselstörung, zum Beispiel Herz-Kreislauf-Erkrankungen, Krebs, kognitiver Abbau und höhere Anfälligkeit für Infektionen. Das Streben nach optimaler Gesundheit setzt einen grundlegenden Wandel voraus, der auf der Einsicht basiert, dass die Gesundheit des Körpers, des Darms, der Pflanzen und der Umwelt ein Knoten in einem gigantischen Netzwerk ist, das von der Gesundheit unserer inneren und äußeren mikrobiellen Welt abhängt. Um dieses globale Netzwerk zu reparieren, müssen wir ein Leben lang gesündere Entscheidungen treffen.

REZEPTE

Hauptgerichte*

Wildreis mit Pilzen

Gesunde-Kost-Index	Kalorien	MACs	Polyphenole	Verhältnis Omega-3-Fettsäuren zum Gesamtfett
2,78	427	6,7 g	2,477 g	0,188

(Menge pro Portion)

Ergibt 4 Portionen

1½ Tassen Wildreis**

2 EL natives Olivenöl extra

1 mittelgroßer Lauch, der Länge nach geteilt und in dünne Scheiben geschnitten

1 gelbe Zwiebel, in Scheiben geschnitten

Salz und Pfeffer nach Belieben

1 TL Kurkuma

1 TL Thymian

2 Tassen Pilze, in Scheiben geschnitten (Shiitake, Morcheln oder Champignons)

¾ Tasse Walnüsse, geröstet und in kleinere Stücke zerdrückt

2 TL Kapern (optional)

Den Wildreis kochen, wie auf der Packung angegeben.

Das Olivenöl in einer Bratpfanne bei mittlerer Hitze erwärmen, Lauch und Zwiebel sautieren, bis sie nach etwa 7 bis 8 Minuten weich sind.

Salz, Pfeffer, Kurkuma und Thymian dazugeben.

Wenn die Kräuter duften, die Pilze in die Pfanne geben und 4 bis 5 Minuten garen, bis sie weich sind.

Walnüsse dazugeben und bei kleiner Hitze weitere 2 bis 3 Minuten garen.

Den gekochten Reis einrühren, Kapern dazugeben (falls erwünscht), und erneut ein paar Minuten garen, damit die Aromen sich vermischen. Vom Herd nehmen und servieren.

Beigetragen von Minou Mayer, MA

* Kalorien, MACs, Polyphenole und Omega-3-Fettsäuren beziehen sich auf eine Portion.

** 1 amerikanische Tasse entspricht rund 240 ml.

Marokkanischer Linsen- und Kichererbseneintopf mit kandierten Walnüssen und Chia-Samen als Garnierung

Gesunde-Kost-Index	Kalorien	MACs	Polyphenole	Verhältnis Omega-3-Fettsäuren zum Gesamtfett
3,04	547	17	0,117	0,19

(Menge pro Portion)

Ergibt 4 bis 6 Portionen

2 EL natives Olivenöl extra

1 gelbe Zwiebel, fein gewürfelt

4 Knoblauchzehen, fein gehackt

2 TL Zimt, gemahlen

1 EL Kreuzkümmel, gemahlen

1/2 TL rote Chiliflocken

1 TL Koriander, gemahlen

1/2 TL Nelken, gemahlen

2 TL getrockneter Ingwer, gemahlen

1 1/2 TL Meersalz

1/4 TL schwarzer Pfeffer

5 Tassen Blumenkohl, in mundgerechte Stücke geschnitten

1 Tasse Spinat

3/4 Tasse sulfitfreie getrocknete Aprikosen, gewürfelt

0,8-Liter-Dose Tomaten, gewürfelt

4 Tassen natriumarme Gemüsebrühe oder Wasser

1 Tasse grüne Linsen

500 g Kichererbsen, gewaschen und abgetropft

Optional zum Garnieren: gehacktes Koriandergrün oder ein anderes polyphenolreiches Küchenkraut, z. B. Petersilie

Das Olivenöl in einem großen Soßentopf bei mittlerer Hitze erwärmen.

Zwiebel und Knoblauch dazugeben und 3 bis 4 Minuten garen, bis die Zwiebel durchsichtig wird.

Zimt, Kreuzkümmel, rote Chiliflocken, Koriander, Nelken, Ingwer, Salz und Pfeffer dazugeben und 3 Minuten garen. Dann Blumenkohl, Spinat, Aprikosen, Tomaten, Gemüsebrühe und Linsen dazugeben.

Zum Köcheln bringen und garen, bis die Linsen nach etwa 45 Minuten zart, aber noch fest sind.

Kichererbsen dazugeben und weitere 5 Minuten köcheln. Den Eintopf in Schalen schöpfen und mit kandierten Walnüssen, Chia-Samen und, wenn gewünscht, Koriandergrün bestreuen.

Beigetragen von NeuroTrition Inc.

Kandierte Walnüsse und Chia-Samen zum Garnieren

Gesunde-Kost-Index	Kalorien	MACs	Polyphenole	Verhältnis Omega-3-Fettsäuren zum Gesamtfett
3,26	281	3	0,047	0,24

(Menge pro Portion)

Ergibt 4 bis 6 Portionen

1 EL natives Olivenöl extra
$1^1/_4$ Tasse rohe Walnussstücke
$^1/_2$ TL getrockneter Ingwer, gemahlen
$^1/_2$ TL Ceylon-Zimt, gemahlen
$1^1/_2$ EL reiner Ahornsirup
$^1/_2$ EL Chia-Samen
1 Prise Meersalz

Das Olivenöl bei mittlerer Hitze in einer mittelgroßen bis großen Pfanne erwärmen. Walnüsse, Ingwer und Zimt dazugeben und zum Beschichten umrühren.

Den Ahornsirup auf die Walnüsse träufeln, dann die Chia-Samen und das Meersalz darauf streuen. Auf der Herdplatte 5 Minuten erhitzen, dabei oft umrühren, damit nichts anbrennt.

Die Walnüsse aus der Pfanne holen und auf einem Backblech oder in einer gläsernen Backform 5 Minuten abkühlen lassen. Nach dem Kühlen die Stücke auseinanderbrechen, die zusammenkleben.

Beigetragen von NeuroTrition Inc.

Angebratener Seebarsch mit Blumenkohl-»Reis«-Pilau

Gesunde-Kost-Index	Kalorien	MACs	Polyphenole	Verhältnis Omega-3-Fettsäuren zum Gesamtfett
1,62	378	5,3	0,08	0,03

(Menge pro Portion)

Ergibt 4 Portionen

Für den Pilau:

1 EL Olivenöl

1/4 Tasse rote Zwiebel, gewürfelt

2 TL Knoblauch, gehackt

1 TL Schwarzkümmel- oder Kreuzkümmelsamen

1/3 Tasse Möhren, gehackt

3 Tassen frischer Blumenkohl, gehackt

1/3 Tasse natriumarme Gemüsebrühe

1/2 Tasse Artischockenherzen aus der Dose, geviertelt

1 Tasse Grünkohl ohne Stängel, in mundgerechte Stücke gehackt

1/4 Tasse rohe Mandeln, gehackt

1/4 Tasse frische Kokosnuss ohne Schale

2 EL frische Kräuter (Schnittlauch, Thymian, Petersilie usw.), gehackt

Meersalz und Pfeffer nach Belieben

Für die Soße:

1 TL Kokosöl

Je 1 TL frischer Ingwer und Kurkuma, fein gehackt

1/4 TL Chiliflocken

1/2 Tasse Pflaumen, in Scheiben geschnitten

1 TL Tamari

1/2 Tasse ungesüßter Kokosnussjoghurt

Meersalz und Pfeffer nach Belieben

Für den Fisch:

4 140-Gramm-Stücke Seebarsch

Meersalz und Pfeffer nach Belieben

2 TL natives Olivenöl extra

Optional zum Garnieren: Hanfherzen, Brokkolisprossen

Das Olivenöl in einem mittelgroßen Stieltopf bei mittlerer Hitze erwärmen. Zwiebel, Knoblauch und Schwarzkümmelsamen dazugeben und 5 Minuten sautieren, bis alles duftet.

Möhren dazugeben und die Mischung bei kleiner Hitze 5 Minuten garen, damit die Möhren weich zu werden beginnen.

Den gehackten Blumenkohl dazugeben und 5 Minuten sautieren, dann mit Gemüsebrühe übergießen und 5 Minuten köcheln, bis die Brühe eingekocht und das Gemüse zart ist. Beiseitestellen und den Fisch und die Soße zubereiten.

Für die Soße das Kokosöl in einem kleinen Topf wärmen, bis es geschmolzen ist, Ingwer, Kurkuma und Chiliflocken dazugeben und erhitzen, bis die

Mischung duftet. Pflaumenscheiben und Tamari dazugeben und etwa 3 bis 5 Minuten erhitzen, bis die Pflaumen ihren Saft abgeben.

Den Kokosnussjoghurt einrühren und nach Belieben mit Salz und frischem Pfeffer würzen. Zudecken und beiseitestellen.

Die Fischfilets mit Salz und Pfeffer würzen und das Öl in einer Bratpfanne erhitzen, bis es schimmert.

Die Fischfilets behutsam in die Pfanne legen und bei mittlerer Hitze 8 Minuten garen, dann wenden und weitere 8 Minuten garen (oder bis der Fisch fest wird und sich beim Berühren schält).

Zum Schluss den Blumenkohlreis aufwärmen und Artischocken, Grünkohl, Mandeln und Kokosnuss dazugeben. Erhitzen, bis der Grünkohl zusammenfällt.

Frische Kräuter dazugeben und nach Belieben mit Salz und Pfeffer würzen.

Den »Reis«-Pilau auf den Teller löffeln, den Barsch darauf verteilen und Soße auf den Fisch löffeln. Hanfherzen und Brokkolisprossen kurz vor dem Servieren auf die Soße streuen.

Beigetragen von NeuroTrition Inc.

Shepherd's Pie auf neue Art

Gesunde-Kost-Index	Kalorien	MACs	Polyphenole	Verhältnis Omega-3-Fettsäuren zum Gesamtfett
2,75	341	10	0,088	0,006

(Menge pro Portion)

Ergibt 4 Portionen

2 asiatische Süßkartoffeln
1 EL natives Olivenöl extra
1 TL frischer Ingwer, gerieben
1 TL Knoblauch, gehackt
1/2 Tasse rote Zwiebeln (1/2 große Zwiebel), gehackt
1/2 Tasse Möhren (1 mittelgroße Möhre), gewürfelt
1 Tasse Butternusskürbis, gewürfelt
1/2 Tasse Zuchtchampignons, geviertelt
1/2 TL koreanische Chiliflocken
1 EL Kichererbsen-Miso-Paste
1 1/2 TL koreanische Chilipaste
1 Tasse natriumarme Gemüsebrühe
1 Tasse Chinakohl, gehackt
1 Tasse japanische Aubergine, gewürfelt
1/2 Tasse pflanzlicher Kimchi, in mundgerechte Stücke gehackt
1/2 Tasse rohe Walnussstücke
1 Tasse gekochte Linsen
3 Baby-Pak-Choi, der Länge nach in Viertel (oder Sechstel, wenn groß) geschnitten
1 grüne Zwiebel, in 2 1/2 cm lange Stücke geschnitten
4 TL Tamari, aufgeteilt
1/2 TL Ingwer
1/4 TL Sesamöl
1 TL Sesamsamen
Optional zum Garnieren: schwarze Sesamsamen, Hanfherzen, gehackter Schnittlauch

Den Backofen auf 175° C vorheizen. Süßkartoffeln einschneiden und eine Stunde rösten, bis sie weich sind. Währenddessen die Füllung zubereiten.

Öl bei mittlerer Hitze in einem Topf erwärmen und Ingwer, Knoblauch und Zwiebel sautieren, bis sie duften.

Möhren, Kürbis und Pilze dazugeben und 5 Minuten sautieren.

Chiliflocken, Misopaste und Chilipaste dazugeben und 5 Minuten garen, um die Aromen freizusetzen.

Gemüsebrühe hineingießen und 10 Minuten köcheln, bis das Gemüse weich zu werden beginnt.

Kohl und Aubergine dazugeben und weiterköcheln, bis sie weich sind.

Hitze auf klein stellen und Kimchi, Walnüsse, Linsen, Pak Choi und grüne Zwiebel dazugeben. 10 Minuten köcheln, bis alles weich ist.

Abschmecken und mit 2 TL Tamari (oder nach Geschmack) würzen.

Auf vier backofenfeste Auflaufformen (je 300 ml) verteilen und beiseitestellen. In der Zwischenzeit die Süßkartoffeln zubereiten.

Süßkartoffeln enthäuten und mit einer Gabel zerdrücken, dann mit den restlichen Zutaten (Tamari, Ingwer, Sesamöl und Sesamsamen) würzen.

Die Süßkartoffelmischung gleichmäßig auf der Eintopfmischung verteilen und wieder in die Backröhre stellen. 10 Minuten backen und alles gründlich durchwärmen. Mit schwarzen Sesamsamen, Hanfherzen und Schnittlauch garnieren.

Beigetragen von NeuroTrition Inc.

Nudelgerichte

Pasta con Sarde

Gesunde-Kost-Index	Kalorien	MACs	Polyphenole	Verhältnis Omega-3-Fettsäuren zum Gesamtfett
3,72	458	16	0,135	0,06

(Menge pro Portion)

Ergibt 4 Portionen

230 g Spaghetti
3 EL natives Olivenöl extra
1 große Zwiebel, fein gehackt
1 Fenchelknolle, fein gehackt
1 EL Chilipfeffer
1 EL Fenchelsamen
230 g Sardinen ohne Gräten und Haut
2 Tassen Tomatenscheiben
170 ml Weißwein
$^1/_2$ Tasse Wasser
1 EL Thymian
Salz und Pfeffer nach Belieben
2 EL Schnittlauch, fein gehackt

Die Nudeln nach der Anleitung kochen, abtropfen lassen und beiseitestellen.

Das Olivenöl in einer großen Bratpfanne bei mittlerer Hitze erwärmen.

Zwiebeln, Fenchel, Chili und Fenchelsamen dazugeben und etwa 5 Minuten garen, bis die Zwiebeln geschrumpft sind.

Die Hälfte der Sardinen gut einrühren.

Tomaten, Wein und $^1/_2$ Tasse Wasser dazugeben.

Thymian, Salz und Pfeffer darüberstreuen und einrühren.

Den Rest der Sardinen dazugeben und bei kleiner Hitze 7 bis 8 Minuten köcheln lassen, bis der größte Teil der Flüssigkeit eingekocht ist.

Die gekochten Nudeln mit der Soße in die Pfanne geben und behutsam umrühren. Mit Schnittlauch bestreuen und servieren.

Adaptiert nach *Jamie's Italy* von Jamie Oliver

Blumenkohl-Fettuccine Alfredo mit selbst gemachtem Cashew-Käse

Gesunde-Kost-Index	Kalorien	MACs	Poly-phenole	Verhältnis Omega-3-Fettsäuren zum Gesamtfett
2,06	478	10,7	0,03	0,004

(Menge pro Portion)

Ergibt 4 Portionen

230 g Fettuccine oder Linguine aus Vollkorngetreide (wenn gewünscht, glutenfrei)

4 Tassen gedämpfter Blumenkohl

1 Knoblauchzehe, ganz

1 TL Zwiebelpulver

1/2 TL Meersalz

Pfeffer nach Belieben

1 Tasse selbst gemachter oder gekaufter Cashew-Käse

1/2 Tasse Pflanzenmilch

3 EL natives Olivenöl extra

1 Tasse tiefgefrorene Erbsen

Optional zum Garnieren: frische Petersilie, rohe Hanfherzen, Pfeffer

Einen großen Topf Wasser zum Kochen bringen und Nudeln kochen, wie auf der Packung angegeben, bis sie »al dente« sind.

Während die Nudeln kochen, die Soße zubereiten: Blumenkohl, Knoblauch, Zwiebelpulver, Meersalz und Pfeffer bei hoher Geschwindigkeit mixen, bis die Mischung cremig und sämig ist. Bei Bedarf würzen.

Wenn die Soße fertig ist, einen EL Olivenöl bei mittlerer Hitze in einem mittelgroßen Stieltopf erwärmen. Erbsen hineinschütten und 3 bis 5 Minuten garen, bis sie warm sind.

Die Soße über die Erbsen gießen, dann die Nudeln in der Soße schwenken und sofort servieren.

Mit gehackter Petersilie, Hanfherzen und, wenn gewünscht, frisch zerstoßenen Pfefferkörnern garnieren.

Selbst gemachter Cashew-Käse

Ergibt 230 Gramm

1 Tasse rohe, nicht gesalzene Cashewnüsse

2 Tassen kochendes Wasser

1/4 Tasse gefiltertes Wasser in Zimmertemperatur

1 Kapsel Probiotika

Cashewnüsse in eine Glasschüssel schütten und mit kochendem Wasser bedecken. Zwei Stunden einweichen, dann abgießen und waschen.

Die Cashewnüsse in einen Mixer schütten und bei hoher Geschwindigkeit mixen, bis sie sämig sind. Um diesen Prozess zu erleichtern, das warme Wasser hineingießen, etwa 1 EL nach dem anderen.

Die Kapsel öffnen, den Inhalt in den Mixer streuen und erneut mixen, um das Ganze gründlich zu vermischen.

Die Mischung in eine Glasschüssel schütten, mit einem Handtuch zudecken und mit eingeschaltetem Licht über Nacht in die Backröhre stellen.

Anmerkung: Dieser Cashew-Käse hält im Kühlschrank in einem luftdichten Behälter einen Monat.

Beigetragen von NeuroTrition Inc.

Pasta ai Frutti di Mare

Gesunde-Kost-Index	Kalorien	MACs	Polyphenole	Verhältnis Omega-3-Fettsäuren zum Gesamtfett
2,63	354,5	8,7	0,017	0,062

(Menge pro Portion)

Ergibt 4 Portionen

230 g Vollkornweizen-Spaghetti

2 EL natives Olivenöl extra

2 Tassen Lauch (nur hellgrüne und weiße Teile), gehackt

2 mittelgroße Paprikaschoten ohne Kerngehäuse, in kleine Scheiben oder Quadrate geschnitten

2 Knoblauchzehen, fein gehackt

$1^1/_2$ Tassen Kirschtomaten, halbiert

2 EL gehackte Kräuter, z. B. Koriandergrün, Thymian und Schnittlauch

2 EL Kapern, gewaschen und abgetropft

Schale einer Zitrone, gerieben

1 Dose geräucherte Muscheln

85 g Wildlachs, in kleine Stücke geschnitten (Saft und Haut entfernen)

Salz und frisch gemahlener Pfeffer

Wasser in einer großen Pfanne zum Kochen bringen und die Nudeln nach der Anleitung auf dem Etikett kochen. Abtropfen lassen und beiseitestellen.

2 EL Olivenöl bei mittlerer Hitze in einer großen Bratpfanne erwärmen.

Schnittlauch und Paprika sowie eine Prise Salz dazugeben und 3 bis 4 Minuten garen.

Den Knoblauch einrühren und bei mittlerer Hitze weitere 2 Minuten sautieren.

Tomaten und Kräuter dazugeben und garen, bis die Tomaten nach 3 bis 4 Minuten weich werden.

Kapern und Zitronenschale einrühren.

Die gekochten Nudeln in die Pfanne schütten und behutsam umrühren.

Muscheln (mit Saft) und Lachs auf die Nudeln schütten.

Erneut ein paar Minuten garen.

Nach Belieben würzen und genießen.

Beigetragen von Minou Mayer, MA

Spaghetti ai Funghi

Gesunde-Kost-Index	Kalorien	MACs	Polyphenole	Verhältnis Omega-3-Fettsäuren zum Gesamtfett
2,18	268	5,9	0,07	0,013

(Menge pro Portion)

Ergibt 4 Portionen

1 mittelgroßer Spaghettikürbis ohne Kerne

2 EL natives Olivenöl extra

1 mittelgroße gelbe Zwiebel, in Scheiben geschnitten

1 kleiner Lauch, in dünne Scheiben geschnitten (nur weiße und hellgrüne Teile)

1 EL Ingwer

1/2 TL Gewürznelken

1 TL Zitronenpfeffer

1 TL Chilipfeffer (optional)

1 1/2 Tassen Pilze, in Scheiben geschnitten

1 1/2 Tassen frische Tomaten, in Scheiben geschnitten

2 Tassen Brokkoliröschen, in kleine Stücke gehackt

1/2 Tasse geröstete Kürbiskerne

Salz und Pfeffer nach Belieben

Den Kürbis halbieren, die Kerne entfernen und jede Hälfte in ein Stück Küchenpapier wickeln.

Die beiden Hälften in den Mikrowellenherd legen, etwa 8 Minuten garen, danach 5 Minuten zum Abkühlen im Herd lassen und dann herausholen.

Während der Kürbis im Mikrowellenherd gart, das Olivenöl bei mittlerer Hitze in einer Pfanne erwärmen, dann Zwiebel und Lauch dazugeben. Sautieren, bis die Zwiebel nach etwa 5 bis 7 Minuten durchsichtig wird.

Gewürze (Ingwer, Gewürznelken, Zitronenpfeffer, Chilipfeffer) in die Pfanne streuen und warten, bis sie duften.

Pilze dazugeben und sautieren, bis sie nach etwa 3 Minuten zart sind.

Tomaten und Brokkoli einrühren und bei mittlerer Hitze 5 bis 6 Minuten garen, bis der Brokkoli zart ist.

Den Kürbis mit einer Gabel in die Gemüsemischung schaben und behutsam wälzen.

Nach Belieben mit Salz und Pfeffer würzen.

Die gerösteten Kürbiskerne auf die Mischung streuen und das Gericht servieren.

Beigetragen von Minou Mayer MA

Lachs mit Walnuss-Dukkah-Kruste und Grünkohl mit Zitronenaroma

Gesunde-Kost-Index	Kalorien	MACs	Poly-phenole	Verhältnis Omega-3-Fett-säuren zum Gesamtfett
3,5	264	2,8	0,04	0,32

(Menge pro Portion)

Ergibt 4 Portionen

1/4 Tasse rohe Walnussstücke
Je 1/2 TL Pfeffer und Meersalz
2 TL Kreuzkümmelsamen
1 TL Fenchelsamen
1/4 TL Korianderpulver
3 EL Sesamsamen
4 Lachsfilets zu je 170 g

Den Backofen auf 175° C vorheizen und ein Backblech mit Pergamentpapier auslegen.

Für die Dukkah alle Zutaten außer dem Lachs in die Küchenmaschine oder in den Mixer geben und die Pulsfunktion verwenden, bis die Walnussstücke klein und krümelig sind.

Eine kleine oder mittelgroße Bratpfanne bei mittlerer Hitze erwärmen. Die Dukkah 3 bis 5 Minuten (oder bis sie nussartig duftet) rösten. Aus der Pfanne holen und auf einen hitzebeständigen Teller legen, wenn sie nicht sofort serviert wird.

Den Lachs mit der Haut nach unten auf das vorbereitete Backblech legen. Die Walnuss-Dukkah gleichmäßig auf den Lachsfilets verteilen und behutsam auf das Fleisch drücken, sodass sie anhaftet.

15 bis 20 Minuten backen, bis das Fleisch leicht abblättert, wenn man mit einer Gabel an ihm zieht.

Als Beilage Grünkohl mit Zitronenaroma servieren (siehe nächste Seite).

Grünkohl mit Zitronenaroma

Ergibt 4 Portionen

2 EL natives Olivenöl extra
4 bis 5 Knoblauchzehen, fein gehackt
2 große Grünkohlköpfe ohne holzige Stängel, grob gehackt
1/4 TL schwarzer Pfeffer
1/4 TL Meersalz
2 EL Zitronensaft

Das Öl in einem großen Soßentopf bei mittlerer Hitze erwärmen. Den Knoblauch dazugeben und eine Minute sautieren.

Grünkohl, Pfeffer, Meersalz und Zitronensaft dazugeben und sautieren, bis der Grünkohl nach etwa 3 bis 4 Minuten zusammengefallen und hellgrün ist. Wenn gewünscht mit mehr Salz, Pfeffer und Zitronensaft würzen. Sofort servieren.

Beigetragen von NeuroTrition Inc.

Burrito-Bowl mit Joghurt-Koriandergrün-Dressing

Gesunde-Kost-Index	Kalorien	MACs	Poly-phenole	Verhältnis Omega-3-Fett-säuren zum Gesamtfett
3,02	500	16,4	0,167	0,03

(Menge pro Portion)

Ergibt 4 Portionen

Für die Burrito-Bowl:

1 Tasse brauner Reis

2 EL Avocadoöl

1 weiße Zwiebel, in kleine Würfel geschnitten

4 Knoblauchzehen, fein gehackt

1 EL Kreuzkümmelpulver

1/4 bis 1/2 TL Chiliflocken

800 g Tomatenscheiben aus der Dose

1 Tasse tiefgefrorener Biomais

2 Tassen gekochte schwarze Bohnen

Saft einer Limette

1 TL Meersalz

Pfeffer nach Belieben

4 Tassen bitteres Grüngemüse, z. B. Rukola, Spinat oder massierter Grünkohl

Für das Joghurt-Koriandergrün-Dressing:

200 g Kokosnussjoghurt

1/2 Koriandergrün- oder Petersilienbund

Eine Prise Meersalz

Frischer Jalapeño (optional)

Für die Garnierung:

1 Jalapeño-Schote, in dünne Scheiben geschnitten

2 Avocados, in Scheiben geschnitten

Den braunen Reis kochen, wie auf der Packung angegeben (meist 35 Minuten).

Das Avocadoöl in einer großen Bratpfanne bei mittlerer Hitze erwärmen. Die Zwiebel dazugeben und 5 Minuten garen, dann Knoblauch, Kreuzkümmel und Chiliflocken dazugeben und weitere 3 Minuten garen.

Tomaten, Mais, schwarze Bohnen, Limettensaft, Salz und Pfeffer dazugeben und garen, bis der Tomatensaft zum größten Teil verdampft ist (nach 5 bis 10 Minuten).

Während die Bohnenmischung köchelt, das Dressing zubereiten:

Kokosnussjoghurt, Koriandergrün, eine Prise Salz und (wenn gewünscht) Jalapeño in einem Mixer bei hoher Geschwindigkeit mixen, bis ein sämiger Brei entsteht.

Zum Servieren den Reis in einer Schüssel mit der Bohnen-Mais-Mischung sowie dem frischen bitteren Grüngemüse vermengen, mit Avocadoscheiben und Jalapeño garnieren und mit dem Dressing beträufeln.

Entwickelt von NeuroTrition Inc.

Spinat-Käse-Frittata

Gesunde-Kost-Index	Kalorien	MACs	Poly-phenole	Verhältnis Omega-3-Fettsäuren zum Gesamtfett
1,6	310	4,3	0,03	0,03

(Menge pro Portion)

Ergibt 4 Portionen

3 EL natives Olivenöl extra

1 Lauch (nur weiße und hellgrüne Teile), der Länge nach halbiert, gewaschen und quer in dünne Scheiben geschnitten

1 mittelgroße Zwiebel, in dünne Scheiben geschnitten

2 Tassen Tomatenscheiben

3/4 TL Meersalz

Frisch gemahlener Pfeffer

1/2 TL Kurkuma

1 EL frischer Ingwer, gemahlen

2 Tassen leicht zusammengedrückter Babyspinat, grob gehackt

4 große Eier, geschlagen

85 g Ziegenkäse

Zum Garnieren:

1 Avocado, in dünne Scheiben geschnitten

1/4 Tasse frischer Dill, geschnitten

3 TL Schnittlauch, gehackt

Schale einer halben Zitrone, gerieben

Das Öl in einer Bratpfanne mit 25 cm Durchmesser bei mittlerer Hitze erwärmen.

Lauch und Zwiebel dazugeben und sautieren, bis sie nach etwa 5 Minuten weich und durchsichtig sind.

Tomaten, Salz, Pfeffer, Kurkuma und Ingwer einrühren und weitere 4 Minuten sautieren.

Den Spinat dazugeben und umrühren, bis die Blätter zusammengefallen sind.

Die Eimischung dazugeben und die Temperatur nach etwa einer Minute auf 120° C bis 160° C einstellen.

Den Ziegenkäse in die Frittata geben und die Mischung garen, bis die Eier nach etwa 5 bis 6 Minuten fest geworden sind.

Die Frittata auf einen Teller legen und mit Avocadoscheiben, Dill, Schnittlauch und der geriebenen Zitronenschale bedecken.

Beigetragen von Minou Mayer, MA

Paniertes Hähnchen mit Gemüse

Gesunde-Kost-Index	Kalorien	MACs	Polyphenole	Verhältnis Omega-3-Fettsäuren zum Gesamtfett
1,80	299	5	0,012	0,039

(Menge pro Portion)

Ergibt 4 Portionen

2 EL natives Olivenöl extra
Salz und Pfeffer
1/2 TL Gewürznelken
3/4 Tassen Brotkrumen
4 dünne Schnitzel von frei laufenden Bio-Hühnern
1 Zwiebel, in Scheiben geschnitten
2 Schalotten, in Scheiben geschnitten
4 Knoblauchzehen, fein gehackt
3 Tassen Brokkoliröschen
3 Tassen Blumenkohlröschen
1/2 Tasse Hühnerbrühe oder Wasser
2 TL getrockneter Oregano
2 TL frischer Thymian
Saft einer Zitrone
Frisches, gehacktes Koriandergrün zum Garnieren

Das Olivenöl bei etwa 200° C in einer Pfanne erhitzen. Es muss heiß sein, bevor Sie das Huhn braten.

Etwa 1/2 TL Salz, 1/2 TL gemahlenen Pfeffer und Gewürznelken über die Brotkrumen streuen und gut vermengen.

Jedes Hähnchenschnitzel in die Brotkrumenmischung klopfen und auf jeder Seite etwa 2 Minuten in der Pfanne braten, bis es eine hübsche goldene Farbe hat.

Die Schnitzel aus der Pfanne holen und auf einen Teller legen.

Ein wenig Olivenöl in einer Pfanne bei mittlerer Hitze erwärmen, dann die Zwiebel und die Schalotten etwa 3 bis 4 Minuten sautieren.

Knoblauch in die Pfanne streuen und eine Minute sautieren.

Brokkoli und Blumenkohl sowie Hühnerbrühe oder Wasser in die Pfanne geben und mit Salz und Pfeffer bestreuen.

Die Hähnchenschnitzel auf die Gemüsemischung legen. Oregano und Thymian in den Zitronensaft streuen und den Saft über die Schnitzel gießen.

5 bis 7 Minuten garen, bis die Hähnchenschnitzel eine Temperatur von etwa 70° C haben.

Zum Garnieren mit dem Koriandergrün bestreuen.

Beigetragen von Minou Mayer, MA

Blumenkohl-Kichererbsen-Couscous

Gesunde-Kost-Index	Kalorien	MACs	Polyphenole	Verhältnis Omega-3-Fettsäuren zum Gesamtfett
1,95	487	10,5	0,06	0,02

(Menge pro Portion)

Ergibt 4 Portionen

3 EL natives Olivenöl extra

1 mittelgroße gelbe Zwiebel, fein gehackt

1 gelbe und 1 orangefarbene Paprikaschote, entkernt, ohne Stiel, in mittelgroße Quadrate geschnitten

3 Tassen Blumenkohlröschen

Je 1/2 TL Kreuzkümmelpulver, Kurkumapulver und getrockneter Thymian

1 EL frisch gemahlener Ingwer

2 TL Zimtpulver (oder 1 oder 2 Prisen scharfe Chiliflocken)

2 Tassen frische Tomatenscheiben oder milde Salsa

1/2 Tasse Wasser oder Brühe

1 Dose Bio-Kichererbsen

3 EL Zitronensaft

1/2 Tasse Koriandergrün oder Petersilie

1 1/2 Tassen nicht gekochter Couscous

Salz und Pfeffer

2 EL Öl in einem großen Topf bei mittlerer Hitze erwärmen.

Die Zwiebel dazugeben und gelegentlich umrühren, bis sie nach etwa 5 Minuten goldfarben und weich ist.

Paprika, Blumenkohl, Gewürze und frische Tomaten dazugeben und etwa 3 Minuten sautieren.

1/2 Tasse Brühe oder Wasser in die Mischung gießen und etwa 7 bis 8 Minuten bei mittlerer Hitze garen.

Kichererbsen mit der Flüssigkeit dazugeben.

Die Hitze senken und die Mischung etwa 5 Minuten köcheln lassen, bis der Blumenkohl zart, aber noch leicht knackig ist.

Den Zitronensaft hineingießen und den größten Teil des Koriandergrüns oder der Petersilie hineinstreuen (den Rest brauchen Sie zum Garnieren).

Während die Kichererbsen köcheln, den Couscous in eine mittelgroße, hitzebeständige Schüssel schütten, dann 1 EL Öl, 1/2 TL koscheres Salz und schwarzen Pfeffer (mehrere Umdrehungen) einrühren.

Nach und nach 1 1/2 Tassen kochendes Wasser einrühren.

Zudecken, 8 bis 10 Minuten ziehen lassen und mit einer Gabel auflockern.

Den Couscous in Schüsseln löffeln, mit dem Gemüse bedecken und mit Koriandergrün oder Petersilie garnieren.

Beigetragen von Minou Mayer, MA

Saag-Paneer

Gesunde-Kost-Index	Kalorien	MACs	Polyphenole	Verhältnis Omega-3-Fettsäuren zum Gesamtfett
1,04	550	3,3	0,1	0,05

(Menge pro Portion)

Ergibt 4 Portionen

450 g Spinat, gehackt

2 TL getrockneter Bockshornklee

4 EL Ghee (ersatzweise natives Olivenöl extra)

340 g Paneer, in 1/4 cm große Quadrate geschnitten

1 gelbe Zwiebel, gehackt

2 Knoblauchzehen, fein gehackt

1 TL frischer Ingwer, fein gehackt

2 TL Kreuzkümmel

2 TL Garam Masala

1/2 TL Kurkuma

1/4 TL Cayennepfeffer

1/4 TL Meersalz

1 1/2 Tassen Kokosmilch

Spinat und Bockshornklee in kochendes Wasser schütten und 2 bis 3 Minuten kochen.

Gut abtropfen lassen, so viel Wasser wie möglich herausdrücken, dann den Spinat fein hacken.

Das Ghee in eine Pfanne geben und die Paneer-Würfel braten, bis sie leicht gebräunt sind; dann aus der Pfanne holen.

Zwiebel, Knoblauch und Ingwer in das Ghee geben und bei mittlerer Hitze unter Rühren garen, bis die Zutaten zusammengefallen und durchsichtig sind.

Spinat, Kreuzkümmel, Garam Masala, Kurkuma, Cayennepfeffer, Meersalz und Kokosmilch (oder Sahne) in das gebräunte Paneer geben.

Ohne Deckel 10 bis 15 Minuten garen (oder bis die Kokosmilch oder die Sahne reduziert ist). Das Ergebnis ist eine dicke grüne Spinatsoße.

Beigetragen von Arpana Gupta, PhD

Super-Bowls

Power-Bowl

Gesunde-Kost-Index	Kalorien	MACs	Polyphenole	Verhältnis Omega-3-Fettsäuren zum Gesamtfett
3,8	199	5,43	0,39	0,31

(Menge pro Portion)

Ergibt 1 Portion

2 EL Hafergrütze

1 TL Leinsamen

1 TL ungesalzene, geröstete Sonnenblumenkerne

1 TL Chia-Samen

1 TL rohe Hanfsamen

1 TL Kürbiskerne

1/4 Tasse ungefilterter Apfelsaft

1/2 Tasse Pflanzenmilch

55 g Beeren der Saison (Heidelbeeren, Erdbeeren, Himbeeren, Brombeeren)

Hafergrütze und Kerne in einer mittelgroßen Schüssel vermengen. Den Apfelsaft und die Pflanzenmilch hineingießen und umrühren. Mit den Beeren belegen und genießen.

Beigetragen von Minou Mayer, MA

Tropische Bowl

Gesunde-Kost-Index	Kalorien	MACs	Polyphenole	Verhältnis Omega-3-Fettsäuren zum Gesamtfett
3,34	300,8	6,9	1,28	0,42

(Menge pro Portion)

Ergibt 1 Portion

1 TL Açai-Beeren-Pulver

1 TL getrocknete Goji-Beeren

1 TL frische oder getrocknete Andenbeeren

1 frische Dattel, in kleine Stücke geschnitten

1 TL Chia-Samen

1 TL Kakaopulver

1 TL rohe Hanfsamen

½ Tasse nicht gesüßte Pflanzenmilch oder nicht gesüßte fermentierte Milch

¼ Tasse ungefilterter, ungesüßter Apfelsaft

1 frische Feige, in Scheiben geschnitten

1 Scheibe frische Ananas, in kleine Stücke geschnitten

1 Scheibe frische Mango, in kleine Stücke geschnitten

Die ersten sieben Zutaten in eine mittelgroße Schüssel geben. Pflanzenmilch und Apfelsaft hineingießen und verrühren. Mit Früchten belegen und genießen.

Beigetragen von Minou Mayer, MA

Ballaststoff-Bowl

Gesunde-Kost-Index	Kalorien	MACs	Polyphenole	Verhältnis Omega-3-Fettsäuren zum Gesamtfett
4,0	330,75	9,13	0,75	0,47

(Menge pro Portion)

Ergibt 1 Portion

1 Stück Jackfrucht aus der Dose, in kleine Stücke geschnitten
1 EL Chia-Samen
1 EL Getreideflocken (aus alten Sorten)
1 EL Haferkleie
1 EL rohe Hanfsamen
1/2 Tasse Kefir oder nicht gesüßter fermentierter Joghurt aus Pflanzenmilch
1/4 Tasse ungefilterter nicht gesüßter Apfelsaft
1/2 Apfel, in kleine Stücke geschnitten
2 Backpflaumen, in kleine Stücke geschnitten

Jackfrucht, Chia-Samen, Getreideflocken, Haferkleie und Hanfsamen in einer mittelgroßen Schüssel vermengen. Kefir oder Joghurt und Apfelsaft hineingießen und verrühren. Mit Früchten belegen und genießen.

Beigetragen von Minou Mayer, MA

Polyphenol-Bowl

Gesunde-Kost-Index	Kalorien	MACs	Poly-phenole	Verhältnis Omega-3-Fett-säuren zum Gesamtfett
3,9	208,9	5,79	0,32	0,28

(Menge pro Portion)

Ergibt 1 Portion

1 TL getrocknete Goji-Beeren

1 TL Chia-Samen

1 TL geröstete Kürbiskerne

1 TL geröstete Sonnenblumenkerne

1 EL Nüsse (Haselnüsse, Pecannüsse, Walnüsse)

1 EL Haferkleie

1 TL Kakaopulver

1 TL Macchien-Pulver (optional)

1 TL Camu-Camu-Pulver (optional)

1/2 Tasse Hanfmilch oder ungesüßter pflanzlicher Joghurt

1/4 Tasse nicht gefilterter, ungesüßter Apfelsaft

1 EL Früchte der Saison (Heidelbeeren, Erdbeeren, Himbeeren, Brombeeren, Pflaumen, Granatäpfel, Andenbeeren – Bioprodukte)

Die ersten neun Zutaten in eine mittelgroße Schüssel geben, Pflanzenmilch oder Joghurt und Apfelsaft hineingießen und verrühren. Mit Früchten belegen und genießen.

Beigetragen von Minou Mayer, MA

Chia-Hafer-Bowl mit Früchten

Gesunde-Kost-Index	Kalorien	MACs	Polyphenole	Verhältnis Omega-3-Fettsäuren zum Gesamtfett
5,15	414	13,9	0,694	0,26

(Menge pro Portion)

Ergibt 1 Portion

2 EL Chia-Samen
2 EL Hafergrütze
1 TL Vanille-Extrakt
1 Tasse Pflanzenmilch
1/2 Tasse Ihrer Lieblingsfrucht (Apfel, Banane, Pfirsich), in kleine Stücke gehackt
1/4 Tasse Walnüsse, gehackt
1/2 TL Zimt
1 EL Kakao (optional)

Chia-Samen, Hafergrütze, Vanille und Pflanzenmilch in einem Mixer vermengen.

Die Mischung in eine Schüssel gießen, zudecken und ein paar Stunden oder über Nacht in den Kühlschrank stellen.

Mit Früchten, Walnüssen, Zimt und Kakao (wenn gewünscht) belegen und genießen.

Beigetragen von Minou Mayer, MA

Samen-Parfait

Gesunde-Kost-Index	Kalorien	MACs	Polyphenole	Verhältnis Omega-3-Fettsäuren zum Gesamtfett
3,98	542	18,8	0,591	0,15

(Menge pro Portion)

Ergibt 1 Portion

1 Tasse nicht gesüßter pflanzlicher Joghurt
1 EL Chia-Samen
1 EL Leinsamen
1/2 Tasse geröstete Haferflocken
2 EL geröstete Mandeln, zerstoßen oder gemahlen
1/2 Tasse Heidelbeeren
1/2 TL Kakao
1/2 TL Zimt

Joghurt, Chia-Samen und Leinsamen in einer mittelgroßen Schüssel vermengen.

Geröstete Haferflocken und Mandeln dazugeben.

Heidelbeeren dazugeben, dann Kakao und Zimt darüberstreuen.

Beigetragen von Minou Mayer, MA

Smoothies

Granatapfel-Schokolade-Smoothie

Gesunde-Kost-Index	Kalorien	MACs	Poly-phenole	Verhältnis Omega-3-Fettsäuren zum Gesamtfett
3,8	292	12,1	0,61	0,09

(Menge pro Portion)

Ergibt 2 Portionen

240 ml ungesüßte Mandelmilch
120 ml Granatapfelsaft
180 g Bio-Babyspinat
1 reife Banane, tiefgefroren
2 bis 3 Datteln nach Belieben
3 EL Kakaopulver
2 Tassen tiefgefrorene Heidelbeeren
1 EL gemahlene Leinsamen (optional)

Alle Zutaten in einen Mixer geben und verarbeiten, bis ein sämiger Brei entsteht.

Beigetragen von Chef AJ

Mango-Ingwer-Tango

Gesunde-Kost-Index	Kalorien	MACs	Poly-phenole	Verhältnis Omega-3-Fett-säuren zum Gesamtfett
1,4	370	6	0,256	0,4

(Menge pro Portion)

Ergibt 1 bis 2 Portionen

1 Tasse gefrorene Mangowürfel
1 1/2 Tassen ungefilterter Bio-Apfelsaft
1 Banane
1/2 EL gemahlener Ingwer
1 TL gemahlener Zimt

Alle Zutaten im Mixer verarbeiten, bis ein sämiger Brei entsteht.

Beigetragen von Minou Mayer, MA

Grüne Kraftmaschine

Gesunde-Kost-Index	Kalorien	MACs	Polyphenole	Verhältnis Omega-3-Fettsäuren zum Gesamtfett
3,4	255	7,75	0,01	0,06

(Menge pro Portion)

Ergibt 1 bis 2 Portionen

1 Tasse Leinsamen- oder Hanfmilch
1/2 Tasse tiefgefrorener Spinat
1/2 Avocado
1/2 Tasse Koriandergrün
1 TL gemahlener Ingwer
1/2 TL gemahlene Gewürznelken
1/2 TL gemahlener schwarzer Pfeffer
Minzblätter (optional)

Alle Zutaten im Mixer verarbeiten, bis ein sämiger Brei entsteht.

Beigetragen von Minou Mayer, MA

Beerenfantasie

Gesunde-Kost-Index	Kalorien	MACs	Polyphenole	Verhältnis Omega-3-Fettsäuren zum Gesamtfett
4,0	264	11,3	0,49	0,09

(Menge pro Portion)

Ergibt 2 Portionen

1 Banane
1 Tasse tiefgefrorene Erdbeeren
1 Tasse tiefgefrorene Heidelbeeren
1 Tasse tiefgefrorene Himbeeren
1/2 Tasse pflanzlicher Joghurt
2 1/2 Tassen Leinsamenmilch oder Hanfmilch
1 TL gemahlener Zimt

Alle Zutaten im Mixer verarbeiten, bis ein sämiger Brei entsteht. Wenn die Mischung zu dick ist, mehr Milch hineingießen und erneut mixen.

Beigetragen von Minou Mayer, MA

Salate

Urgetreide-Salat

Gesunde-Kost-Index	Kalorien	MACs	Polyphenole	Verhältnis Omega-3-Fettsäuren zum Gesamtfett
2,9	306	10,3	0,048	0,013

(Menge pro Portion)

Ergibt 2 Portionen

1/2 Tasse roter Bulgur (Vollkorn-Weizengrütze)

1/2 Tasse kochendes Wasser

1 Tasse Kichererbsen aus der Dose

1/2 Tasse Schalotten, in dünne Scheiben geschnitten

1 Tasse Tomaten, in dünne Scheiben geschnitten

2 EL Zitronensaft

Salz und Pfeffer

1 TL italienisches Gewürz

1/4 Tasse Petersilie, fein gehackt

Den Bulgur im kochenden Wasser verrühren und etwa eine Stunde einweichen.

Gut abtropfen lassen und überschüssiges Wasser herauspressen.

Kichererbsen in einer großen Schüssel mit dem Bulgur vermengen.

Schalotten, Tomaten, Zitronensaft, Salz, Pfeffer, Gewürze und Petersilie gut mit der Mischung vermengen.

Beigetragen von Minou Mayer, MA

Geschmorter Rotkohl

Gesunde-Kost-Index	Kalorien	MACs	Polyphenole	Verhältnis Omega-3-Fettsäuren zum Gesamtfett
3,1	210	7	0,176	0,02

(Menge pro Portion)

Ergibt 4 Portionen

2 EL natives Olivenöl extra

1 große gelbe Zwiebel, in dünne Scheiben geschnitten

2 bis 3 säuerliche Äpfel, zum Beispiel Granny Smith, ohne Kerngehäuse, geschält und in Scheiben geschnitten

1 großer Rotkohl, ohne äußeren und inneren Strunk, geviertelt und in dünne Scheiben geschnitten

1/2 Tasse Wasser oder Hühnerbrühe

1/2 Tasse Rotwein

Salz und Pfeffer

1/2 TL Gewürznelken

1 TL Thymian

Das Olivenöl in einem Topf bei mittlerer Hitze erwärmen.

Die Zwiebel dazugeben und einige Minuten sautieren, bis sie weich ist.

Die Äpfel dazugeben und einige weitere Minuten sautieren.

Kohl und Wasser (oder Hühnerbrühe) dazugeben und bei mittlerer Hitze zum Kochen bringen.

Den Rotwein hineingießen und mit Salz, Pfeffer, Gewürznelken und Thymian würzen.

Umrühren, die Hitze auf etwa 200° C verringern und zudecken.

Garen und dabei oft umrühren, bis der Kohl nach 30 bis 40 Minuten weich ist.

Beigetragen von Minou Mayer, MA

Spinat-Brokkoli-Salat mit Sauerkrautdressing

Gesunde-Kost-Index	Kalorien	MACs	Polyphenole	Verhältnis Omega-3-Fettsäuren zum Gesamtfett
3,6	399	13	0,456	0,04

(Menge pro Portion)

Ergibt 2 Portionen

Für den Salat:

2 Tassen Babyspinat

1/2 Tasse Kirschtomaten, halbiert

1 Avocado, geschält und in kleine Scheiben oder Würfel geschnitten

2 EL Feta-Käse

1/2 Tasse Edamame, enthülst

Eine Handvoll Koriandergrün, gehackt

2 Tassen gedünstete Brokkoliröschen

Für das Dressing:

2 EL natives Olivenöl extra

2 EL Sojasoße

1/2 Tasse Sauerkraut mit Saft

Frisch gemahlener Pfeffer

Alle Salatzutaten in eine große Schüssel geben.

Alle Dressingzutaten in einer kleinen Schüssel vermengen.

Das Dressing über den Salat gießen und vermischen, bis alle Zutaten benetzt sind. Sofort servieren.

Beigetragen von Minou Mayer, MA

Knofeliger Grünkohl-Cäsarsalat mit Leinsamen-Croûtons

Gesunde-Kost-Index	Kalorien	MACs	Polyphenole	Verhältnis Omega-3-Fettsäuren zum Gesamtfett
2,0	428	5,85	0,21	0,08

(Menge pro Portion)

Ergibt 4 bis 6 Portionen

Für den Salat:

2 große Bündel Grünkohlblätter ohne Strunk, in mundgerechte Stücke gehackt

3 EL kalt gepresstes Leinöl

1/4 TL Meersalz

Für das Dressing:

4 Knoblauchzehen, fein gehackt (etwa 1 EL)

1 TL Anchovis-Paste

1 TL Kapern

1 TL Kapern-Salzlake

1/4 TL schwarzer Pfeffer

1/4 TL Zitronensaft, in zwei Portionen geteilt

2 Eigelb aus den Eiern frei laufender Hühner

1/2 TL Meersalz

1 TL Senfpulver

1/4 Tasse natives Olivenöl extra

1/3 Tasse Avocadoöl

Alle Zutaten für das Dressing außer den Ölen und der Hälfte des Zitronensafts in eine Küchenmaschine geben und bei niedriger oder mittlerer Geschwindigkeit verarbeiten, bis eine Paste entsteht (nach etwa 30 bis 60 Sekunden).

Die Küchenmaschine auf niedrige Geschwindigkeit stellen und beide Öle sehr langsam in die Mischung träufeln, bis die Öl-Eigelb-Mischung emulgiert und eine cremige Soße entsteht. Den restlichen Zitronensaft hineingießen und, wenn gewünscht, erneut mit Salz oder Pfeffer würzen.

Nun den gehackten Kohl, das Leinöl und das Meersalz in einer großen Rührschüssel vermengen.

Mit sauberen Händen Öl und Salz in den Kohl einmassieren, bis er zart zu werden beginnt.

Den marinierten Grünkohl mit der gewünschten Menge Cäsar-Dressing vermengen. Um den Ballaststoff-, Omega-3-Fettsäuren- und Polyphenolgehalt zu vergrößern und den Salat knackiger zu machen, Leinsamen-Croûtons darauf verteilen (siehe nächste Seite).

Leinsamen-Croûtons

1 Tasse goldenes oder braunes Leinsamenmehl
1/4 Tasse Kokosmehl
1 TL Backnatron
1/2 TL Meersalz
1/4 TL getrockneter Thymian
3 Eier von frei laufenden Hühnern
1/2 Tasse Wasser
4 Knoblauchzehen, fein gehackt (etwa 1 EL)
1/4 Tasse plus 2 EL natives Olivenöl extra (geteilt)

Den Backofen auf 180° C vorheizen und ein Backblech mit Pergamentpapier auslegen.

Leinsamenmehl, Kokosmehl, Backnatron, Meersalz und Thymian in einer mittelgroßen Schüssel vermengen. In einer anderen Schüssel Eier, Wasser, Knoblauch und 1/4 Tasse Olivenöl verrühren.

Die nassen Zutaten mit den trockenen gut vermengen. Die Mischung 5 Minuten ziehen und andicken lassen.

Die Mischung auf das vorbereitete Backblech geben und daraus ein 1/4 cm dickes Rechteck formen – es muss nicht das ganze Backblech füllen. 20 Minuten backen, bis die Mischung etwas fest ist. Abkühlen lassen, dann in 2 1/2 cm große Würfel schneiden.

Den Backofen wieder auf 180° C erhitzen. Die Croûtons auf ein Backblech legen und mit 2 EL Olivenöl beträufeln. 10 bis 15 Minuten rösten, je nachdem, wie knusprig sie sein sollen.

Entwickelt von NeuroTrition Inc.

Neuro-Nizza-Salat

Gesunde-Kost-Index	Kalorien	MACs	Poly-phenole	Verhältnis Omega-3-Fett-säuren zum Gesamtfett
2,0	469	4,3	0,260	0,13

(Menge pro Portion)

Ergibt 4 Portionen

Für den Salat:

1 mittelgroße Süßkartoffel mit Schale, in etwa 1 cm dicke Scheiben geschnitten

1 EL Avocadoöl

1/4 TL Meersalz

2 Tassen (etwa 225 g) grüne Bohnen, blanchiert

1 Tasse Kirschtomaten, halbiert

1/2 Tasse Nizza-Oliven, entkernt und halbiert

4 Tassen Rucola

2 Dosen Sardinen, abgetropft

4 Eier von frei laufenden Hühnern, mittel oder hart gekocht und halbiert

Für das Dressing:

1/2 EL körniger Senf

1 1/2 EL roher Apfelessig

2 EL Zitronensaft

1 Knoblauchzehe, fein gehackt

1/4 Tasse Petersilie ohne Stängel, Blätter fein gehackt

1/4 TL Meersalz

1/4 TL schwarzer Pfeffer

1/4 Tasse natives Olivenöl extra

2 EL kalt gepresstes Leinöl

Den Backofen auf 180° C vorheizen und ein Backblech mit Pergamentpapier auslegen. Süßkartoffel, Avocadoöl und Salz in einer mittelgroßen Schüssel vermengen, dann auf dem vorbereiteten Backblech verteilen. 15 bis 20 Minuten backen, bis die Süßkartoffel weich ist, wenn man eine Gabel hineinsticht.

Während die Kartoffel röstet, das Salatdressing zubereiten. Senf, Essig, Zitronensaft, Knoblauch, Petersilie, Meersalz und Pfeffer in einer mittelgroßen Schüssel vermengen und dabei langsam das Olivenöl und das Leinöl hineinträufeln, bis alle Zutaten gut vermischt sind.

Kartoffel, grüne Bohnen, Tomaten, Oliven und Rucola in einer großen Schüssel vermengen, dann die gewünschte Menge Dressing unterrühren. Den Salat gleichmäßig in 4 Schalen verteilen, dann jede Portion mit 1/4 der Sardinen und zwei Hälften eines gekochten Eis belegen. Wenn gewünscht, mit schwarzem Pfeffer garnieren.

Entwickelt von NeuroTrition Inc.

Kopf-, Avocado- und Zitrussalat

Gesunde-Kost-Index	Kalorien	MACs	Polyphenole	Verhältnis Omega-3-Fettsäuren zum Gesamtfett
4,0	253	8,92	0,18	0,14

(Menge pro Portion)

Ergibt 2 bis 3 Portionen

Für den Salat:

230 g knackiger Kopfsalat, zerrissen

1 Minigurke, in dünne Scheiben geschnitten

1 Tasse Tomatenscheiben

2 Orangen, geschält und in kleine Stücke geschnitten

2 Fuji-Äpfel, entkernt, in Scheiben und dann in kleine Stücke geschnitten

1 Avocado, geschält und entkernt, in Würfel geschnitten

1/2 Tasse geröstete Sonnenblumenkerne

Für das Dressing:

1 EL natives Olivenöl extra

2 EL Orangensaft

1 EL Sojasoße

Kopfsalat, Gurke, Tomaten, Orangen und Äpfel vermengen.

Die Avocadowürfel dazugeben und mit gerösteten Sonnenblumenkernen bestreuen.

Olivenöl, Orangensaft und Sojasoße verquirlen. Dieses Dressing über den Salat schütten, alle Zutaten vermengen und servieren.

Beigetragen von Minou Mayer, MA

Rübensalat mit Ziegenkäse

Gesunde-Kost-Index	Kalorien	MACs	Poly-phenole	Verhältnis Omega-3-Fettsäuren zum Gesamtfett
3,2	278	6,18	0,071	0,17

(Menge pro Portion)

Ergibt 2 Portionen

2 mittelgroße Rote Rüben oder Mangoldwurzeln, gewaschen, grüne Teile entfernt

3 Tassen Babyspinat

2 Orangen, geschält und in Schnitze zerlegt

2 TL frischer Schnittlauch, gehackt

2 TL frischer Thymian, gehackt

1 EL natives Olivenöl extra

1 EL Balsamessig

1/2 Tasse geröstete Walnüsse

1/2 Tasse zerkrümelter Ziegenkäse

Salz und Pfeffer nach Belieben

Rüben oder Wurzeln etwa 20 Minuten kochen, bis sie weich sind. Abkühlen lassen, dann schälen und in Scheiben schneiden.

Den Spinat in eine mittelgroße Servierschüssel geben. Orangen und Rüben oder Mangoldwurzeln dazugeben.

Schnittlauch, Thymian, Olivenöl und Essig in einer kleinen Schüssel verquirlen.

Das Dressing über den Salat gießen.

Mit gerösteten Walnüssen und Ziegenkäse belegen. Nach Belieben mit Salz und Pfeffer würzen und servieren.

Beigetragen von Minou Mayer, MA

Mungbohnensprossen-Salat

Gesunde-Kost-Index	Kalorien	MACs	Poly-phenole	Verhältnis Omega-3-Fettsäuren zum Gesamtfett
5,9	157	9,75	0,53	0,75

(Menge pro Portion)

Ergibt 4 Portionen

2 Tassen Mungbohnensprossen

1 kleine oder mittelgroße Zwiebel, fein gehackt

1 mittelgroße Tomate, fein gehackt

1 grüne Chilischote (optional), fein gehackt

1/4 TL rotes Chilipulver

1/2 TL Chat Masala (optional)

1 gekochte Kartoffel oder Süßkartoffel (optional)

Steinsalz oder schwarzes Salz nach Belieben

1 TL Zitronensaft (optional)

Ein paar Korianderblätter und Zitronenscheiben zum Garnieren

Die Mungbohnen gründlich waschen. Abtropfen lassen und sechs bis acht Stunden oder über Nacht in reichlich Wasser einweichen.

Die eingeweichten Bohnen abtropfen lassen (sie sollten aber feucht bleiben) und in eine große Schüssel schütten.

Die Schüssel mit einem Deckel zudecken und etwa acht bis zwölf Stunden an einen warmen Platz stellen (Wärme beschleunigt das Keimen).

Übrig gebliebene Sprossen in den Kühlschrank stellen.

Die Sprossen wässern, dann dünsten oder kochen, bis sie völlig gar sind. Abseihen.

Alle Zutaten außer dem Salz und dem Zitronensaft in einer Schüssel vermengen.

Mit Salz und ein paar Tropfen Zitronensaft würzen. Mit Zitronenscheiben und Korianderblättern garnieren und sofort servieren.

Beigetragen von Arpana Gupta, PhD

Avocado-Hummus-Dip

Gesunde-Kost-Index	Kalorien	MACs	Polyphenole	Verhältnis Omega-3-Fettsäuren zum Gesamtfett
2,6	150	4	0,08	0,008

(Menge pro Portion)

Ergibt 4 Portionen

4 Knoblauchzehen
1 TL Chiliflocken
1/2 TL Kreuzkümmelpulver
1/2 Tasse Kichererbsen aus der Dose, abgetropft
2 EL Zitronensaft
1 / 2 TL Kurkumapulver
1 EL frisch gemahlener Ingwer
1 1/2 Avocados, geschält und entkernt
1 EL natives Olivenöl extra
Salz und frisch gemahlener Pfeffer
1/2 TL Paprika zum Garnieren
1 TL Petersilie, gehackt, zum Garnieren

Knoblauch, Chiliflocken, Kreuzkümmel, Kichererbsen, Zitronensaft, Kurkuma und Ingwer in einer Küchenmaschine vermengen.

Avocados dazugeben und weitere 20 Sekunden vermengen.

Die Mischung in eine Schüssel gießen, Olivenöl, Salz und Pfeffer dazugeben und vermengen. Mit Paprika und Petersilie garnieren.

Beigetragen von Minou Mayer, MA

Grünkohl-Linsen-Salat

Gesunde-Kost-Index	Kalorien	MACs	Poly-phenole	Verhältnis Omega-3-Fettsäuren zum Gesamtfett
3,3	307	7,8	0,027	0,1

(Menge pro Portion)

Ergibt 2 Portionen

Für den Salat:

3/4 Tassen grüne Linsen

1 großer Schwarzkohlkopf ohne Strunk, Blätter fein gehackt

1 Tasse Kirschtomaten, halbiert

1 Avocado, in kleine Scheiben oder Würfel geschnitten

Eine Handvoll gehacktes Koriandergrün

1/2 Tasse gehackte Walnüsse, leicht geröstet

Salz und frisch gemahlener Pfeffer

Für das Dressing:

2 EL natives Olivenöl extra

1 EL frischer Zitronensaft

1/2 Tasse Sauerkraut

1 TL Kreuzkümmelpulver

1/2 TL frisch gemahlener Pfeffer

Die Linsen in einem großen Topf mit gesalzenem Wasser 20 bis 25 Minuten kochen, bis sie weich sind. Abtropfen und abkühlen lassen.

Schwarzkohl, Tomaten, Linsen, Avocado und Koriandergrün in eine große Schüssel geben.

Alle Dressingzutaten in einer kleinen Schüssel verquirlen.

Das Dressing über den Salat gießen, mit gerösteten Walnüssen belegen und nach Belieben mit Salz und Pfeffer würzen.

Beigetragen von Minou Mayer, MA

Sautiertes Gemüse mit Senf-Vinaigrette

Gesunde-Kost-Index	Kalorien	MACs	Poly-phenole	Verhältnis Omega-3-Fettsäuren zum Gesamtfett
3,0	282	8,2	0,07	0,03

(Menge pro Portion)

Ergibt 4 Portionen

3 EL natives Olivenöl extra

1 rote Zwiebel, halbiert, in 2½-cm dicke Scheiben geschnitten

2 Tassen Möhren, geschält und diagonal in Scheiben geschnitten

½ EL frisch gemahlener Ingwer

4 Knoblauchzehen, geschält und in Scheiben geschnitten

1 Tasse Zucchini, in Scheiben oder in 2½-cm-Quadrate geschnitten

2 Tassen bunte Paprikaschoten, in 2½-cm-Quadrate geschnitten

2 Tassen Brokkoliröschen

2 Tassen Blumenkohlröschen

Salz und Pfeffer nach Belieben

1 Tasse frische Kirschtomaten, halbiert

1 Tasse Kichererbsen, abgetropft

Für das Dressing:

Eine Handvoll gehackte Petersilie

2 EL Senf

1 EL natives Olivenöl extra

2 EL Weinessig

1 TL Thymian

Alle Dressingzutaten in ein verschließbares Glas geben und gut schütteln.

Die 3 EL Olivenöl bei mittlerer Hitze in einer großen Bratpfanne erwärmen.

Die Zwiebel und die Möhren etwa 3 Minuten sautieren, bis sie weich sind.

Ingwer, Knoblauch, Zucchini, Paprikaschoten, Brokkoli und Blumenkohl dazugeben und die Mischung mit Salz und Pfeffer bestreuen.

Zudecken und 3 bis 4 Minuten garen, bis das Gemüse weich ist. Dabei nicht übertreiben, da es knackig bleiben soll.

Das Gemüse auf Zimmertemperatur abkühlen lassen und in eine große Schüssel leeren.

Tomaten und Kichererbsen dazugeben.

Das Dressing über die Mischung gießen, vermengen und servieren.

Beigetragen von Minou Mayer, MA

Sandwiches

Avocado-Eier-Toast

Gesunde-Kost-Index	Kalorien	MACs	Polyphenole	Verhältnis Omega-3-Fettsäuren zum Gesamtfett
1,4	331	4,8	0,153	0,005

(Menge pro Portion)

Ergibt 2 Portionen

1 EL natives Olivenöl extra
1/2 TL Kurkuma
2 Eier
Salz und Pfeffer
2 Scheiben Weizensauerteigbrot
1/2 reife Avocado
1 kleine rote Zwiebel, in dünne Scheiben geschnitten
1/2 Tomate, in dünne Scheiben geschnitten

Das Öl bei etwa 160° C in einer Bratpfanne erhitzen.

Kurkuma in das Öl streuen und eine Sekunde brutzeln lassen.

Die Eier in die Pfanne brechen und mit Salz und Pfeffer würzen.

Zudecken und die Eier so braten, wie Sie sie mögen, etwa 3 bis 4 Minuten.

Brotscheiben toasten und die Avocado darauf zerdrücken.

Die Zwiebel- und Tomatenscheiben auf dem Brot verteilen und darauf ein Ei legen.

Beigetragen von Minou Mayer, MA

Spanischer Makrelensalat auf Sandwiches

Gesunde-Kost-Index	Kalorien	MACs	Poly-phenole	Verhältnis Omega-3-Fettsäuren zum Gesamtfett
1,2	450	5,15	0,028	0,1

(Menge pro Portion)

Ergibt 2 Portionen

2 Dosen geröstete Makrelen mit Knoblauch, abgetropft und in dicke Stücke geschnitten

1 Selleriestange, in kleine Würfel geschnitten

1 kleine Schalotte oder 1/4 rote Zwiebel, in kleine Stücke geschnitten

Etwa 1/3 Tasse grob gehackte glatte Petersilienblätter

1 EL Zitronensaft

1 TL Zitronenschale, gerieben

1 TL Dijon-Senf

Salz und Pfeffer

Für die Sandwiches:

Schweizer-Käse- oder Münsterkäsescheiben (optional)

4 Scheiben Weizenvollkornbrot

6 bis 8 Dillgurkenscheiben, abgetropft und trocken getupft (optional)

Die Zutaten für den Makrelensalat in einer mittelgroßen Schüssel behutsam vermengen.

Eine Pfanne mit Antihaftbeschichtung bei mittlerer Hitze erwärmen.

Nun die Sandwiches zusammenstellen: Eine Käsescheibe auf eine Brotscheibe legen. 3 bis 4 Gurkenscheiben, die Hälfte des Makrelensalats und eine zweite Käsescheibe darauflegen und mit einer Brotscheibe bedecken. Diese Prozedur für das zweite Sandwich wiederholen.

Die Sandwiches in die Pfanne legen und braten, bis sie nach etwa 5 Minuten auf jeder Seite goldbraun sind und der Käse geschmolzen ist.

Abwandlungen:

Ein wenig Currypulver, Dukkah, Harissa oder eine andere pikante Gewürzmischung dazugeben.

Gehackte frische Kräuter einrühren.

Wenn Sie keine zusätzlichen Kalorien und kein tierisches Fett mögen, können Sie den Käse weglassen.

Abgewandeltes Rezept von Patagonia Provisions, Inc.

Gemüseburger

Gesunde-Kost-Index	Kalorien	MACs	Polyphenole	Verhältnis Omega-3-Fettsäuren zum Gesamtfett
2,2	413	11	0,001	0,003

(Menge pro Portion)

Ergibt 4 Portionen

160 g Schwarze-Bohnen-Suppe

1 Tasse Brotkrumen

1/2 Tasse Pepitas (Kürbiskerne), fein gehackt oder in der Küchenmaschine mit der Pulsfunktion zerkleinert

1/4 Tasse grüne Zwiebeln, in Scheiben geschnitten

1 geschlagenes Ei

1 TL Zitronensaft

Die Schwarze-Bohnen-Suppe in einer Tasse Wasser kochen und abkühlen lassen. Das sollte eine sehr dicke Bohnenpaste ergeben.

Die restlichen Zutaten in einer mittelgroßen Rührschüssel vermengen und dann gründlich mit der abgekühlten Bohnenmischung verrühren.

Aus der Mischung vier Pastetchen formen und diese auf dem Herd oder Grill braten.

Herdplatte:

Zwei EL Öl in eine heiße Bratpfanne gießen und die Pastetchen braten, bis sie knusprig und durch und durch heiß sind.

Grill:

Die Pastetchen einschichtig auf ein ausgekleidetes Backblech oder auf einen Teller legen und 20 bis 30 Minuten in die Kühltruhe stellen, bis sie fest sind. Den Grill vorheizen und den Rost mit einem eingeölten Tuch sauberwischen. Jedes Pastetchen auf beiden Seiten je 5 bis 7 Minuten grillen.

Mit Avocado, Sprossen und Ihren Lieblingsgewürzen garnieren.

Bearbeitet nach einem Rezept von Patagonia Provisions, Inc.

Desserts

Rohe Brownies

Gesunde-Kost-Index	Kalorien	MACs	Polyphenole	Verhältnis Omega-3-Fettsäuren zum Gesamtfett
3,3	340	7	0,16	0,27

(Menge pro Portion)

Ergibt 8 Brownies

2 Tassen Walnüsse
1/2 Tasse Kakaopulver
2 Tassen Datteln ohne Steine
1 EL alkoholfreier Vanilleextrakt

Die Walnüsse in einer Küchenmaschine mit S-Messer zu Pulver mahlen, aber nicht zu Nussbutter.

Kakao hineinschütten und erneut mahlen.

Die Datteln dazugeben und verarbeiten, bis sich eine Kugel formt.

Vanille hineinschütten und noch einmal kurz verarbeiten.

Den Teig in eine Brownie-Form aus Silikon oder in eine 20 x 20 cm große Pfanne geben und gleichmäßig flachdrücken.

Zudecken und etwa 2 bis 3 Stunden in die Kühltruhe stellen, dann in Quadrate schneiden.

Beigetragen von Chef AJ

Kakao-Joghurt mit gemischten Beeren

Gesunde-Kost-Index	Kalorien	MACs	Polyphenole	Verhältnis Omega-3-Fettsäuren zum Gesamtfett
4,13	160	6,2	0,44	0,14

(Menge pro Portion)

Ergibt 1 Portion

½ Tasse pflanzlicher Joghurt
1 EL Kakao
1 Tasse Beeren der Jahreszeit, wenn nötig in mundgerechte Stücke geschnitten

Kakao und Joghurt in einer kleinen Schüssel vermengen und umrühren, bis ein sämiger Brei entsteht.

Mit Beeren belegen und genießen.

Beigetragen von Minou Mayer, MA

Heidelbeer-Hirse-Pudding

Gesunde-Kost-Index	Kalorien	MACs	Polyphenole	Verhältnis Omega-3-Fettsäuren zum Gesamtfett
1,2	256	3,12	0,49	0,13

(Menge pro Portion)

Ergibt 4 bis 6 Portionen

Für den Pudding:

1 Tasse Hirse

3 Tassen ungesüßte Pflanzenmilch

1 TL Zimt

1/2 TL Kardamom

1 TL Vanillepulver (optional)

Für den Obstbelag:

2 EL Dattelpaste

2 Tassen nicht gesüßter Granatapfelsaft

4 EL Maisstärke, in 4 EL Wasser gelöst

1 Tasse wilde Heidelbeeren

Alle Puddingzutaten in einem elektrischen Dampfdrucktopf auf »hoch« 10 Minuten kochen. Nach 10 Minuten den Druck abschalten. Warm oder kalt genießen. Hirse wird dick, wenn sie abkühlt.

Die Dattelpaste in einem mittelgroßen Kochtopf im Granatapfelsaft lösen und die Flüssigkeit auf 1/2 Tasse reduzieren. Die Maisstärke langsam einrühren, bis die Mischung dicker wird, dann behutsam die Heidelbeeren einrühren. Vom Herd nehmen.

Die Puddingmischung gleichmäßig in 4 bis 5 große Gläser oder Parfait-Formen verteilen, dann die Früchteauflage ebenfalls gleichmäßig auf den Parfaits verteilen. Wenn gewünscht 2 Schichten bilden.

Ein paar Stunden in den Kühlschrank stellen, bis die Parfaits fest sind.

Beigetragen von Chef AJ

Der gesündeste (und einfachste) Pecannusskuchen der Welt

Gesunde-Kost-Index	Kalorien	MACs	Polyphenole	Verhältnis Omega-3-Fettsäuren zum Gesamtfett
2,4	366	7,3	1,83	0,015

(Menge pro Portion)

Ergibt 10 bis 12 Portionen

Für die Kruste:

2 Tassen ungesalzene rohe Pecannüsse

2 Tassen Datteln ohne Kern

1 TL Vanillepulver (optional, aber gut)

Für die Füllung:

450 g Datteln ohne Kern, in 450 g Wasser eingeweicht, bis sie weich sind

1 TL Vanillepulver (optional, aber gut)

340 g (etwa 3 Tassen) ungesalzene rohe Pecannüsse, zu feinem Pulver gemahlen

Zuerst die Kruste zubereiten:

Die Pecannüsse in einer trockenen Küchenmaschine mit S-Blatt zerkleinern, bis eine mehlartige Masse entsteht. Nicht zu stark zerkleinern, da sonst Nussbutter daraus wird.

Die Datteln hineinschütten und zerkleinern, bis sich eine Kugel bildet. Vielleicht brauchen Sie etwas mehr Datteln.

Sobald die Kruste die richtige Konsistenz hat, die Vanille dazugeben und kurz mit der Pulsfunktion zerkleinern.

Die Kruste mit einem Stück Pergamentpapier gleichmäßig in eine 23 cm große Springform drücken.

Nun die Füllung zubereiten:

Datteln, Einweichwasser und Vanille in einer großen Küchenmaschine mit S-Blatt pürieren, bis die Mischung sämig ist.

Die fein gemahlenen Pecannüsse hineinschütten und erneut pürieren, bis die Mischung sämig ist.

Zum Schluss den Kuchen zusammenstellen:

Das Pergament von der Kruste entfernen, die Füllung hineingießen und gleichmäßig verteilen.

Den Kuchen mit Pekannusshälften dekorieren und über Nacht in die Kühltruhe stellen, bis er fest ist.

Beigetragen von Chef AJ

Speisepläne

Hier sind einige Leitlinien für ein Tagesmenü. Wenn Sie eine zeitlich beschränkte Nahrungsaufnahme bevorzugen, empfehle ich zwei Mahlzeiten am Tag – Mittagessen und Abendessen plus gesunde Snacks zwischendurch, alles innerhalb des Acht-Stunden-Fensters. Sie können diese Rezepte aber auch für ein traditionelles Frühstück, Mittagessen und Abendessen verwenden.

- Frühstück: Bowl oder Smoothie
- Brunch oder Mittagessen: Bowl, Sandwich oder Salat
- Abendessen: eine einfache Hauptmahlzeit (komplexere nur an Wochenenden)
- Snacks mit hohem Ballaststoff- und Polyphenolgehalt ohne Zuckerzusatz
  - Äpfel, Nüsse
  - Ballaststoffriegel ohne Zuckerzusatz
- Getränke
  - nicht gesüßter schwarzer Kaffee oder Tee am Morgen
  - Kombucha
  - grüner oder schwarzer Tee am Nachmittag oder Abend
  - Matetee
  - nicht gesüßte probiotische Drinks
  - Wasser
  - ein Glas Rotwein am Abend

Nährwerte für darmgesundes Essen

Ballaststoffreiche Nahrungsmittel

Zutat (100 g)	Ballaststoffe (g/100 g)
Chiasamen	33,3
Kakao	22,5
Leinsamen	19,3
Linsen	17,5
Haferkleie	16,1
Leinsamenmehl	13,3
Weizenkeime	12
Edamame	8,8
Weizenvollkornnudeln	8
Pecannüsse	7,5
Schwarze Bohnen	4,3
Wildreis	4
Kichererbsen	2,6
Rote Bete	2,6

Quelle: https://www.nal.usda.gov/sites/www.nal.usda.gov/files/total_dietary_fiber.pdf

Nahrungsmittel mit hohem Polyphenolgehalt

Zutat	Gesamtphenolgehalt (mg/100 g)
Chiasamen	2941,2 (einschließlich Linolsäure)
Leinsamen	956,9 (einschließlich Linolsäure und Secoisolariciresinol-Diglucosid)
Leinöl	900 (einschließlich Ferulasäure 4-O-Glucosid)
Kaffee	895 (einschließlich Chlorogensäure)
Sauerkraut, nicht pasteurisiert	825 (einschließlich Pinoresinol und Kaempferol)
Heidelbeeren	310 (einschließlich 5-Cafeoylsäure)
Kakaopulver	225 (Flavanole)
Rotwein	220 (einschließlich Resveratrol und Tannin)
Pflaumenscheiben	185 (einschließlich 3-Cafeoylsäure)
Schwarze Bohnen	174 (einschließlich Delphinidin 3-O-Glukosid)
Grüner Tee	105 (L-Theanin)
Austernpilze	67 (einschließlich Ergothionein)
Natives Olivenöl extra	50 (Luteolin und Oleocanthal)

Quelle: http://phenol-explorer.eu/

Nahrungsmittel mit hohem Gehalt an Omega-3-Fettsäuren

Zutat (100 g)	**Omega-3-Fettsäuren (mg/100 g)**
Leinsamen	22800
Chiasamen	18100
Walnüsse	9200
Hanfsamen	8700
Leinöl	8200
Makrelen	5100
Sardinen	4000
Wildlachs	2300
Sojabohnen	1400
Pecannüsse	860
Tofu	582

Quelle: https:/fdc.nal.usda.gov/

DANKSAGUNG

Ich danke den vielen Menschen, die in den vergangenen fünf Jahren dazu beigetragen haben, dass ich mehr über die engen Wechselbeziehungen zwischen unserer Gesundheit, der Gesundheit unserer Umwelt, die unser Essen hervorbringt, der Gesundheit unserer pflanzlichen Nahrungsmittel und der Gesundheit des Planeten gelernt habe. Euer Einfluss hat mich veranlasst, ein zweites Buch zu schreiben, das weit über die in *Das zweite Gehirn* dargelegten Grundideen hinausgeht. Dieses erste Buch beschränkte sich auf die engen Wechselbeziehungen zwischen dem Gehirn, dem Darm und dem Darmmikrobiom. Inzwischen habe ich meine Forschungen vom Darum und vom Gehirn auf die Gesundheit des Bodens erweitert. Die wichtigste Rolle spielte dabei Yvon Chouinard, der visionäre Gründer von Patagonia, dessen Lebensgeschichte, Philosophie und leidenschaftlicher Kampf für die Rettung des Planeten einen tiefen und dauerhaften Einfluss auf meine Weltsicht gehabt haben. Ohne das Vertrauen und die Ermutigung Julie Wills, meiner wundervollen Lektorin bei Harper Wave, hätte ich nicht die Entschlossenheit aufgebracht, dieses Projekt anzupacken. Sie hat unbezahlbares Feedback beigesteuert, während ich dieses Buch schrieb.

Ich bin allen Patienten dankbar, die ich im Laufe der Jahrzehnte in meiner Klinik getroffen habe. Ihre Lebensgeschichten haben mir gezeigt, wie wichtig die Gehirn-Darm-Interaktionen für Gesundheit und Krankheit sind, und sie helfen mir immer noch, die direkte klinische Bedeutung meiner Forschungsergebnisse zu überprüfen. Ebenso dankbar bin ich für die vielen positiven Rückmeldungen, die ich von den Lesern meines Buches *Das zweite Gehirn* bekommen habe. Sie haben sich oft in den Patientengeschichten wiedererkannt und wollen mehr darüber wissen, wie sie wieder ein gesundes Darmmikrobiom erwerben können. Ohne meine engen Kontakte mit meinem Forscherteam an der UCLA, vor allem mit Dr. Annie Gupta, hätten mir die Ideen zu diesem Buch gefehlt. Annie war eine wichtige treibende Kraft bei unseren Studien zum Einfluss des Essens auf die Kommunikation zwischen dem Darmmikrobiom und dem Gehirn. Auch mehrere kluge Studentinnen, die in unserem Zentrum arbeiten, waren sehr daran interessiert, zur Entwicklung dieses Buches beizutragen, besonders Karina Nance und Juliette Frank. Ich bin dankbar dafür, ein Fakultätsmitglied der Abteilung für Verdauungskrankheiten zu sein. Sie steht an vorderster Front der Forschung und der klinischen Praxis, was die Gehirn-Darm-Interaktionen anbelangt. Mein besonderer Dank gilt meinem Abteilungsleiter Dr. Eric Esrailian, der viele meiner Ansichten über die Verbindungen zwischen dem Gehirn und dem Darm teilt. Ich danke Dr. Rima Kaddurah-Daouk und Dr. Sarkis Mazmanian, zwei inspirierenden Wissenschaftlern, die daran arbeiten, die Rolle des Darmmikrobioms bei verheerenden Gehirnstörungen zu enthüllen; Dr. Olaf Sporns, der bei der Anwendung der Netzwerkanalyse auf Gehirnstudien Pionierarbeit leistet; Dr. Walter Willet, der die Aufmerksamkeit der wissenschaftlichen Welt auf die enge Beziehung zwischen unserer Gesundheit und der Klimakrise gelenkt hat; Norbert Niederkofler, dem Koch mit drei Michelin-Sternen in den Dolomiten, der eine Kochkunst auf internationalem Niveau mit einer lokalen und nachhaltigen Nahrungsmittelproduktion verbindet; und Marco Cavalieri, der in der italienischen Adriaregion Wein und Olivenöl auf nachhaltige Weise produziert.

Ich danke meiner Koautorin Nell Casey, die mir enorm dabei geholfen hat, komplexe wissenschaftliche Konzepte in eine verständliche Sprache zu übertragen, und Clark Miller, der seine künstlerische Kreativität nutzte, um die Illustrationen für dieses Buch zu entwerfen.

Und nicht zuletzt bin ich meiner Frau Minou und unserem Sohn Dylan dankbar, mit denen ich über viele Details dieses Buches diskutiert habe und die mir beim Entwerfen und Ausprobieren zahlreicher Rezepte halfen und dabei unsere Küche in ein Ernährungslabor verwandelten.

REZEPTNACHWEISE

MITWIRKENDE

Die meisten Rezepte in diesem Buch haben Orsha Magyar und ihre Neurochefs der Firma NeuroTrition und meine Frau Minou Mayer beigetragen.

NeuroTrition will mit seinen Rezepten die Gesundheit des Gehirns optimal fördern. Mehr über dieses innovative Unternehmen erfahren Sie unter www.neurotrition.ca.

Einige Rezepte habe ich von Patagonia Provisions, Inc. (www.patagonia provisions.com) übernommen und leicht bearbeitet.

Die Rezepte für die Desserts entwickelte Chef AJ (www.chefajweb site.com).

Einige Nudelrezepte stammen aus einem meiner Lieblingskochbücher, *Jamie's Italy*, von Jamie Oliver (New York: Hyperion, 2006) und wurden leicht bearbeitet.

ZUTATEN

Es gibt zwar auch andere Bezugsquellen, aber ich empfehle die Folgenden wegen der Qualität, der nachhaltigen Produktion und des gesundheitlichen Nutzens ihrer Angebote:

- Natives Olivenöl extra: Le Corti Dei Farfensi, https://lecortidei farfensiusa.com/collections/olive-oil
- Muscheln in Dosen, geräucherter Lachs, Makrelen in Dosen sowie biologisch erzeugte Schwarze-Bohnen-Suppen, Samenkerne und Riegel: Patagonia Provisions, www.patagoniaprovisions.com
- Sardinen in Dosen: wilde portugiesische Sardinen, www.vital choice.com
- Ballaststoffriegel: NuGo Nutrition, www.nugofiber.com
- Hanfmilch und rohe Hanfkerne: Manitoba Harvest, www.manito baharvest.com
- Goji-Beeren, Andenbeeren, Macchien-, Camu-Camu- und Açai-Pulver: Navitas Organics, www.navitasorganics.com
- Urgetreideflocken: Nature's Path Heritage, www.naturespath.com

ANMERKUNGEN

Kapitel 1: Amerikas stumme Gesundheitskrise

1. Eileen M. Crimmins, »Lifespan and Healthspan: Past, Present, and Promise«, *Gerontologist* 55, Nr. 6 (Dezember 2015): 901–911, DOI: 10.1093/geront/gnv130, PubMed PMID: 26561272.
2. Centers for Medicare & Medicaid Services, National Health Expenditure Data, Historical, https://www.cms.gov/Research-Statistics-Data-and-Systems/Statistics-Trends-and-Reports/NationalHealthExpendData/NationalHealthAccountsHistorical.
3. Rabah Kamal, Cynthia Cox und Daniel McDermott, »What Are the Recent and Forecasted Trends in Prescription Drug Spending?« Health System Tracker, Peterson Center on Healthcare and Kaiser Family Foundation, 2019, https://www.healthsystemtracker.org/chart-collection/recent-forecasted-trends-prescription-drug-spending/#item-annual-growth-in-rx-drug-spending-and-total-health-spending-per-capita_nhe-projections-2018-27.

4. Animal Smart, »Comparing Agriculture of the Past with Today«, https://animalsmart.org/animals-and-the-environment/comparing-agriculture-of-the-past-with-today.
5. Hilda Razzaghi u.a., »10-Year Trends in Noncommunicable Disease Mortality in the Caribbean Region«, *Revista Panamericana de Salud Pública*, 2019, 43, DOI: 10.26633/RPSP.2019.37.
6. Jean-François Bach, »The Effect of Infections on Susceptibility to Autoimmune and Allergic Diseases«, *New England Journal of Medicine* 347, Nr. 12 (19. September 2002): 911–920, DOI: 10.1056/NEJMra020100.
7. Forough Farrokhyar, E. T. Swarbrink und E. Jan Irvine, »A Critical Review of Epidemiological Studies in Inflammatory Bowel Disease«, *Scandinavian Journal of Gastroenterology* 36, Nr. 1 (Februar 2001): 2–15.
8. Nils Åberg u.a., »Increase of Asthma, Allergic Rhinitis and Eczema in Swedish Schoolchildren between 1979 and 1991«, *Clinical & Experimental Allergy* 25, Nr. 9 (September 1995): 815–819, DOI: 10.1111/j.1365-2222.1995.tb00023.x, PubMed PMID: 8564719.
9. Sigrid Poser u.a., »Increasing Incidence of Multiple Sclerosis in South Lower Saxony, Germany«, *Neuroepidemiology* 8, Nr. 4 (1989): 207–213, DOI: 10.1159/000110184.
10. H. Okada u.a., »The ›Hygiene Hypothesis‹ for Autoimmune and Allergic Diseases: An Update«, *Clinical & Experimental Immunology* 160, Nr. 1 (April 2010): 1–9, DOI: 10.1111/j.1365-2249.2010.04139.x.
11. Michael Ollove, »States Limiting Patient Costs for High-Priced Drugs«, Pew Charitable Trusts, 2. Juli 2015, https://www.pewtrusts.org/en/research-and-analysis/blogs/stateline/2015/07/02/states-limiting-patient-costs-for-high-priced-drugs.
12. Canadian Agency for Drugs and Technologies in Health, »Table 4: Cost-Comparison Table of Biologics for the Treatment of Crohn's Disease«, *Common Drug Reviews*, Ottawa, 2017, https://www.ncbi.nlm.nih.gov/books/NBK 476194/table/app8.t1.
13. American Autoimmune Related Diseases Association, »Autoimmune Disease List«, https://www.aarda.org/diseaselist.

14. Meghan O'Rourke, »What's Wrong with Me?« *New Yorker*, 26. August 2013, https://www.newyorker.com/magazine/2013/08/26/whats-wrong-with-me.
15. Marie Ng u.a., »Global, Regional, and National Prevalence of Overweight and Obesity in Children and Adults during 1980–2013: A Systematic Analysis for the Global Burden of Disease Study 2013«, *Lancet* 384, Nr. 9945 (30. August 2014): 766–781, DOI: 10.1016/S0140-6736(14)60460-8, PubMed PMID: 24880830.
16. National Institute of Diabetes and Digestive and Kidney Diseases, »Overweight & Obesity Statistics«, https://www.niddk.nih.gov/health-information/health-statistics/overweight-obesity.
17. Mohammad G. Saklayen, »The Global Epidemic of the Metabolic Syndrome«, *Current Hypertension Reports* 20, Nr. 2 (Februar 2018): 12–20, DOI: 10.1007/s11906-018-0812-z. PubMed PMID: 29480368.
18. M. Aguilar u.a., »Prevalence of the Metabolic Syndrome in the United States, 2003–2012«, *JAMA* 313, Nr. 9 (2015): 1973–1974, DOI: 10.1001/jama.2015.4260.
19. American Heart Association, »Cardiovascular Disease: A Costly Burden for America – Projections through 2035«, https://healthmetrics.heart.org/wp-content/uploads/2017/10/Cardiovascular-Disease-A-Costly-Burden.pdf.
20. American Heart Association Center for Health Metrics and Evaluation, »Cardiovascular Disease Costs Will Exceed $1 Trillion by 2035, Warns the American Heart Association«, Presseerklärung, 14. Februar 2017, https://healthmetrics.heart.org/cardiovascular-disease-costs-will-exceed-1-trillion-by-2035-warns-the-american-heart-association.
21. Rebecca Harris u.a., »Obesity Is the Most Common Risk Factor for Chronic Liver Disease: Results from a Risk Stratification Pathway Using Transient Elastography«, *American Journal of Gastroenterology* 114, Nr. 11 (August 2019): 1744–1752.
22. Center for Disease Control and Prevention, »Cancers Associated with Overweight and Obesity Make Up 40 Percent of Cancers Diagnosed in the United States«, Presseerklärung, 3. Oktober 2017,

https://www.cdc.gov/media/releases/2017/p1003-vs-cancer-obesity.html.

23. Theo Vos u.a., »Global, Regional, and National Incidence, Prevalence, and Years Lived with Disability for 328 Diseases and Injuries for 195 Countries, 1990–2016: A Systematic Analysis for the Global Burden of Disease Study 2016«, *Lancet* 390, Nr. 10100 (September 2017): 1211–1259, DOI: 10.1016/S0140-6736 (17)32154-2.
24. Ebenda.
25. Parkinson's Foundation, »Statistics«, https://www.parkinson.org/Understanding-Parkinsons/Statistics.
26. Autism Speaks, »CDC Increases Estimate of Autism's Prevalence by 15 Percent, to 1 in 59 Children 2018«, https://www.autismspeaks.org/science-news/cdc-increases-estimate-autisms-prevalence-15-percent-1-59-children.
27. Mark Rice-Oxley, »Mental Illness: Is There Really a Global Epidemic?«, *Guardian*, 3. Juni 2019.
28. Joseph W. Windsor und Gilaad G. Kaplan, »Evolving Epidemiology of IBD«, *Current Gastroenterology Reports* 21, Nr. 8 (Juli 2019): 1–9, DOI: 10.1007/s11894-019-0705-6.
29. Katarina Zimmer, »There's a Troubling Rise in Colorectal Cancer among Young Adults«, *Scientist*, 26. August 2019.
30. American Cancer Society, »Guideline for Colorectal Cancer Screening«, https://www.cancer.org/cancer/colon-rectal-cancer/detection-diagnosis-staging/acs-recommendations.html; und Andrew M. D. Wolf u.a., »Colorectal Cancer Screening for Average-Risk Adults: 2018 Guideline Update from the American Cancer Society«, *CA: A Cancer Journal for Clinicians* 68, Nr. 4 (Juli/August 2018): 250–81, DOI: 10.3322/caac.21457.
31. Francesco De Virgiliis und Simone Di Giovanni, »Lung Innervation in the Eye of a Cytokine Storm: Neuroimmune Interactions and COVID-19«, *Nature Reviews Neurology* 16, Nr. 11 (Januar 2020): 645–652, DOI: 10.1038/s41582-020 -0402-y.
32. Donjete Simnica u.a., »The Impact of Western Diet and Nutrients on the Microbiota and Immune Response at Mucosal Interfaces«, *Frontiers in Immunology* 8 (Juli 2017): Artikel 838.

Kapitel 2: Eine tiefere Verbindung

1. Johns Hopkins Medicine, »Ayurveda«, https://www.hopkinsmedicine.org/health/wellness-and-prevention/ayurveda.
2. René Descartes, *The Method, Meditations and Philosophy of Descartes* (London: Orion, 2004), 15.
3. Wikipedia, »René Descartes«, https://en.wikipedia.org/wiki/Ren%C3%A9_Descartes; und Alan Nelson, »Descartes' Dualism and Its Relation to Spinoza's Metaphysics«, in: David Cunning (Hrsg.), *The Cambridge Companion to Descartes' Meditations* (Cambridge University Press, 2014), 277–298.
4. Wikipedia, »Network Science«, https://en.wikipedia.org/wiki/Network_science; und Gosak M u.a., »Network science of biological systems at different scales: A review«, *Physics of Life Reviews* 24 (2018): 118–135, DOI: https://doi.org/10.1016/j.plrev.2017.11.003.
5. C. David Allis und Thomas Jenuwein, »The Molecular Hallmarks of Epigenetic Control«, *Nature Reviews Genetics* 17, Nr. 8 (August 2016): 487–500, DOI: 10.1038/nrg.2016.59.
6. Marcus M. Rinschen u.a., »Identification of Bioactive Metabolites Using Activity Metabolomics«, *Nature Reviews Molecular Cell Biology* 20, Nr.6 (Februar 2019): 353–367, DOI: 10.1038/s41580-019-0108-4.
7. Maarten Altelaar, Javier Muñoz und Albert J. R. Heck, »Next-Generation Proteomics: Towards an Integrative View of Proteome Dynamics«, *Nature Reviews Genetics* 14, Nr. 1 (Dezember 2012): 35–48, DOI: 10.1038/nrg3356.
8. Pacific Northwest National Laboratory, »Microbiome Science: Confronting Complex Mysteries«, https://www.pnnl.gov/microbiome-science.
9. Olaf Sporns, *Discovering the Human Connectome* (Cambridge, MA: MIT Press, 2012).
10. Diego V. Bohórquez und Rodger A. Liddle, »The Gut Connectome: Making Sense of What You Eat«, *Journal of Clinical Investigation* 125, Nr. 3 (März 2015): 888–890, DOI: 10.1172/JCI81121.
11. Sporns, *Discovering the Human Connectome.*

12. Clair R. Martin u.a., »The Brain-Gut-Microbiome Axis«, *Cellular and Molecular Gastroenterology and Hepatology* 6, Nr. 2 (April 2018): 133–148, DOI: 10.1016/j.jcmgh.2018.04.003, PubMed PMID: 30023410.
13. Erica D. Sonnenburg und Justin L. Sonnenburg, »The Ancestral and Industrialized Gut Microbiota and Implications for Human Health«, *Nature Reviews Microbiology* 17, Nr. 6 (Juni 2019): 383–390, DOI: 10.1038/s41579-019-0191-8.
14. Patrice D. Cani, »How Gut Microbes Talk to Organs: The Role of Endocrine and Nervous Routes«, *Molecular Metabolism* 5, Nr. 9 (Mai 2016): 743–752, DOI: 10.1016/j.molmet.2016.05.011, PubMed PMID: 27617197.
15. Siri Carpenter, »That Gut Feeling«, *Monitor on Psychology* 43, Nr. 8 (September 2012): 50.
16. Michael D. Gershon, *The Second Brain: A Groundbreaking New Understanding of Nervous Disorders of the Stomach and Intestine* (New York: Harper Perennial, 1999).
17. Giuseppe Danilo Vighi u.a., »Allergy and the Gastrointestinal System«, *Clinical & Experimental Immunology* 153, Suppl. 1 (Oktober 2008): 3–6, DOI: 10.1111/j.1365-2249.2008.03713.x.
18. John B. Furness u.a., »The Gut as a Sensory Organ«, *Nature Reviews Gastroenterology & Hepatology* 10, Nr. 12 (September 2013): 729–740, DOI: 10.1038/nrgastro.2013.180.

Kapitel 3: Das Darmmikrobiom rückt ins Blickfeld

1. Abigain Johnson u.a., »Daily Sampling Reveals Personalized Diet-Microbiome Associations in Humans«, *Cell Host & Microbe* 25, Nr. 6 (Juni 2019): 789–802.e5, DOI: 10.1016/j.chom.2019.05.005.
2. Jocelyn Kaiser, »There Are About 20,000 Human Genes: So Why Do Scientists Only Study a Small Fraction of Them?«, *Science* online, 18. September 2018, https://www.sciencemag.org/news/2018/09/there-are-about-20000-human-genes-So-why-do-scientists-only-study-small-fraction-them.

3. Steve Mao, »Hidden Treasure in the Microbiome«, *Science* 365, Nr. 6458 (13. September 2019): 1132f., DOI: 10.1126/science.365.6458.1132-g.
4. Mahesh S. Desai u.a., »A Dietary Fiber-Deprived Gut Microbiota Degrades the Colonic Mucus Barrier and Enhances Pathogen Susceptibility«, *Cell* 167, Nr. 5 (17. November 2016): 1339–53.e21, DOI: 10.1016/j.cell.2016.10.043.
5. Clinton White House Archives, »President Clinton: Announcing the Completion of the First Survey of the Entire Human Genome 2000«, https://clintonwhitehouse3.archives.gov/WH/Work/062600.html.
6. Daniel Aguirre de Cárcer, »The Human Gut Pan-Microbiome Presents a Compositional Core Formed by Discrete Phylogenetic Units«, *Scientific Reports* 8, Nr. 1 (September 2018): Artikel 14069, DOI: 10.1038/s41598-018-32221-8, PubMed PMID: 30232462.
7. Catherine A. Lozupone u.a., »Diversity, Stability and Resilience of the Human Gut Microbiota«, *Nature* 489, Nr. 7415 (13. September 2012): 220–230, DOI: 10.1038/nature11550.
8. Martin J. Blaser und Stanley Falkow, »What Are the Consequences of the Disappearing Human Microbiota?«, *Nature Reviews Microbiology* 7, Nr. 12 (November 2009): 887–894, DOI: 10.1038/nrmicro2245.
9. Christoph A. Thaiss u.a., »Transkingdom Control of Microbiota Diurnal Oscillations Promotes Metabolic Homeostasis«, *Cell* 159, Nr. 3 (23. Oktober 2014): 514–529, DOI: 10.1016/j.cell.2014.09.048.
10. Christoph A. Thaiss u.a., »Microbiota Diurnal Rhythmicity Programs Host Transcriptome Oscillations«, *Cell* 167, Nr. 6 (Dezember 2016): 1495–1510.e12, DOI: 10.1016/j.cell.2016.11.003.
11. Gabriela K. Fragiadakis u.a., »Links between Environment, Diet, and the Hunter-Gatherer Microbiome«, *Gut Microbes* 10, Nr. 2 (August 2019): 216–227, DOI: 10.1080/19490976.2018.1494103, PubMed PMID: 30118385.
12. Samuel A. Smits u.a., »Seasonal Cycling in the Gut Microbiome of the Hadza Hunter-Gatherers of Tanzania«, *Science* 357, Nr. 6353 (25. August 2017): 802–806, DOI: 10.1126/science.aan4834.

13. Carlotta De Filippo u.a., »Impact of Diet in Shaping Gut Microbiota Revealed by a Comparative Study in Children from Europe and Rural Africa«, *Proceedings of the National Academy of Sciences* 107, Nr. 33 (August 2010): 14691–14696, DOI: 10.1073/pnas.1005963107.
14. Geneviève Dubois u.a., »The Inuit Gut Microbiome Is Dynamic Over Time and Shaped by Traditional Foods«, *Microbiome* 5, Nr. 1 (November 2017): 151, DOI: 10.1186/s40168-017-0370-7, PubMed PMID: 29145891.
15. Pajau Vangay u.a., »US Immigration Westernizes the Human Gut Microbiome«, *Cell* 175, Nr. 4 (November 2018): 962–972.e10, DOI: 10.1016/j.cell.2018.10.029, PubMed PMID: 30388453.
16. Erica D. Sonnenburg und Justin L. Sonnenburg, »The Ancestral and Industrialized Gut Microbiota and Implications for Human Health«, *Nature Reviews Microbiology* 17, Nr. 6 (Juni 2019): 383–390, DOI: 10.1038/s41579-019-0191-8.
17. Maria Dominguez Bello u.a., »Preserving Microbial Diversity – Microbiota from Humans of All Cultures Are Needed to Ensure the Health of Future Generations«, *Science* 362, Nr. 6410 (Oktober 2018): 33f.
18. Marta Selma-Royo u.a., »Shaping Microbiota During the First 1,000 Days of Life«, in: Stefano Guandalini und Flavia Indrio (Hrsg.), *Probiotics and Child Gastrointestinal Health*, Advances in Microbiology, Infectious Diseases and Public Health, Bd. 10 (Cham: Springer International Publishing, 2019), 3–24.
19. Suma Magge und Anthony Lembo, »Low-FODMAP Diet for Treatment of Irritable Bowel Syndrome«, *Gastroenterology & Hepatology* (NY) 8, Nr. 11 (November 2012): 739–745, PubMed PMID: 24672410.
20. Karen L. Chen und Zeynep Madak Erdogan, »Estrogen and Microbiota Crosstalk: Should We Pay Attention?«, *Trends in Endocrinology and Metabolism* 27, Nr. 11 (August 2016): 752–755, DOI: https://doi.org/10.1016/j.tem.2016.08.001.

Kapitel 4: Stress und Gehirnstörungen

1. Andrea H. Weinberger u.a., »Trends in Depression Prevalence in the USA from 2005 to 2015: Widening Disparities in Vulnerable Groups«, *Psychological Medicine* 48, Nr. 8 (Oktober 2017): 1308–1315, DOI: 10.1017/S0033291717002781.
1. Olle Hagnell u.a., »Prevalence of Mental Disorders, Personality Traits and Mental Complaints in the Lundby Study: A Point Prevalence Study of the 1957 Lundby Cohort of 2,612 Inhabitants of a Geographically Defined Area Who Were Re-Examined in 1972 Regardless of Domicile«, *Scandinavian Journal of Social Medicine Supplementum* 50 (1994): 1–77, DOI: 10.2307/45199764.
2. Bruno Giacobbo u.a., »Brain-Derived Neurotrophic Factor in Brain Disorders: Focus on Neuroinflammation«, *Molecular Neurobiology* 56, Nr. 5 (Mai 2019): 3295–3312, DOI: 10.1007/s12035-018-1283-6, PubMed PMID: 30117106.
3. Keenan A. Walker, »Inflammation and Neurodegeneration: Chronicity Matters«, *Aging* (Albany, NY) 11, Nr. 1 (Dezember 2018): 3–4, DOI: 10.18632/aging.101704, PubMed PMID: 30554190.
4. Huiying Wang u.a., »*Bifidobacterium longum* 1714™ Strain Modulates Brain Activity of Healthy Volunteers During Social Stress«, *American Journal of Gastroenterology* 114, Nr. 7 (Juli 2019): 1152–1162.
5. Siddhartha Ghosh u.a., »Intestinal Barrier Dysfunction, Lps Translocation and Disease Development«, *Journal of the Endocrine Society* 4, Nr. 2 (Februar 2020): bvz039.
6. Pauline Luczynski u.a., »Growing Up in a Bubble: Using Germ-Free Animals to Assess the Influence of the Gut Microbiota on Brain and Behavior«, *International Journal of Neuropsychopharmacology* 19, Nr. 8 (Februar 2016): pyw020, DOI: 10.1093/ijnp/pyw020, PubMed PMID: 26912607.
7. Arthi Chinna Meyyappan u.a., »Effect of Fecal Microbiota Transplant on Symptoms of Psychiatric Disorders: A Systematic Review«, *BMC Psychiatry* 20, Nr. 1 (15. Juni 2020): Artikel 299, DOI: 10.1186/s12888-020-02654-5.

8. Hai-yin Jiang u.a., »Altered Fecal Microbiota Composition in Patients with Major Depressive Disorder«, *Brain, Behavior, and Immunity* 48 (August 2015): 186–94, DOI: https://doi.org/10.1016/j.bbi.2015.03.016.
9. P. Zheng u.a., »Gut Microbiome Remodeling Induces Depressive-like Behaviors Through a Pathway Mediated by the Host's Metabolism«, *Molecular Psychiatry* 21, Nr. 6 (Juni 2016): 786–796, DOI: 10.1038/mp.2016.44; und John Richard Kelly u.a., »Transferring the Blues: Depression-Associated Gut Microbiota Induces Neurobehavioural Changes in the Rat«, *Journal of Psychiatric Research* 82 (Juli 2016): 109–118, DOI: https://doi.org/10.1016/j.jpsychires.2016.07.019.
10. Trisha A. Jenkins u.a., »Influence of Tryptophan and Serotonin on Mood and Cognition with a Possible Role of the Gut-Brain Axis«, *Nutrients* 8, Nr. 1 (Januar 2016): 56, DOI: 10.3390/nu8010056, PubMed PMID: 26805875.
11. Clair R. Martin u.a., »The Brain-Gut-Microbiome Axis«, *Cellular and Molecular Gastroenterology and Hepatology* 6, Nr. 2 (April 2018): 133–148, DOI: 10.1016/j.jcmgh.2018.04.003, PubMed PMID: 30023410.
12. Jessica M. Yano u.a., »Indigenous Bacteria from the Gut Microbiota Regulate Host Serotonin Biosynthesis«, *Cell* 161, Nr. 2 (April 2015): 264–276, DOI: 10.1016/j.cell.2015.02.047.
13. Thomas C. Fung u.a., »Intestinal Serotonin and Fluoxetine Exposure Modulate Bacterial Colonization in the Gut«, *Nature Microbiology* 4, Nr. 12 (Dezember 2019): 2064–2073, DOI: 10.1038/s41564-019-0540-4, PubMed PMID: 31477894.
14. Robert L. Stephens und Yvette Tache, »Intracisternal Injection of a TRH Analogue Stimulates Gastric Luminal Serotonin Release in Rats«, *American Journal of Physiology: Gastrointestinal and Liver Physiology* 256, Nr. 2 (Februar 1989): G377–G383, DOI: 10.1152/ajpgi.1989.256.2.G377.
15. Vadim Osadchiy, Clair R. Martin und Emeran A. Mayer, »Gut Microbiome and Modulation of CNS Function«, *Comprehensive*

Physiology 10, Nr. 1 (Dezember 18, 2019): 57–72, DOI: DOI:10.1002/cphy.c180031.

16. Ebenda.
17. Iona A. Marin u.a., »Microbiota Alteration Is Associated with the Development of Stress-Induced Despair Behavior«, *Nature Scientific Reports* 7, Nr. 1 (7. März 2017): Artikel 43859, DOI: 10.1038/srep43859.
18. Vadim Osadchiy u.a., »Correlation of Tryptophan Metabolites with Connectivity of Extended Central Reward Network in Healthy Subjects«, *PloS One* 13, Nr. 8 (August 2018): e0201772, DOI: 10.1371/journal.pone.0201772, PubMed PMID: 30080865.
19. Christopher Brydges u.a., für das Mood Disorders Precision Medicine Consortium, »Indoxyl Sulfate, a Gut Microbiome-Derived Uremic Toxin, Is Associated with Psychic Anxiety and Its Functional Magnetic Resonance Imaging-Based Neurologic Signature«, DOI: https://doi.org/10.1101/2020.12.08.388942.
20. Andrew C. Peterson und Chiang-Shan R. Li, »Noradrenergic Dysfunction in Alzheimer's and Parkinson's Diseases – An Overview of Imaging Studies«, *Frontiers in Aging Neuroscience* 10 (1. Mai 2018): Artikel 127.
21. R. Alberto Travagli und Laura Anselmi, »Vagal Neurocircuitry and Its Influence on Gastric Motility«, *Nature Reviews Gastroenterology & Hepatology* 13, Nr. 7 (Mai 2016): 389–401, DOI: 10.1038/nrgastro.2016.76.
22. Andrée-Anne Poirier u.a., »Gastrointestinal Dysfunctions in Parkinson's Disease: Symptoms and Treatments«, *Parkinson's Disease* 2016, Artikel 6762528, DOI: 10.1155/2016/6762528.
23. Ebenda.
24. Han-Lin Chiang und Chin-Hsien Lin, »Altered Gut Microbiome and Intestinal Pathology in Parkinson's Disease«, *Journal of Movement Disorders* 12, Nr. 2 (Mai 2019): 67–83, DOI: 10.14802/jmd.18067, PubMed PMID: 31158941.
25. Sara Gerhardt und Hasan Mohajeri, »Changes of Colonic Bacterial Composition in Parkinson's Disease and Other Neurodegenerative

Diseases«, *Nutrients* 10, Nr. 6 (Juni 2018): 708, DOI: 10.3390/nu10060708.

26. Marcus M. Unger u.a., »Short Chain Fatty Acids and Gut Microbiota Differ between Patients with Parkinson's Disease and Age-Matched Controls«, *Parkinsonism & Related Disorders* 32 (August 2016): 66–72, DOI: https://doi.org/10.1016/j.parkreldis.2016.08.019.
27. Leo Galland, »The Gut Microbiome and the Brain«, *Journal of Medicinal Food* 17, Nr. 12 (November 2014): 1261–1272, DOI: 10.1089/jmf.2014.7000, PubMed PMID: 25402818.
28. Vayu Maini Rekdal u.a., »Discovery and Inhibition of an Interspecies Gut Bacterial Pathway for Levodopa Metabolism«, *Science* 364, Nr. 6445 (14. Juni 2019): eaau6323, DOI: 10.1126/science.aau6323.
29. Institute of Medicine, *Sleep Disorders and Sleep Deprivation: An Unmet Public Health Problem* (Washington, D.C.: National Academies Press, 2006).
30. Carlos H. Schenck, Bradley F. Boeve und Mark W. Mahowald, »Delayed Emergence of a Parkinsonian Disorder in 38% of 29 Older Men Initially Diagnosed with Idiopathic Rapid Eye Movement Sleep Behavior Disorder«, *Neurology* 46, Nr. 2 (Februar 1996): 388–393, DOI: 10.1212/WNL.46.2.388.
31. Sadie Costello u.a., »Parkinson's Disease and Residential Exposure to Maneb and Paraquat from Agricultural Applications in the Central Valley of California«, *American Journal of Epidemiology* 169, Nr. 8 (April 2009): 919–926, DOI: 10.1093/aje/kwp006.
32. National Pesticide Information Center, »Diazinon«, http://npic.orst.edu/factsheets/Diazgen.html.
33. Alzheimer's Association, »Alzheimer's Disease Facts and Figures«, https://www.alz.org/alzheimers-dementia/facts-figures.
34. Judy George, »Gut-Liver-Brain Interactions Tied to Alzheimer's« 26. Juli 2018, https://www.medpagetoday.com/meetingcoverage/aaic/74246.
35. Kwangsik Nho u.a., Alzheimer's Disease Neuroimaging I, the Alzheimer Disease Metabolomics C, »Altered Bile Acid Profile in

Mild Cognitive Impairment and Alzheimer's Disease: Relationship to Neuroimaging and CSF Biomarkers«, *Alzheimer's & Dementia* 15, Nr. 2 (Februar 2019): 232–244, DOI: 10.1016/j.jalz.2018.08.012, PubMed PMID: 30337152.

36. Matthew McMillin und Sharon DeMorrow, »Effects of Bile Acids on Neurological Function and Disease«, *FASEB Journal* 30, Nr. 11 (November 2016): 3658–68, DOI: 10.1096/fj.201600275R.
37. Kwangsik Nho u.a., »Altered Bile Acid Profile in Mild Cognitive Impairment and Alzheimer's Disease: Relationship to Neuroimaging and CSF Biomarkers«, *Alzheimer's & Dementia* 15, Nr. 2 (Februar 2019): 232–244, DOI: 10.1016/j.jalz.2018.08.012; Siamak Mahmoudian Dehkordi u.a., »Altered Bile Acid Profile Associates with Cognitive Impairment in Alzheimer's Disease—An Emerging Role for Gut Microbiome«, *Alzheimer's & Dementia* 15, Nr. 1 (Januar 2019): 76–92, DOI: 10.1016/j.Jalz2018.07217.
38. Dianne Price, »Autism Symptoms Reduced Nearly 50% 2 Years after Fecal Transplant«, 9. April 2019, https://asunow.asu.edu/20190409-discoveries-autism-symptoms-reduced-nearly-50-percent-two-years-after-fecal-transplant.
39. David Q. Beversdorf, Hanna E. Stevens und Karen L. Jones, »Prenatal Stress, Maternal Immune Dysregulation, and Their Association with Autism Spectrum Disorders«, *Current Psychiatry Reports* 20, Nr. 9 (August 2018): Artikel 76, DOI: 10.1007/s11920-018-0945-4, PubMed PMID: 30094645.
40. Helen E. Vuong und Elaine Y. Hsiao, »Emerging Roles for the Gut Microbiome in Autism Spectrum Disorder«, *Biological Psychiatry* 81, Nr. 5 (1. März 2017): 411–423, DOI: 10.1016/j.biopsych.2016.08.024, PubMed PMID: 27773355.
41. Katherine M. Flegal u.a., »Prevalence and Trends in Obesity among US Adults, 1999–2008«, *Journal of the American Medical Association* 303, Nr. 3 (Januar 2010): 235–241, DOI: 10.1001/jama.2009.2014; und R. Bethene Ervin, »Prevalence of Metabolic Syndrome among Adults 20 Years of Age and Over, by Sex, Age, Race and Ethnicity, and Body Mass Index: United States,

2003–2006«, National Health Statistics Reports, Nr. 13 (2009): 1–7, PubMed PMID: 19634296.

42. Rosa Krajmalnik-Brown u.a., »Gut Bacteria in Children with Autism Spectrum Disorders: Challenges and Promise of Studying How a Complex Community Influences a Complex Disease«, *Microbial Ecology in Health and Disease* 26 (März 2015): Artikel 26914, DOI: 10.3402/mehd.v26.26914, PubMed PMID: 25769266.
43. Dae-Wook Kang u.a., »Reduced Incidence of *Prevotella* and Other Fermenters in Intestinal Microflora of Autistic Children«, *PLoS One* 8, Nr. 7 (3. Juli 2013): e68322, DOI: 10.1371/journal.pone.0068322.
44. Dae-Wook Kang u.a., »Microbiota Transfer Therapy Alters Gut Ecosystem and Improves Gastrointestinal and Autism Symptoms: An Open-Label Study«, *Microbiome* 5, Nr. 1 (Januar 2017): 10, DOI: 10.1186/s40168-016-0225-7.
45. Dae-Wook Kang u.a., »Long-Term Benefit of Microbiota Transfer Therapy on Autism Symptoms and Gut Microbiota«, *Nature Scientific Reports* 9, Nr. 1 (April 2019): 5821, DOI: 10.1038/s41598-019-42183-0.
46. Dianne Price, »Autism Symptoms Reduced Nearly 50% 2 Years after Fecal Transplant«, *ASU News*, 9. April 2019, https://asunow.asu.edu/20190409-discoveries-autism-symptoms-reduced-nearly-50-percent-two-years-after-fecal-transplant.
47. Kate Julian, »What Happened to American Childhood?«, *Atlantic*, Mai 2020, https://www.theatlantic.com/magazine/archive/2020/05/childhood-in-an-anxious-age/609079.
48. Iona A. Marin u.a., »Microbiota Alteration Is Associated with the Development of Stress-Induced Despair Behavior«, *Nature Scientific Reports* 7, Nr. 1 (7. März 2017): Artikel 43859, DOI: 10.1038/srep43859.

Kapitel 5: Wie die Ernährung das Gehirn-Darm-Mikrobiom-Netzwerk steuert

1. Isabella Meira u.a., »Ketogenic Diet and Epilepsy: What We Know So Far«, *Frontiers in Neuroscience* 13 (Januar 2019): Artikel 5, DOI: 10.3389/fnins.2019.00005, PubMed PMID: 30760973.
2. Martin Kohlmeier, *Nutrient Metabolism: Structures, Functions, and Genes*, 2. Aufl. (Cambridge, MA: Academic Press, 2015), 111–186.
3. Christine Olson, Helen Vuong und Jessica M. Yano, »The Gut Microbiota Mediates the Anti-Seizure Effects of the Ketogenic Diet«, *Cell* 173, Nr. 7 (Mai 2018): 1728–1741.e13, DOI: 10.1016/j.cell.2018.04.027.
4. Victoria M. Gershuni, Stephanie L. Yan und Valentina Medici, »Nutritional Ketosis for Weight Management and Reversal of Metabolic Syndrome«, *Current Nutrition Reports* 7, Nr. 3 (September 2018): 97–106, DOI: 10.1007/s13668-018-0235-0.
5. O. Henríquez Sánchez u.a., »Adherence to the Mediterranean Diet and Quality of Life in the SUN Project«, *European Journal of Clinical Nutrition* 66, Nr. 3 (März 2012): 360–368, DOI: 10.1038/ejcn.2011.146.
6. Maria Shadrina, Elena A. Bondarenko und Petr A. Slominsky, »Genetics Factors in Major Depression Disease«, *Frontiers in Psychiatry* (September 2018): 334, DOI: 10.3389/fpsyt.2018.00334.
7. Marc Molendijk u.a., »Diet Quality and Depression Risk: A Systematic Review and Dose-Response Meta-Analysis of Prospective Studies«, *Journal of Affective Disorders* 226 (15. Januar 2018): 346–354, DOI: 10.1016/j.jad.2017.09.022.
8. Theodora Psaltopoulou u.a., »Mediterranean Diet, Stroke, Cognitive Impairment, and Depression: A Meta-Analysis«, *Annals of Neurology* 74, Nr. 4 (Oktober 2013): 580–591, DOI: 10.1002/ana.23944.
9. Almudena Sánchez-Villegas und Ana Sánchez-Tainta, *The Prevention of Cardiovascular Disease through the Mediterranean Diet*, 1. Aufl. (Cambridge, MA: Academic Press, 2017).
10. Natalie Parletta u.a., »A Mediterranean-Style Dietary Intervention Supplemented with Fish Oil Improves Diet Quality and Mental

Health in People with Depression: A Randomized Controlled Trial (HELFIMED)«, *Nutritional Neuroscience* 22, Nr. 1 (Dezember 2017): 1–14, DOI: 10.1080/1028415X.2017.1411320.

11. Felice N. Jacka u.a., »A Randomised Controlled Trial of Dietary Improvement for Adults with Major Depression (the ›SMILES‹ Trial)«, *BMC Medicine* 15, Nr. 1 (30. Januar 2017): Artikel 23, DOI: 10.1186/s12916-017-0791-y.
12. Food and Mood Centre, The SMILEs Trial, https://foodandmoodcentre.com.au/smiles-trial.
13. Paola Vitaglione u.a., »Biomarkers of Intake of a Mediterranean Diet: Which Contribution from the Gut Microbiota?«, *Nutrition, Metabolism and Cardiovascular Diseases* 29, Nr. 8 (August 2019): 880, DOI: 10.1016/j.numecd.2019.05.034.
14. Scott C. Anderson, John F. Cryan und Ted Dinan, *The Psychobiotic Revolution: Mood, Food, undthe New Science of the Gut-Brain Connection* (Washington, D.C.: National Geographic, 2017).
15. Asma Kazemi u.a., »Effect of Probiotic and Prebiotic vs Placebo on Psychological Outcomes in Patients with Major Depressive Disorder: A Randomized Clinical Trial«, *Clinical Nutrition* (Edinburgh) 38, Nr. 2 (April 2019): 522–528, DOI: 10.1016/j.clnu.2018.04.010, PubMed PMID: 29731182.
16. R. F. Slykerman u.a., »Effect of *Lactobacillus rhamnosus* HN001 in Pregnancy on Postpartum Symptoms of Depression and Anxiety: A Randomised Double-Blind Placebo-Controlled Trial«, *EBioMedicine* 24C (September 2017): 159–165, DOI: 10.1016/j.ebiom.2017.09.013.
17. Amory Meltzer und Judy Van de Water, »The Role of the Immune System in Autism Spectrum Disorder«, *Neuropsychopharmacology* 42, Nr. 1 (Januar 2017): 284–298, DOI: 10.1038/npp.2016.158.
18. Charlotte Madore u.a., »Neuroinflammation in Autism: Plausible Role of Maternal Inflammation, Dietary Omega 3, and Microbiota«, *Neural Plasticity* 2016, Nr. 3: 1–15, DOI: 10.1155/2016/3597209, PubMed PMID: 27840741.
19. Jun Ma u.a., »High-Fat Maternal Diet During Pregnancy Persistently Alters the Offspring Microbiome in a Primate Model«,

Nature Communications 5, Nr. 1 (2014): Artikel 3889, DOI: 10.1038/ncomms4889.

20. Shelly A. Buffington u.a., »Microbial Reconstitution Reverses Maternal Diet-Induced Social and Synaptic Deficits in Offspring«, *Cell* 165, Nr. 7 (Juni 2016): 1762–1775, DOI: 10.1016/j.cell.2016.06.001, PubMed PMID: 27315483.
21. Richard H. Sandler u.a., »Short-Term Benefit from Oral Vancomycin Treatment of Regressive-Onset Autism«, *Journal of Child Neurology* 15, Nr. 7 (August 2000): 429–435, DOI: 10.1177/088307380001500701.
22. Felice N. Jacka u.a., »Western Diet Is Associated with a Smaller Hippocampus: A Longitudinal Investigation«, *BMC Medicine* 13, Nr. 1 (September 2015): Artikel 215, DOI: 10.1186/s12916-015-0461-x, PubMed PMID: 26349802.
23. National Heart, Lung, and Blood Institute, »DASH Eating Plan«, https://www.nhlbi.nih.gov/health-topics/dash-eating-plan.
24. Martha Clare Morris u.a., »MIND Diet Slows Cognitive Decline with Aging«, *Alzheimer's & Dementia* 11, Nr. 9 (September 2015): 1015–1022, DOI: 10.1016/j.jalz.2015.04.011.
25. Marta Grochowska, Tomasz Laskus und Marek Radkowski, »Gut Microbiota in Neurological Disorders«, *Archivum Immunologiae et Therapiae Experimentalis* 67, Nr. 6 (Oktober 2019): 375–383, DOI: 10.1007/s00005-019-00561-6.
26. Rasnik K. Singh u.a., »Influence of Diet on the Gut Microbiome and Implications for Human Health«, *Journal of Translational Medicine* 15, Nr. 1 (8. April 2017): Artikel 73, DOI: 10.1186/s12967-017-1175-y, PubMed PMID: 28388917.
27. Tarini Shankar Ghosh u.a., »Mediterranean Diet Intervention Alters the Gut Microbiome in Older People Reducing Frailty and Improving Health Status: The NU-AGE 1-Year Dietary Intervention Across Five European Countries«, *Gut* 67, Nr. 7 (Februar 2020): 1218–1228, DOI: 10.1136/gutjnl-2019-319654.
28. Siamak Mahmoudiandehkordi u.a., »Altered Bile Acid Profile Associates with Cognitive Impairment in Alzheimer's Disease—an Emerging Role for Gut Microbiome«, *Alzheimer's & Dementia*

15, Nr. 1 (Oktober 2019): 76–92, DOI: 10.1016/j.jalz.2018.07.217, PubMed PMID: 30337151.

Kapitel 6: Ein größerer Zusammenhang: Wie Bewegung und Schlaf das Mikrobiom beeinflussen

1. Yanping Li u.a., »Healthy Lifestyle and Life Expectancy Free of Cancer, Cardiovascular Disease, and Type 2 Diabetes: Prospective Cohort Study«, *British Medical Journal* 368 (Januar 2020): Artikel 6669, DOI: 10.1136/bmj.l6669, PubMed PMID: 31915124.
2. Solja T. Nyberg u.a., »Association of Healthy Lifestyle with Years Lived without Major Chronic Diseases«, *JAMA Internal Medicine* 180, Nr. 5 (Mai 2020): 1–10, DOI: 10.1001/jamainternmed.2020.0618, PubMed PMID: 32250383.
3. Cassie M. Mitchell u.a., »Does Exercise Alter Gut Microbial Composition? A Systematic Review«, *Medicine and Science in Sports and Exercise* 51, Nr. 1 (August 2018), 160–167, DOI: 10.1249/MSS.0000000000001760.
4. Siobhan F. Clarke u.a., »Exercise and Associated Dietary Extremes Impact on Gut Microbial Diversity«, *Gut* 63, Nr. 12 (Dezember 2014): 1913–1920, DOI: 10.1136/gutjnl-2013-306541, PubMed PMID: 25021423.
5. Jacob Allen u.a., »Exercise Alters Gut Microbiota Composition and Function in Lean and Obese Humans«, *Medicine & Science in Sports & Exercise* 50, Nr. 4 (April 2018): 747–757.
6. J. Philip Karl u.a., »Changes in Intestinal Microbiota Composition and Metabolism Coincide with Increased Intestinal Permeability in Young Adults under Prolonged Physiological Stress«, *American Journal of Physiology – Gastrointestinal and Liver Physiology* 312, Nr. 6 (Juni 2017): G559–G571, DOI: 10.1152/ajpgi.00066.2017.
7. Núria Mach und Dolors Fuster-Botella, »Endurance Exercise and Gut Microbiota: A Review«, *Journal of Sport and Health Science* 6, Nr. 2 (Mai 2017): 179–197, DOI: 10.1016/j.jshs.2016.05.001, PubMed PMID: 30356594.
8. Erick Prado de Oliveira, Roberto Carlos Burini und Asker Jeukendrup, »Gastrointestinal Complaints During Exercise:

Prevalence, Etiology, and Nutritional Recommendations«, *Sports Medicine* 44, Suppl.1 (2014): S79–S85, DOI: 10.1007/s40279-014-0153-2, PubMed PMID: 24791919.

9. David Ferry, »Does Your Gut Hold the Secret to Performance?«, *Outside*, 15. Januar 2018, https://www.outsideonline.com/2274441/no-gut-no-glory.
10. Jonathan Scheiman u.a., »Meta-omics Analysis of Elite Athletes Identifies a Performance-Enhancing Microbe That Functions via Lactate Metabolism«, *Nature Medicine* 25, Nr. 7 (Juli 2019): 1104–1119, DOI: 10.1038/s41591-019-0485-4.
11. Abiola Keller u.a., »Does the Perception That Stress Affects Health Matter? The Association with Health and Mortality«, *Health Psychology* 31, Nr. 5 (September 2012): 677–684, DOI: 10.1037/a0026743; und Kari Leibowitz und Alia Crum, »In Stressful Times, Make Stress Work for You«, *The New York Times*, 1. April 2020.
12. Alana Conner u.a., »Americans' Health Mindsets: Content, Cultural Patterning, and Associations with Physical and Mental Health«, *Annals of Behavioral Medicine* 53, Nr. 4 (Juni 2018): 321–332, DOI: 10.1093/abm/kay041.
13. Michael Pollan, »Our National Eating Disorder«, *The New York Times Magazine*, 17. Oktober 2004, https://www.nytimes.com/2004/10/17/magazine/our-national-eating-disorder.html.
14. Paul N. Rozin u.a., »Attitudes to Food and the Role of Food in Life in the USA, Japan, Flemish Belgium, and France: Possible Implications for the Diet-Health Debate«, *Appetite* 33, Nr. 2 (Oktober 1999): 163–180, DOI: https://doi.org/10.1006/appe.1999.0244.
15. Kaitlin Woolley und Ayelet Fishbach, »For the Fun of It: Harnessing Immediate Rewards to Increase Persistence in Long-Term Goals«, *Journal of Consumer Research* 42, Nr. 6 (April 2016): 952–966, DOI: 10.1093/jcr/ucv098.
16. Bradley P. Turnwald u.a., »Increasing Vegetable Intake by Emphasizing Tasty and Enjoyable Attributes: A Randomized Controlled Multisite Intervention for Taste-Focused Labeling«,

Psychological Science 30, Nr. 11 (November 2019): 1603–1615, DOI: 10.1177/0956797619872191.
17. Bradley P. Turnwald, Danielle Z. Boles und Alia J. Crum, »Association between Indulgent Descriptions and Vegetable Consumption: Twisted Carrots and Dynamite Beets«, *JAMA Internal Medicine* 177, Nr. 8 (August 2017): 1216–1218, DOI: 10.1001/jamainternmed.2017.1637.
18. Luciana Besedovsky, Tanja Lange und Monika Haack, »The Sleep-Immune Crosstalk in Health and Disease«, *Physiological Reviews* 99, Nr. 3 (1. Juli 2019): 1325–1380, DOI: 10.1152/physrev.00010.2018, PubMed PMID: 30920354.
19. Christoph A. Thaiss u.a., »Transkingdom Control of Microbiota Diurnal Oscillations Promotes Metabolic Homeostasis«, *Cell* 159, Nr. 3 (Oktober 2014): 514–529, DOI: 10.1016/j.cell.2014.09.048.

Kapitel 7: Die Heilung des Darmmikrobioms

1. Chana Davis, »How Much Protein Do I Need?«, https://medium.com/@chanapdavis/how-much-protein-do-you-need-37143cb0d499.
2. Jiaqui Huang u.a., »Association between Plant and Animal Protein Intake and Overall and Cause-Specific Mortality«, *JAMA Internal Medicine* 180, Nr. 9 (1. September 2020): 1173–1184, DOI: 10.1001/jamainternmed.2020.2790.
3. Katríona E. Lyons u.a., »Breast Milk, a Source of Beneficial Microbes and Associated Benefits for Infant Health«, *Nutrients* 12, Nr. 4 (April 2020): Artikel 1039, DOI: 10.3390/nu12041039, PubMed PMID: 32283875.
4. Šárka Musilová u.a., »Beneficial Effects of Human Milk Oligosaccharides on Gut Microbiota«, *Beneficial Microbes* 5, Nr. 3 (September 2014): 273–283, DOI: 10.3920/bm2013.0080, PubMed PMID: 24913838.
5. Michael Pollan, »Some of My Best Friends Are Germs«, *The New York Times Magazine*, 15. Mai 2013, https://www.nytimes.com/2013/05/19/magazine/say-hello-to-the-100-trillion-bacteria-that-make-up-your-microbiome.html.

6. Long Ge u.a., »Comparison of Dietary Macronutrient Patterns of 14 Popular Named Dietary Programmes for Weight and Cardiovascular Risk Factor Reduction In Adults: Systematic Review and Network Meta-Analysis of Randomised Trials«, *British Medical Journal* 369 (2020): m696, DOI: 10.1136/bmj.m696.
7. John B. Furness und David M. Bravo, »Humans as Cucinivores: Comparisons with Other Species«, *Journal of Comparative Physiology B* 185, Nr. 8 (Dezember 2015): 1–10, DOI: 10.1007/s00360-015-0919-3.
8. D. Rosenberg und F. Klimscha, »Prehistoric Dining at Tel Tsaf«, *Biblical Archaeological Review* 44, Nr. 4 (Juli/August 2018).
9. Ebenda.
10. Erica D. Sonnenburg und Justin L. Sonnenburg, »Starving Our Microbial Self: The Deleterious Consequences of a Diet Deficient in Microbiota-Accessible Carbohydrates«, *Cell Metabolism* 20, Nr. 5 (August 2014): 779–786, DOI: 10.1016/j.cmet.2014.07.003, PubMed PMID: 25156449.
11. David Klurfeld u.a., »Considerations for Best Practices in Studies of Fiber or Other Dietary Components and the Intestinal Microbiome«, *American Journal of Physiology—Endocrinology and Metabolism* 315, Nr. 6 (August 2018): E1087–E1097, DOI: 10.1152/ajpendo.00058.2018.
12. Boushra Dalile u.a., »The Role of Short-Chain Fatty Acids in Microbiota-Gut-Brain Communication«, *Nature Reviews Gastroenterology & Hepatology* 16, Nr. 8 (August 2019): 461–478, DOI: 10.1038/s41575-019-0157-3.
13. Sonnenburg und Sonnenburg, »Starving Our Microbial Self: The Deleterious Consequences of a Diet Deficient in Microbiota-Accessible Carbohydrates«, *Cell Metabolism* 20, Nr. 5 (November 2014): 779–786.
14. Denis P. Burkitt, Alec R. P. Walker und Neil S. Painter, »Effect of Dietary Fibre on Stools and Transit Times, and Its Role in the Causation of Disease«, *Lancet* 300, Nr. 7792 (30. Dezember 1972): 1408–1411, DOI: 10.1016/S0140-6736(72)92974-1.

15. Erica Sonnenburg und Justin Sonnenburg, »Starving Our Microbial Self: The Deleterious Consequences of a Diet Deficient in Microbiota-Accessible Carbohydrates«, *Cell Metabolism* 20, Nr. 5 (November 2014): 779–786.
16. Jan-Hendrik Hehemann u.a., »Bacteria of the Human Gut Microbiome Catabolize Red Seaweed Glycans with Carbohydrate-Active Enzyme Updates from Extrinsic Microbes«, *Proceedings of the National Academy of Sciences* 109, Nr. 48 (November 2012): 19786–19791, DOI: 10.1073/pnas.1211002109, PubMed PMID: 23150581.
17. Erica Sonnenburg und Justin Sonnenburg, »Starving Our Microbial Self: The Deleterious Consequences of a Diet Deficient in Microbiota-Accessible Carbohydrates«, *Cell Metabolism* 20, Nr. 5 (November 2014): 779–786.
18. Boushra Dalile u.a., »The Role of Short-Chain Fatty Acids in Microbiota-Gut-Brain Communication«, *Nature Review Gastroenterology & Hepatology* 16, Nr. 8 (August 2019): 461–478; Erica Sonnenburg und Justin Sonnenburg, »Starving Our Microbial Self: The Deleterious Consequences of a Diet Deficient in Microbiota-Accessible Carbohydrates«, *Cell Metabolism* 20, Nr. 5 (November 2014): 779–786.
19. Fernando Cardona u.a., »Benefits of Polyphenols on Gut Microbiota and Implications in Human Health«, *Journal of Nutritional Biochemistry* 24, Nr. 8 (August 2013): 1415–1422, DOI: https://doi.org/10.1016/j.jnutbio.2013.05.001.
20. Senem Kamiloglu u.a., »Anthocyanin Absorption and Metabolism by Human Intestinal Caco-2 Cells: A Review«, *International Journal of Molecular Science* 16, Nr. 9 (8. September 2015): 21555–21574, DOI: 10.3390/ijms160921555, PubMed PMID: 26370977.
21. Colin D. Kay u.a., »Anthocyanins and Flavanones Are More Bioavailable Than Previously Perceived: A Review of Recent Evidence«, *Annual Review of Food Science and Technology* 8, Nr. 1 (28. Februar 2017): 155–180, DOI: 10.1146/annurev-food-030216-025636.

22. Dagfinn Aune u.a., »Fruit and Vegetable Intake and the Risk of Cardiovascular Disease, Total Cancer, and All-Cause Mortality: A Systematic Review and Dose-Response Meta-Analysis of Prospective Studies«, *International Journal of Epidemiology* 46, Nr. 3 (1. Juni 2017): 1029–1056, DOI: 10.1093/ije/dyw319, PubMed PMID: 28338764.
23. Ke Shen, Bin Zhang und Qiushi Feng, »Association between Tea Consumption and Depressive Symptom among Chinese Older Adults«, *BMC Geriatrics* 19, Nr. 1 (September 2019): Artikel 246, DOI: 10.1186/s12877-019-1259-z.
24. Louise Hartley u.a., »Green and Black Tea for the Primary Prevention of Cardiovascular Disease«, *Cochrane Database of Systematic Reviews* 6, Nr. 6 (Juni 2013): Artikel CD009934, DOI: 10.1002/14651858.CD009934.pub2, PubMed PMID: CD009934; Shinichi Kuriyama, »The Relation between Green Tea Consumption and Cardiovascular Disease as Evidenced by Epidemiological Studies«, *Journal of Nutrition* 138, Nr. 8 (August 2008): 1548S–1553S, DOI: 10.1093/jn/138.8.1548S; Taichi Shimazu u.a., »Dietary Patterns and Cardiovascular Disease Mortality in Japan: A Prospective Cohort Study«, *International Journal of Epidemiology* 36, Nr. 3 (Juni 2007): 600–609, DOI: 10.1093/ije/dym005; und P. Elliott Miller u.a., »Associations of Coffee, Tea, and Caffeine Intake with Coronary Artery Calcification and Cardiovascular Events«, *American Journal of Medicine* 130, Nr. 2 (Februar 2017): 188–197, DOI: 10.1016/j.amjmed.2016.08.038, PubMed PMID: 27640739.
25. Sabu M. Chacko u.a., »Beneficial Effects of Green Tea: A Literature Review«, *Chinese Medicine* 5, Nr. 1 (April 2010): 13, DOI: 10.1186/1749-8546-5-13, PubMed PMID: 20370896.
26. Shen, Zhang und Feng, »Association between Tea Consumption and Depressive Symptom«.
27. Naghma Khan und Hasan Mukhtar, »Tea Polyphenols for Health Promotion«, *Life Sciences* 81, Nr. 7 (August 2007): 519–533, DOI: 10.1016/j.lfs.2007.06.011, PubMed PMID: 17655876.

28. Fei-Yan Fan, Li-Xuan Sang und Min Jiang, »Catechins and Their Therapeutic Benefits to Inflammatory Bowel Disease«, *Molecules* 22, Nr. 3 (19. März 2017): 484, DOI: 10.3390/molecules22030484, PubMed PMID: 28335502.
29. Carolina Cueva u.a., »An Integrated View of the Effects of Wine Polyphenols and Their Relevant Metabolites on Gut and Host Health«, *Molecules* 22, Nr. 1 (6. Januar 2017): 99, DOI: 10.3390/molecules22010099, PubMed PMID: 28067835.
30. Caroline Le Roy u.a., »Red Wine Consumption Associated with Increased Gut Microbiota α-Diversity in 3 Independent Cohorts«, *Gastroenterology* 158, Nr. 1 (August 2020): 270-272.e2, DOI: 10.1053/j.gastro.2019.08.024.
31. Ebenda.
32. Alexander Yashin u.a., »Antioxidant Activity of Spices and Their Impact on Human Health: A Review«, *Antioxidants* (Basel) 6, Nr. 3 (September 2017): 70, DOI: 10.3390/antiox6030070.
33. Nassima Talhaoui u.a., »From Olive Fruits to Olive Oil: Phenolic Compound Transfer in Six Different Olive Cultivars Grown under the Same Agronomical Conditions«, *International Journal of Molecular Science* 17, Nr. 3 (März 2016): 337, DOI: 10.3390/ijms17030337, PubMed PMID: 26959010.
34. Lara Costantini u.a., »Impact of Omega-3 Fatty Acids on the Gut Microbiota«, *International Journal of Molecular Science* 18, Nr. 12 (Dezember 2017): 2645, DOI: 10.3390/ijms18122645; und Henry Watson u.a., »A Randomised Trial of the Effect of Omega-3 Polyunsaturated Fatty Acid Supplements on the Human Intestinal Microbiota«, *Gut* 67, Nr. 11 (November 2018): 1974–1983, DOI: 10.1136/gutjnl-2017-314968.
35. Ruth E. Patterson u.a., »Intermittent Fasting and Human Metabolic Health«, *Journal of the American Academy of Nutrition and Dietetics* 115, Nr. 8 (April 2015): 1203–1212, DOI: 10.1016/j.jand.2015.02.018, PubMed PMID: 25857868.
36. Francesco Sofi, »Fasting-Mimicking Diet: A Clarion Call for Human Nutrition Research or an Additional Swan Song for a Commercial Diet?«, *International Journal of Food Sciences*

and Nutrition 71, Nr. 8 (Dezember 2020): 921–928, DOI: 10.1080/09637486.2020.1746959.

37. Leanne Harris u.a., »Intermittent Fasting Interventions for Treatment of Overweight and Obesity in Adults: A Systematic Review and Meta-Analysis«, *JBI Database of Systematic Reviews and Implementation Reports* 16, Nr. 2 (Februar 2018): 507–547.
38. Vanessa Leone u.a., »Effects of Diurnal Variation of Gut Microbes and High-Fat Feeding on Host Circadian Clock Function and Metabolism«, *Cell Host & Microbe* 17, Nr. 5 (April 2015): 681–689, DOI: 10.1016/j.chom.2015.03.006, PubMed PMID: 25891358.
39. Amandine Chaix u.a., »Time-Restricted Eating to Prevent and Manage Chronic Metabolic Diseases«, *Annual Review of Nutrition* 39, Nr. 1 (August 2019): 291–315, DOI: 10.1146/annurev-nutr-082018-124320.
40. Amandine Chaix und Amir Zarrinpar, »The Effects of Time-Restricted Feeding on Lipid Metabolism and Adiposity«, *Adipocyte* 4, Nr. 4 (Mai 2015): 319–324, DOI: 10.1080/21623945.2015.1025184, PubMed PMID: 26451290.
41. Dylan A. Lowe u.a., »Effects of Time-Restricted Eating on Weight Loss and Other Metabolic Parameters in Women and Men with Overweight and Obesity: The TREAT Randomized Clinical Trial«, *JAMA Internal Medicine* 180, Nr. 11 (28. September 2020): 1491–1499, DOI: 10.1001/jamainternmed.2020.4153.

Kapitel 8: Der Schlüssel zur Darmgesundheit liegt im Boden

1. Peter Bakker u.a., »The Rhizosphere Revisited: Root Microbiomics«, *Frontiers in Plant Science* 4 (30. Mai 2013): 165; Roeland L. Berendsen, Corné Pieterse und Peter Bakker, »The Rhizosphere Microbiome and Plant Health«, *Trends in Plant Science* 17, Nr. 8 (Mai 2012): 478–486, DOI: https://doi.org/10.1016/j.tplants.2012.04.001; und Stéphane Hacquard u.a., »Microbiota and Host Nutrition across Plant and Animal Kingdoms«, *Cell Host & Microbe* 17, Nr. 5 (Mai 2015): 603–616, DOI: https://doi.org/10.1016/j.chom.2015.04.009.

2. Shamayim T. Ramírez-Puebla u.a., »Gut and Root Microbiota Commonalities«, *Applied and Environmental Microbiology* 79, Nr. 1 (Januar 2013): 2–9, DOI: 10.1128/AEM.02553-12.
3. Noah Fierer u.a., »Reconstructing the Microbial Diversity and Function of Pre-Agricultural Tallgrass Prairie Soils in the United States«, *Science* 342, Nr. 6158 (1. November 2013): 621–624, DOI: 10.1126/science.1243768.
4. Landscope America, »Tallgrass Prairie Ecosystem«, http://www.landscope.org/explore/ecosystems/disappearing_landscapes/tallgrass_prairie.
5. David R. Montgomery und Anne Biklé, *The Hidden Half of Nature: The Microbial Roots of Life and Health*, 1. Aufl. (New York: Norton, 2015).
6. Kishan Mahmud u.a., »Current Progress in Nitrogen Fixing Plants and Microbiome Research«, *Plants* 9, Nr. 1 (Januar 2020): 97, https://doi.org/10.3390/plants9010097.
7. Alyson E. Mitchell u.a., »Ten-Year Comparison of the Influence of Organic and Conventional Crop-Management Practices on the Content of Flavonoids in Tomatoes«, *Journal of Agricultural and Food Chemistry* 55, Nr. 15 (Juli 2007): 6154–6159, DOI: 10.1021/jf070344+.
8. Richard Jacoby u.a., »The Role of Soil Microorganisms in Plant Mineral Nutrition: Current Knowledge and Future Directions«, *Frontiers in Plant Science* 8 (19. September 2017): 1617.
9. Jeyasankar Alagarmalai, »Phytochemicals: As Alternate to Chemical Pesticides for Insects Pest Management«, *Current Trends Biomedical Engineering & Biosciences* 4, Nr. 1 (Mai 2017): 3–4, DOI: 10.19080/CTBEB.2017.04.555627.
10. Marc-André Selosse, Alain Bessis und María J. Pozo, »Microbial Priming of Plant and Animal Immunity: Symbionts as Developmental Signals«, *Trends in Microbiology* 22, Nr. 11 (November 2014): 607–613, DOI: https://doi.org/10.1016/j.tim.2014.07.003.
11. Jing Gao u.a., »Impact of the Gut Microbiota on Intestinal Immunity Mediated by Tryptophan Metabolism«, *Frontiers in*

Cellular and Infection Microbiology 8 (2018): 13; und Jessica M. Yano u.a., »Indigenous Bacteria from the Gut Microbiota Regulate Host Serotonin Biosynthesis«, *Cell* 161, Nr. 2 (9. April 2015): P264–P276, DOI: 10.1016/j.cell.2015.02.047.

12. Vadim Osadchiy u.a., »Correlation of Tryptophan Metabolites with Connectivity of Extended Central Reward Network in Healthy Subjects«, *PloS One* 13, Nr. 8 (6. August 2018): e0201772-e, DOI: 10.1371/journal.pone.0201772, PubMed PMID: 30080865.
13. Wikipedia, »Justus von Liebig«, https://en.wikipedia.org/wiki/Justus_von_Liebig; und Margaret W. Rossiter, *The Emergence of Agricultural Science: Justus Liebig and the Americans, 1840–1880* (New Haven, CT: Yale University Press, 1975).
14. Wikipedia, »Green Revolution«, https://en.wikipedia.org/wiki/Green_Revolution; und Hari Krishan Jain, *The Green Revolution: History, Impact and Future* (Houston, Studium Press, 2010).
15. David R. Montgomery und Anne Biklé, *The Hidden Half of Nature: The Microbial Roots of Life and Health*, 1. Aufl. (New York: Norton, 2015).
16. Anne Biklé und David R. Montgomery, »Junk Food Is Bad for Plants, Too«, *Nautilus*, 31. März 2016, http://nautil.us/issue/34/adaptation/junk-food-is-bad-for-plants-too.
17. Ebenda.
18. US Environmental Protection Agency, »Organic Farming«, https://www.epa.gov/agriculture/organic-farming.
19. Miles McEvoy, »Organic 101: What the USDA Organic Label Means«, US Department of Agriculture, https://www.usda.gov/media/blog/2012/03/22/organic-101-what-usda-organic-label-means.
20. Rodale Institute, »Regenerative Organic Agriculture and Climate Change: A Down-to-Earth Solution to Global Warming«, 2014, https://rodaleinstitute.org/wp-content/uploads/rodale-white-paper.pdf.
21. Ebenda.

Kapitel 9: Es gibt nur eine Gesundheit

1. Bin Ma u.a., »Earth Microbial Co-occurrence Network Reveals Interconnection Pattern across Microbiomes«, *Microbiome* 8, 82 (2020), DOI: 10.1186/s40168-020-00857-2.
2. Earth Microbiome Project, https://earthmicrobiome.org.
3. World Economic Forum, »Save the Axolotl: Dangers of Accelerated Biodiversity Loss«, https://reports.weforum.org/global-risks-report-2020/save-the-axolotl; und Eric Chivian und Aaron Bernstein, Hrsg., *Sustaining Life: How Human Health Depends on Biodiversity* (New York: Oxford University Press, 2008).
4. Delphine Destoumieux-Garzón u.a., »The One-Health Concept: Ten Years Old and a Long Road Ahead«, *Frontiers in Veterinary Science* 5 (Februar 2018): 14.
5. Ebenda.
6. Walter Willett u.a., »Food in the Anthropocene: The EAT-Lancet Commission on Healthy Diets from Sustainable Food Systems«, *Lancet* 393, Nr. 10170 (2. Februar 2019): 447–492, DOI: 10.1016/S0140-6736(18)31788-4.
7. Frank B. Hu, Brett O. Otis, Gina McCarthy, »Can Plant-Based Meat Alternatives Be Part of a Healthy and Sustainable Diet?«, *JAMA*, 2019; 322(16):1547–1548.
8. Anahad O'Connor, »Fake Meat vs. Real Meat«, *The New York Times*, 3. Dezember 2019, nytimes.com/2019/12/03/well/eat/fake-meat-vs-real-meat.html?smid=em-share.
9. Yvon Chouinard, »Why Food?«, Patagonia Provisions, 23. April 2020, https://www.patagoniaprovisions.com/pages/why-food-essay.
10. Ebenda.
11. Yvon Chouinard, *Let My People Go Surfing: The Education of a Reluctant Businessman* (New York: Penguin Books, 2006).
12. Patagonia Provisions, »B Lab«, B Corp statement, https://www.patagonia.com/b-lab.html.
13. Certified B Corporation, https://bcorporation.net.
14. Danone, »B Corp«, https://www.danone.com/about-danone/sustainable-value-creation/BCorpAmbition.html.

15. Ann Abel, »Local, Sustainable, and Delicious: Here's How the Coronavirus Helped One Michelin Chef Share His Food Philosophy«, *Forbes*, 16. Juni 2020, https://www.forbes.com/sites/annabel/2020/06/16/local-sustainable-and-delicious-heres-how-the-coronavirus-helped-one-michelin-chef-share-his-food-philosophy.

REGISTER

Seitenzahlen, denen ein *a* folgt, beziehen sich auf Anmerkungen.

A

7-Aalpha-Hydroxylase 88

Acetat 121 f., 154

Akkermansia und Sport 122

Akkermansia muciniphila 57, 98

Allergien *siehe* Autoimmunkrankheiten

Alzheimer-Krankheit

und Ernährung 87 ff., 113 ff., 184 f.

und Gesundheitskrise 25 f.

Stress und Gehirnstörungen 65, 69, 77 ff., 87 ff., 95

Symptome 78 ff.

Alzheimer's Disease Neuroimaging Initiative 88

American Autoimmune Related Disease Association (AARDA) 21

American Gastroenterological Association (AGA) 109

American Gut Project 127

American Heart Association 24

Angststörungen 25, 131 ff., 135

Anthocyanine 156 f., 161

Antibiotika

Autoimmunkrankheiten und Allergien 20
Missbrauch 37
Antioxidantien 157 f., 163
Antiseptika 57
Apiaceae 162
Aristoteles 31, 137
Autismusspektrumstörung
und Ernährung 110 f., 184 f.
und Gesundheitskrise 25 f.
bei Kindern 90 ff., 110 ff.
und Serotonin 72 f.
Stress und Gehirnstörungen 65, 69, 90 ff.
Studien 90 ff.
Symptome 90 f.
Therapien 92 f.
Autoimmunkrankheiten und Allergien als Gesundheitskrisen 19 ff., 27 f.

B

B Corp 203 f.
Bacillus subtilis 184
Bacteroides 46a, 47a, 52, 55, 116, 124, 155
Bacteroides fragilis 46a
Bacteroidetes 53 ff., 61, 70 f., 92, 162
Ballaststoffe 43, 57, 64, 86, 126 f., 143, 151 ff., 152a, 198, 210
BDNF 115
Bewegung *siehe* Sport
Bifidobakterien 93 f., 108, 115, 155
Bioprodukte 187
Blut-Hirn-Schranke und Gehirnstörungen 73, 75, 77, 81
British Medical Journal 144
Burkina Faso, Nahrung der Kinder 53 f.
Butyrat 121 f., 154

C

Camellia sinensis (Teepflanze) 159
Campylobacter und Schwangerschaft 111
Carbidopa 81 f.
Catechine *siehe auch* Polyphenole 156, 160
Cell 98
Cell Metabolism 154
China und metabolisches Syndrom 24
Chinese Longitudinal Healthy Longevity Survey 160
Clostridiales und Sport 123
Clostridium und Mittelmeerkost 115

Common Fund Human Microbiome Project (HMP) 45
Coprococcus und Mittelmeerkost 117
Corpus Hippocraticum 97
Covid-19-Pandemie 10, 18, 23, 28, 171, 191, 194
Cucinivoren 147
Cystein und Sport 120 f.

D

Danone 200, 202 ff.
Darm-Konnektom 11, 34 ff., 39 f., 43
Darmkrebs 24 f., 27 f., 116
Darmmikrobiom 35, 41 f., 47 ff.
  und Ballaststoffe 151 ff.
  und Eiweiß 142 ff.
  und Ernährung 53 ff.
  Fasten und Ketogenese 166 f.
  Gehirn-Darm-Mikrobiom-System 144, 146
  und Gesundheitskrise 35
  Kommunikation von oben nach unten und von unten nach oben 69
  Komponenten 43 f.
  pflanzliche Ernährung und Verdauung im Dünndarm und im Dickdarm 143 f.
  und Polyphenole 145, 151, 155 ff.
  und Schlaf-Wach-Zyklus 50 f.
  Tests 59 ff.
  Veränderungen 42, 50 ff.
  und zeitlich beschränkte Nahrungsaufnahme 168 ff.
DASH-Diät 113 f.
Deltawellen und Schlaf 138a
Demenz *siehe* Alzheimer
Dentritische Zellen 40
Depression
  und Ernährung 98 ff., 185
  und Gesundheitskrise 25 ff.
  Stress und Gehirnstörungen 69 ff., 77 f., 95 f.
  Studien 69 ff., 74 ff.
Desulfovibrio 92
Diazinon 86
DISH-Studie 134
Docosahexaensäure (DHA) 165
Dopamin 81 f.
Dünndarmfehlbesiedlung 44, 59, 137
Dysbiose und Schlaf-Wach-Zyklus 139

E

Earth Microbiome Project 193
EAT-*Lancet*-Kommission 195, 204

Eine Gesundheit (Bewegung, Idee) 191 ff., 195, 200
und EAT-*Lancet*-Kommission 195, 204
und Landwirtschaft 17, 187 ff., 191, 196
und Revolutionäre 200 ff.
Eiweiß, Protein 141 ff.
Ellagitannine 156, 161
Emotionen und Mikrobiom 129 ff.
Endokrine Zellen 40
Endokrines System und Darmgesundheit 43 ff.
Enterochromaffine Zellen (ECZ) 73 ff., 77, 184
Enterococcus faecalis 82
Epidemiologische Transition (Theorie) 18
Epigallocatechin-3-Gallat (EGCG) 160
Epigenetik 34, 45
Epigenomik 34
Epilepsie 97 f.
Ernährung
und Autismusspektrumstörung 110 f., 184 f.
und beliebte Diäten 97 f., 101, 144 f.
und Depression 98 ff, 185
und Gesundheit 141 ff.
und kognitiver Abbau 113 ff.
und Probiotika 106 ff.
und Sport 120 ff.
Ernährungspsychiatrie 99, 105
Eubacterium 155

F

Fabriknahrungsmittel, verarbeitete Nahrungsmittel 100, 101a, 116
Faecalibacterium 61, 123 f.
Faecalibacterium Prausnitzi 105, 116
Fäkalmikroben-Transplantate 112
Fasten
und Epilepsie 97
Intervallfasten 166 ff.
und Schlaf 137
und zeitlich beschränkte Nahrungsaufnahme 168 ff.
Fermentierte Nahrungsmittel 62 ff., 148, 152
Fettleibigkeit und Gesundheitskrise 18, 22 ff., 27 f.
Fettreiche Kost, Risiken 111 f.
Firmicutes 54, 61, 70, 77, 92, 139
Fischöl in Kapseln 103
Flavanoide 157 ff., 182 f.
Flavanone 157
FODMAP 191

Free Solo (Dokumentarfilm) 127
Fructane 155
Fructooligosaccharide (FOS) 152a, 155

G

Galcto-Oligosacharid 108
Gallensäuren *siehe* Leber
Game Changers (Dokumentarfilm) 126, 142
Gamma-Aminobuttersäure (GABA) 98
Ganzheitlicher Landbau 188
Gehirn-Konnektom 34, 36
Gehirn-Darm-Mikrobiom (GDM) 66 f., 78, 81
  und Boden-Mikrobiom 179 ff.
  und chronische Angst 131 ff., 135
  Evolution und Ernährung 141 ff.
  und Schlaf 136 ff.
  und Sport 119 ff.
Gehirnstörungen und Stress 65 ff., 95 ff.
  Alzheimer-Krankheit 65, 69, 77 ff., 87 ff., 92, 95 f.
  Autismusspektrumstörung 65, 69, 90 ff.
  Depression 65, 69 ff., 77 f., 95 f.
  als Gesundheitskrise 25 f.
  Kommunikation von unten nach oben und von oben nach unten 69
  Parkinson-Krankheit 65, 69, 78 ff., 84 ff.
Genomik 34, 115
Getreide 147 f.
Glycane und Schlaf 136
Grüne Revolution 185
Grüntee 110, 158 ff., 182

H

Hadza 51 ff., 57, 70
HELFIMED (Healthy Eating for Life with a Mediterranean-style Diet) 103 f.
Herz-Kreislauf-Gesundheit und Mittelmeerkost 99 f.
Hidden Half of Nature: The Microbial Roots of Live and Health (Montgomery und Biklé) 186
Hochgrasprärie, Zerstörung 179
Humane Milch-Oligosaccharide und Säuglinge 144
Humangenom-Projekt 45
Hydra 39, 42
Hygiene und Autoimmunkrankheiten und Allergien 20
Hypnotoxin und Schlaf 137 f.

I

Index der gesunden Nahrungsmittel 151
Indianer und industrielle Landwirtschaft 179 f.
Indol-3-Ethansäure 184
Indole 78, 95, 184
Indoleamin-2,3-Dioxygenase 77
Indoxylsulfat 78
Industrielle Landwirtschaft
  und chronische Krankheiten 20
  und Monokulturen 179, 181
  negative Auswirkungen auf das Bodenmikrobiom 179 ff., 185 ff.
  und Parkinson-Krankheit 85
Infektionskrankheiten 18
Innere Uhr 49 f.
Intervallfasten 166 ff.

J

Jäger und Sammler *siehe* Hadza
Japaner und Ernährung 101a, 153

K

Kernza 202
Ketogene Ernährung 97, 167, 173
Kochen der Nahrung 146 ff.
Kognitiver Abbau *siehe* Gehirnstörungen
Kohlenhydrate 52 ff.
  Zucker und Ballaststoffe 64
Kreatinkinase und Sport 122
Kunstdünger *siehe* industrielle Landwirtschaft
Kurzkettige Fettsäuren (SCFA) 54, 68, 75, 92, 116, 121 ff., 127, 149, 154
Kynurenin 71, 73, 77, 95, 184

L

Lachnospira 123
Lactobacillus
  und Autismusspektrumstörung 96
  und Mittelmeerkost 108 ff.
  und Stress 67, 77, 96, 133 f.
Lactobacillus helveticus 108
Lactobacillus reuteri 112
Lactobacillus rhamnosus 108
Laktat und Sport 128
Laktoseintoleranz 153
L-Dopa (Levodopa) 81 f.
Leaky Gut 44, 67, 81, 124 f., 136
Leberfunktion 88, 99, 103
Let My People Go Surfing: The Education of a Reluctant Businessman (Chouinard) 202

Lipopolysaccharide und Schlaf 137 f.
Locus coeruleus 79
Lösliche Ballaststoffe 152a
L-Theanin 160

M

Magen-Darm-Trakt 77, 91, 94, 137, 157
Maneb (Pestizid) 85
Menopause und Darmmikrobiom 61
Metabolische Endotoxämie 29, 44, 105, 114, 138
Metabolisches Syndrom 16, 19, 24, 51, 113, 180
 und Schlaf 50 f.
Metaboliten 104, 145, 186
Metabolomik 34, 123
Metatranskriptomik 62
Microbiota-accessible carbohydrates (MACs) 149
 und Ballaststoffe 149
 und Transfer von Darmmikroben 93
Migrierender motorischer Komplex 44, 137
Mikrobiomforschung 34, 45 f.
 Descartes und Reduktionismus 32
 Geist-Körper-Dualismus 32
 Netzwerkanalyse 33
 Systembiologie 29, 33 ff.
MIND (Mediterranean-DASH Intervention for Neurodegenerative Delay) 114 f.
Mittelmeerkost 63 f., 82, 103
 und Abnehmen 144 f.
 und Depression 100 f.
 und kognitive Gesundheit 113 ff.
 und Olivenöl 159, 163 f.
 Studien dazu 98 f., 103
 traditionelle 99 f., 101a
Monosaccharide 59, 154
Morbus Crohn 19, 21, 27
Multiple Sklerose 20 f.

N

Nährwerte
 ballaststoffreiche Nahrungsmittel 265
 Nahrungsmittel mit hohem Gehalt an Omega-3-Fettsäuren 267
 Nahrungsmittel mit hohem Gehalt an Polyphenolen 266
National Institutes of Health 45, 61, 86
Natives Olivenöl extra 163
Nature Communications 47
Netzwerkanalyse

und Gesundheitskrise 22 ff., 33, 117
Hubs 36 f., 39, 118
Kanten 35 ff., 193 f.
Knoten 35 ff., 193 f.
und Mittelmeerkost 115 f.
und Stress 66 ff.
Neurogenetische Störungen *siehe* Gehirnstörungen und Stress
New England Journal of Medicine 19
Nicht übertragbare chronische Krankheiten und Gesundheitskrise 10, 14, 18
Nichtalkoholische Fettleberkrankheit 24 f., 99
NPK-Dünger 185, 187
Nucleus tractus solitarius 79
Nüsse und Mittelmeerkost 102, 105
Nutritional Neuroscience 103

O

Okinawa 101a
Oleuropein 163
Oligosaccharide 59, 154
Fructo- Oligosaccharide 152a, 155
Galacto- Oligosaccharide 155
Humane Milch-Oligosaccharide 144
Ölsäure 163
Omega-3-Fettsäuren 86a, 163, 165, 210, 267
Oxytocin und *Lactobacillus reuteri* 112

P

Parabacteroides und Keto-Diät 98
Paraquat (Pestizid) 85
Parkinson-Krankheit
und Ernährung 82
und Gesundheitskrise 16, 26
Stress und Gehirnstörungen 65, 78 f., 92, 95 ff.
Studien dazu 80 ff.
Symptome 79 ff.
Therapie 81 f.
Patagonia 188, 200 ff.
Pediatrics 91
Pestizide und Parkinson 85 f.
Phenolverbindungen 156 f.
Polyphenole
und Darmmikrobiom 151, 155 ff.
in Gewürzen 162 f.
und Grüntee 159 f.
und Olivenöl 163 ff.
und Omega-3-Fettsäuren 165
in Pflanzen 182

polyphenolreiche Nahrungsmittel 266
im Rotwein 161 f.
Polysaccharid-Lyasen 154
Präbiotika 156
PREDIMED-Studie (PREvention con DIeta MEDiterranea) 101, 103
Prevotella 47a, 54 f., 80, 86, 92 ff., 127
und Mittelmeerkost 115 f.
Propionat 121 f., 128, 154
Proteomik 34
Pseudomonas syringae und Pflanzen 184
Psychobiotika 96, 106, 109, 112

Q

Quercetin 156

R

Reduktionismus 32
Regenerative biologische Landwirtschaft 187 ff.
REM-Schlaf 84, 138a
Rhizosphäre, Ähnlichkeit mit dem Gehirn-Darm-Mikrobiom-Netzwerk 177 f., 182, 186
RNA (Ribonukleinsäure) 34, 62
Rodale-Institut 188
Roseburia 116, 123 f.
Rotwein und Polyphenole 161 f.
Row 7 Seed Company 205
Ruminococcus 105, 117, 155

S

16S rNA 60
Samenkerne 146
Säuglinge
und Humane Milch-Oligosaccharide 144
Stillen und Darmmikrobiom 144
Scandinavian Journal of Gastroenterology 19
Scheinfasten-Diät *(fasting-mimicking diet oder FMD)* 167
Schwarztee 158 ff.
Science 52
Selektive Serotonin-Wiederaufnahmehemmer (SSRI) 73, 76, 82, 106
Serotonin 72 ff.
Sitzende Lebensweise 120, 122
SMILES (Supporting the Modification of Lifestyle in Lowered Emotional States) 103 f., 113
Sport
Abnehmen durch Sport 172 f.
Extremsport 123 ff.

moderater Sport und Gesundheit 120 ff.
Stickstoff und Boden 182
Stickstoffbilanz, ausgeglichene 142
Stillen und Darmmikrobiom 144
Suprachiasmatischer Nukleus (SCN) 49 f., 139
Systembiologie 11, 29, 33 ff., 40

T

Tannine 156, 158, 161
Taxonomie 46a
Transkriptomik 34
Tryptophan 68, 71, 73 ff., 95, 105, 184

U

Über Schlaf und Schlaflosigkeit (Aristoteles) 137
Umwelt und Autoimmunkrankheiten 20
Ungesättigte Fettsäuren
einfach (MUFA) und Olivenöl 163
mehrfach (PUFAs)165
Unlösliche Ballaststoffe 152a

V

Valium 98
Vancomycin und Autismusspektrumstörung 112
Vegane Ernährung 100, 101a, 197
Veillonella 117, 128 f.
Verdauung *siehe* Magen-Darm-Trakt
Verdauung im Dünndarm und Dickdarm 44, 57, 64, 73, 88, 121, 137, 143 ff., 149 ff., 156, 160 f.
Verstopfung bei Parkinson 79 f., 84
Viome (Firma) 59, 61 ff.

W

Westliche Ernährung, westliche Kost 12, 28, 56 ff.
und Autismusspektrumstörung 92
und Depression 100
und Gesundheitskrise 204
und raffinierter Zucker 64, 117, 141
und verarbeitete Nahrungsmittel 53 ff., 100, 101a, 116, 141, 147 f., 189
siehe auch industrielle Landwirtschaft

Widerstandskraft des Darm-
mikrobioms 48 f.

X

Xylanibacter 54

Y

Yanomami 54, 147, 166

Z

Zentralnervensystem (ZNS) und
Darm-Konnektom 34 ff.
Zweite Gehirn (Mayer) 66, 82, 269
Zytokine 21, 29, 138

ÜBER DEN AUTOR

Prof. Dr. med. Emeran Mayer ist Geschäftsführer des Oppenheimer Center for Stress and Resilience und Kodirektor des Digestive Diseases Research Center an der University of California in Los Angeles. Er hat die letzten 40 Jahre über das Zusammenspiel von Gehirn und Darm geforscht und hat über 300 Publikationen und diverse Bücher zu diesem Thema veröffentlicht. Er ist gebürtiger Deutscher und studierte Medizin an der Ludwig-Maximilians-Universität München, bevor er in die USA übersiedelte und sich dort auf die Gastroenterologie spezialisierte. 2016 erhielt er den prestigeträchtigen Paul D. MacLean Award der American Psychosomatic Society.